婴童四书：：

婴童医案

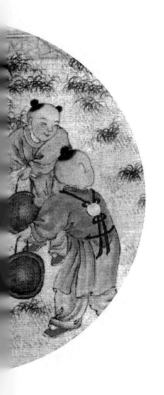

侯江红 著

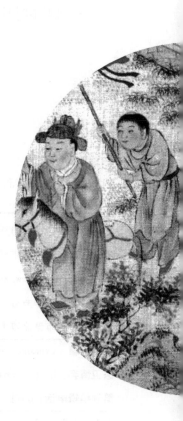

中原农民出版社

· 郑州 ·

图书在版编目（CIP）数据

婴童医案 / 侯江红著 . —郑州：中原农民出版社，2018.4
（婴童四书）
ISBN 978 - 7 - 5542 - 1857 - 0

Ⅰ . ①婴… Ⅱ . ①侯… Ⅲ . ①中医儿科学 - 医案 -
汇编 - 中国 - 现代 Ⅳ . ① R272

中国版本图书馆 CIP 数据核字（2018）第 036450 号

婴童医案

YING TONG YI AN

出版社： 中原农民出版社

地址： 河南省郑州市经五路 66 号　　　　**邮编：** 450002

网址： http：//www.zynm.com　　　　**电话：** 0371-65751257

发行： 全国新华书店

承印： 新乡市豫北印务有限公司

投稿邮箱： zynmpress@sina.com

医卫博客： http：//blog.sina.com.cn/zynmcbs

策划编辑电话： 0371-65788653　　　　**邮购热线：** 0371-65724566

开本： 710mm×1010mm　　　　　　1/16

印张： 20

字数： 291 千字　　　　　　　　　　**插页：** 4

版次： 2018 年 4 月第 1 版　　　　**印次：** 2018 年 4 月第 1 次印刷

书号： ISBN 978 - 7 - 5542 - 1857 - 0　　　　**定价：** 99.00 元

本书如有印装质量问题，由承印厂负责调换

前言

　　临证数十载，总该有些东西示于同道，佐参于临床，希望有所裨益。有同道之良师益友谏言写一个理、法、方、药系列书，思来想去，总觉太大太深，学识无以及达，能拿出手的也仅是一些临床刍议小技，最终以《婴童四书》概为书名，亦即四本有关小儿临床的经验体会：一为《婴童医理》；二为《婴童医案》；三为《婴童释图》；四为《婴童释问》。所以冠名"婴童"，乃小儿又称，且较为顺口而已。寻问同道，皆以为可，遂定下《婴童四书》。虽四书浅薄，但皆源于临证之悟、之验，且吾有临证留痕之习，数载临床存积了不少笔墨，所以，若是仅供同道佐参，还算有些意义。

　　中医之道深奥莫测，探索之路无境，仁则见仁，智则见智，各抒己见，百家争鸣，故望同道指正！

　　《婴童医理》，简书临证中为小儿医之感悟、观点、体会、经验，或者共识，或识证之技，或临证施治之法，或先人医理之释，凡此诸多，皆为婴童医理，内容题目，皆以"论"为名，如"小儿脾胃论""小儿问诊论""小儿亚健康论""小儿欲病论"，名称以传统中医称谓冠首，无者冠以现代名词、名称，如"小儿疱疹性咽峡炎论""小儿秋泻论"等。所谓"论"者，小议之论也，非故弄虚玄之意。书分上论、中论和下论，上论者，关乎小儿之如何吃、睡、玩，或为医之道，为师之表，为徒之守，或四诊之技，或研读古人之悟。中论者，关乎临证之治法、治则、外治之术、方药之论、调理之技，总关小儿临证施治之验。下论者，关乎临证多病证之议，关乎小儿常见多发之病、之证，如"小儿汗证八法论""小儿上病下取论""小儿久咳论""小儿退热八法论""小儿'三炎'论""小儿血病论"等。全书均为吾临证之小技小法，又因擅长脾胃之论，故诸论从脾胃者居多。各论表述或多或少，不以长短为要，有寥寥数语者，也有长篇之文，盖从心悟而定。

《婴童医案》，乃临证有效医案。医案之述，遵其实况，皆为临证实例，入书标准为有效，其有效皆为亲自随访，或随于即时，或访于日后因他病就诊之机，原始记录皆有纸质、录像，或有图片。医案题目或始自病名、证名、症名、治法、病因、病机，不以定式，如"小儿久咳案""小儿手足心萎黄案""上病下取疗麦粒肿案""母子同治案"，无相应中医名称者，冠以现代医学名称，如"小儿疱疹性咽峡炎案"。小儿为病，多为常见多发之恙，疑难杂症不众，故《婴童医案》皆为小儿临证之雕虫小技，羞于大家之阅，仅为基层同道小参。案中所施之方，均源自临证经验之方，不外"消积方""感热方""咳嗽方""亚康方""婴泻方"五方，诸案多为五方加减化裁而来，为此，原本欲定书名为《婴童五方医案》，基于与余三书名称匹配，故仍以《婴童医案》为名。吾以为，擅长简明之法，调治繁杂之疾者，力荐也！《婴童医案》，言述临证治病之小故事。

《婴童释图》，全书均为临证望诊所获征象之可视图片，如发黄、面色萎黄、皮疹、手足心脱皮、针眼、皮肤粗糙、二便之异等共500余幅。每幅图片释有吾解，图说小儿临床可视性望诊之候，并述其临床伴随症状，旨在为同道四诊佐参比对，协助辨证论治。图片依据部位分门别类，如头面颈、眼耳鼻口、舌、胸腹、背臀、四肢、前后二阴、分泌物及排泄物。在该书中，如若同一患儿有多幅不同部位图片，则均在其中一个分类中显示，如湿疮，会有同一患儿的面部图片、腹部图片、四肢图片，皆在某一分类中同时出现，旨在方便整体理解。总之，《婴童释图》是以本人之见识，释解临证之图候。仅为同道所目参，且因于拍摄之光照、之角度不同，其图之色差有不尽意者，如舌之色，咽之赤，面之萎等。图片中某些非健康又非疾病之象，均以第三状态（亚健康、灰色状态、中间状态）释解，如皮肤粗糙、爪甲不荣、发不荣、面色萎黄等。"释图"者，释解临证之图像也。故《婴童释图》亦旨在为初为小儿医者提供直观参照，也是在校医学专业学生临床参考之书，以补当今教材之乏缺。

《婴童释问》，全书就小儿健康、疾病、保健、护理等诸多应知应会之疑，做出共识性及个识性释解。旨在为父母解惑。释问虽面向应知应会之父母，亦为儿保医师、临床医师、全科医师提供些临证解惑之话述，不使临证家长之问而謇塞，故尔，医者阅之也益。全书所列之问，源于有三：一是基于临证多年家长常疑常问；二是基于无数次科普宣教互动中所征集的三千余个问题归纳而来；三是基于专业需要之共性应知应会问题。全书力争通俗易懂，即为家长们学习，又为小儿医者参阅。

侯江红

丁酉年仲夏于绿城郑州

目 录

第一章 肺系疾病

感冒夹滞预治夹痰案

男孩，4岁。11月23日初诊。

发热2天，中热，咳嗽明显，呕吐，口臭，发穗，鼻痒，腹胀（++），便干。舌红苔白厚腻，左肺干啰音。此为感冒夹滞，小儿多见，肺主一身之气，主宣发，为全身输布津液，大肠得以濡润，不致燥化太过；肺主肃降，大肠腑气壅滞，传导不利，肺气不降，风热外邪侵袭，易致感冒，出现发热、咳嗽。肺与大肠相表里，互影响，故感邪之后易出现夹滞之兼症，积滞为本，外感为因，治以清热化滞解表，先予消积颗粒消其积滞，后以咳嗽颗粒解表止咳。

方一　消积颗粒加　桃仁10g　炒紫苏子10g　蝉蜕6g　炒枳壳6g　甘草3g

4剂，日1剂，水冲服。

方二　咳嗽颗粒加　蝉蜕6g　射干6g　炒紫苏子10g　炒枳壳6g　甘草3g

7剂，服法同前。

消咳散（见附录五，全书同）6包。

12月7日二诊：咽不适，咽红（++），口臭，便干。舌红苔白厚腻，心肺常。此为食积化热，治以清热消积宣肺。

处方　消积颗粒加　射干6g　薄荷6g　连翘10g　生薏苡仁10g

15剂，日1剂，水冲服，服5日休息2日。

《金匮要略》云"夫治未病者，见肝之病，知肝传脾，当先实脾。四季脾旺不受邪，即勿补之。中工不晓相传，见肝之病，不解实脾，惟治肝也"，此乃中医治未病之理念。本案初病为感冒夹滞，预知滞祛必犯肺夹痰，故备宣肺止咳方，临床应辨病知变，预判病之演化。

母子同治感冒案

男孩，9个月。8月15日初诊。

发热1天，中高热，有受凉史，腹胀（++），二便可。舌淡苔白，心肺常。患儿之前因食积发热来诊，服药1日而愈，现其母感受风寒，邪传于儿。外感风寒，肺先受邪，肺失宣降，然顾及患儿食积发热初愈，当顾其脾胃，故治以宣发肺气、止咳化痰，兼健脾和胃，以养化生之源。

处方　紫苏叶12g　桔梗12g　黄芩12g　姜半夏12g　蜜百部12g　桃仁12g　僵蚕12g　射干12g　白前12g　苍术12g　厚朴10g　甘草8g

3剂，日1剂，水煎服①（①见附录三，全书同），母200ml，子30ml。

9月9日电话随访，服药第2天症状好转，服药3天痊愈。正中病机。

肺为娇脏，外感风寒，肺先受之，小儿脾常不足，肺脾相关，故小儿更易感邪受寒。此患儿因其母感冒，母子接触，儿易受邪，故当母子同治，宣肺健脾，缺一不可。

先咳后热案

男孩，3岁3个月。4月29日初诊。

咳嗽2周，鼻塞1周，中高热4天，平素易鼻塞，鼻干。现症见：面色萎黄（++），消瘦（++），腹胀（++），咽红（+）。舌红苔白腻，心肺常。患儿内伤乳食，停聚中焦，积而不化，阻遏气机，郁积于内，久郁必化热。《素问·调经论》云："胃气热，热气熏胸中，故内热。"患儿常因乳食不知自节、家长喂养不当等原因而致积滞，积滞日久则化热。脾病日久则"土不生金"而致肺气不足，卫外不固，从而发生咳嗽。故治以健运脾胃、消积化滞、宣肺止咳。

方一　消积颗粒加　苍术6g　射干6g　蝉蜕6g　焦神曲10g　枳壳6g

　　3剂，加量服，分2日服尽，日1剂半。

　　羚羊角粉2g，嘱其于当日下午服。

方二　咳嗽颗粒加　炒紫苏子10g　枳壳6g　茯苓10g　生甘草3g

　　6剂，日1剂，水冲服。

　　消咳散6包，取急则治其标之意。

5月13日二诊：服中药后咳嗽基本消失，羚羊角粉未服，发热当日已退，仍易鼻塞，少涕，面色萎黄（+），大便稍干。舌红苔白，心肺常。服上方脾胃得健，运化功能恢复，积滞得化，肺气宣通。继以健脾消积清热以巩固疗效。

处方　消积颗粒加　苍术6g　白茅根15g　桑白皮10g　枳壳6g

　　10剂，日1剂，水冲服，服5日休息2日。

小儿"纯阳之体"，脏腑薄，藩篱疏，易于传变，加之"脾常不足"，乳食不节而易积滞中焦，外感风热，极易入里化热，形成表里俱热证，在疏风清热的同时，应重视脾胃，健运脾胃与消食导滞合用，去胃肠积热。

感冒夹滞预治咳嗽案

女孩，3岁3个月。12月22日初诊。

发热1天，中高热，口臭，咽红（++），腹胀（+），二便可。舌红苔白厚腻，心肺常。患儿以发热1天为主诉来诊，初起发热、咽红，可诊断为感冒，见口臭、苔白厚腻、腹胀等内有积滞之象，故此为感冒夹滞，应以疏风解表、消积导滞为主。方以消积颗粒加味，但此类小儿脾胃积滞，中医之理"脾为生痰之源，肺为贮痰之器"，易于内生痰饮而咳嗽，此时应预知咳嗽之象，预备咳嗽之药，提前干预。

方一　消积颗粒加　蝉蜕 6g　柴胡 6g　炒紫苏子 10g　苍术 6g

4 剂，日 1 剂，水冲服。

消咳散 4 包配服，以加强消积之功。

方二　咳嗽颗粒加　生大黄 3g　炒紫苏子 10g　鱼腥草 10g　桑白皮 10g

8 剂，日 1 剂，水冲服，服 4 日休息 3 日。

12 月 26 日，4 日后二诊：热已退，偶咳，舌淡苔白厚，心肺常，已见咳嗽，但症状不重，加强健运脾胃以杜生痰之源，佐以顺气化痰之品。

处方　亚康颗粒加　苍术 6g　姜厚朴 3g　葶苈子 10g　炒牵牛子 10g

4 剂，日 1 剂，水冲服。

消咳散 4 包。

本案感冒虽病位在表，但兼有积滞之象，应注重预见咳嗽之机，正体现"治未病"理念，把握疾病整体发展趋势，提早干预。

感冒夹滞先脾后肺治案

男孩，8 岁。3 月 11 日初诊。

发热伴咳嗽 3 天，中热，痰咳，口臭，咽红（++），乳蛾Ⅱ度，腹胀（++），便干。舌红苔白厚腻，心肺常。此患儿体内素有积滞，复感风邪，风邪犯肺，肺气不宣，故而咳嗽；内有积滞化热，外有风邪束表，故而发热。若积滞不消，腑气不通，则咳嗽难止，发热难退。当釜底抽薪，立消积导滞、清热和胃之法。

方一　消积颗粒加　苍术 6g　炒紫苏子 10g　射干 6g　柴胡 6g　生薏苡仁 10g

3 剂，日 1 剂半，水冲服。

并配羚羊角粉 1g 顿服，以清热凉血；消咳散 6 包，取急则治其标之意。

盖肺与大肠相表里，腑气不通，则肺气不降。腑气通，肺气降，此时止咳更易奏效。继以宣肺、止咳、化痰。

方二　咳嗽颗粒加　蝉蜕 6g　炒紫苏子 10g　陈皮 6g　枳壳 6g

　　　6 剂，日 1 剂，水冲服。

3 月 23 日二诊：偶咳，鼻流清涕，二便可。舌淡苔白，心肺常。患儿症状基本消失，然邪正相争，正气必然受损，故而调理善后。

处方　亚康颗粒加　苍术 6g　青蒿 10g　枳壳 6g　补骨脂 10g

　　　12 剂，日 1 剂，水冲服，服 4 日休息 3 日。

小儿感冒常易夹痰、夹滞、夹惊，本案先予消积颗粒加减服用，以消积导滞、清热和胃，脾胃之气得以和畅，疾病易愈。

感冒夹滞、夹痰分治案

男孩，1 岁 5 个月。12 月 26 日初诊。

发热 1 天，中热，咽略红，无咳，伴见纳呆，口臭，腹胀（++），便干等积滞征象。证属感冒夹滞，在疏风解表基础上，重用消积导滞之法，则药到症除。

处方　消积颗粒加　蝉蜕 6g　炒紫苏子 10g　葛根 10g

　　　6 剂，日 1 剂，水冲服。

　　　消咳散 6 包，加强消食之功。

次年 2 月 13 日二诊：再次发热 2 天，中热，咽红（++），但伴见症状与上次不同，现症见：喉鸣，痰咳，舌苔白厚。证属感冒夹痰，应偏重于化痰，治当先疏风解表，再预治可能出现的痰咳，同样疗效显著。

方一　感热颗粒加　蝉蜕 6g　葛根 10g　炒紫苏子 10g

　　　3 剂，日 1 剂，水冲服。

　　　消咳散 3 包。

方二　咳嗽颗粒加　炒紫苏子10g　射干6g　炒牵牛子10g　薄荷6g

4剂，日1剂，水冲服。

消咳散4包。

同一患儿，同为发热来诊，不同时期伴见不同症状，所属证型应分而辨之，充分体现"同病异治"之理念，追根则为中医整体观、辨证观指导下，重证而非症（病），但是同一病，应有基础治疗准则。譬如此案前后都是感冒，故疏风解表为基本法则。然初诊为感冒夹滞，故在疏风解表基础上，重用消积导滞之法；二诊辨为感冒夹痰，故在疏风解表基础上，佐以化痰。其次，深究此案，感冒夹痰之证易于导致咳嗽，故在疏风解表后提前予理肺化痰止咳之品，有治未病预见之功。

胃肠积气致反复感冒案

女孩，4岁。11月2日初诊。

反复感冒1月余，间断性发热5天，咳嗽，喉痰，浊涕，咽红（+），磨牙，腹胀（++），大便不爽。舌红苔白腻，心肺常。家长诉，患儿自患病以来往返于数家医院，诊断为肺炎，反复予输液、退热等对症治疗，然病情反复，屡治疗效欠佳，吾观其胸片，谓其病机不在肺，而在胃也。其胸片可见胃腔内大量积气及气液平，此为胃肠积气过多，胃肠蠕动慢所致，临床可见腹胀、呃逆、纳呆等症状。胃肠积气不除，致脾胃虚弱，气滞不通，则肺系之症难除也。

处方　消积颗粒加　苍术6g　枳壳6g　炒紫苏子10g　射干6g　焦神曲10g

10剂，日1剂，水冲服，服5日休息2日。

消咳散6包。

11月5日特意回访：磨牙明显好转，近3日未发热。现大便不爽，清涕，喉痰。嘱继续服药，继观。

12月1日二诊：咳嗽时作，痰黄，张口呼吸消失，大便仍干。舌淡苔白，心肺常。病位偏胃肠不在肺，然肺与大肠相表里，恐其外感咳嗽之病邪长驱直入，故易上方苍术、炒紫苏子、射干、焦神曲为炒白芍、当归、连翘，取白芍酸苦微寒、和阳敛阴；当归润燥滑肠；连翘疏散风热。继守"消积颗粒"主方，是《黄帝内经》之"上工治未病"之意也！

处方　消积颗粒加　炒白芍10g　当归10g　枳壳6g　连翘10g

6剂，日1剂，水冲服。

1个月后随访，感冒愈，未反复。

伤食泻致发热案

男孩，8个月。8月15日初诊。

发热3天，中高热，多治不退，咽红（+），不咳，时吐，腹胀（++），大便不成形，日数解。舌红苔白腻。此证当谓伤食泻或食积化热，病因病机当属其一。追以问诊小儿饮食，必有饮食不节，伤于肠胃之因，盖因小儿脾常不足，饮食自倍，伤于脾胃，必见纳呆呕吐、口臭、腹胀腹泻，食伤食滞，积而发热，故治以消食导滞、健脾理气。

处方　亚康颗粒。

因为中高热，所以配服羚羊角粉1g，以清热凉血。配以西药乳酶生、复合维生素B加大消食之功。

8月22日二诊：热已于服药次日渐退，诸症减轻，少涕，纳可，夜眠欠安，二便可。舌红苔白。

处方　复合维生素B和乳酶生续服数日即可。

小儿发热因于食者较众，且往往白细胞（WBC）也高，医者不明其理，久用抗生素类药物，必更伤小儿正气，使热邪不退，延误病情。故临证时，应详询病因，细查体征，以腹胀、苔厚、腹泻、呕吐为辨证要点。辨证无误，只需消食导滞即可奏效。

食热证案

女孩，6岁。9月12日初诊。

患儿低热1月余，体温在37.5℃上下，不咳，手心热，咽红（+），大便略干。舌红苔白厚腻。胃肠积热，肠失濡润，则大便略干；邪热上犯，则舌红苔白厚腻；积热内蕴，燥邪伤津，则手心热。脾胃不足，纳化乏力，饮食稍有增加，则停聚不化，日久郁积化热，熏蒸四肢，虽有脾阳郁滞，但积非真多也，不足之阳气尚能温煦舒展，故热势不高，呈规律性发作，且有平息之时。然病变根本在于脾胃虚弱，标实在于食积。治以健脾和胃、消食清热。

处方　亚康颗粒加　大黄3g　青蒿10g　射干6g　枳壳6g　生薏苡仁10g

15剂，日1剂，水冲服，服5日休息2日。

10月15日二诊：热已退，咽红（++），大便略干，舌红苔白。其中咽红为胃肠积热、下热上蒸之象，故治当消积健脾、清热导滞，以导热下行。

处方　消积颗粒加　苍术6g　炒白扁豆10g　茯苓10g　青蒿10g　神曲10g

20剂，服法同前。

小儿食积发热不仅有低热、中热，尚有高热。其中，体质虚弱小儿，多兼他脏之不足，食积多作为病理产物导致发热，其热势多为低热或中热，病变多以脾胃虚弱或肺肾不足为根本。

发热表里同治案

女孩，7个月。11月21日初诊。

发热8小时，不咳，浊涕，咽充血，纳少，腹胀，便干。舌淡苔白厚，心肺常。此患儿纳少，便干，腹胀，舌淡苔白厚，此为有形实邪积于脾胃，郁久化热，里热外蒸，腠理失于固密，感受外邪而形成积滞兼外感证，徒解无益，宜表里同治。

处方　亚康颗粒加　蝉蜕6g　连翘10g　鱼腥草10g

4剂，日1剂，水冲服。

羚羊角粉3g，分3次水冲服。嘱患儿家长合理喂养。

一周后随访：服药2剂后热退，腹胀缓解，大便仍稍干，表邪已解，里滞未除，继续服药2剂以巩固疗效，4剂后告愈。

发热病因可分为外感和内伤两大类。外感发热者，必查脾胃之况，知积滞之轻重，中焦不良，必令外感不瘥，疏通中焦，驱邪外出。

表里双解发热案

· · · · · · · · · · · ·

女孩，4岁6个月。3月2日初诊。

发热5天，中高热，咳嗽甚，清涕鼻塞，寒战，腹胀（++），二便可。舌红苔白厚腻，心肺常。其腹胀、苔白厚腻提示食积内停。小儿时期，脏腑娇嫩，脾常不足，易为饮食所伤，喂养重在"乳贵有时，食贵有节"。患儿由于食积发热，复又外感寒邪，入里化热，从而见中高热之状。咳嗽甚，清涕鼻塞，寒战，乃外感寒邪，上犯肺窍，正邪交争所致。故治以清热解表、健脾消积。

处方　苍术10g　藿香10g　桔梗10g　黄芩10g　姜半夏10g　槟榔

10g　青蒿10g　连翘12g　大黄6g　枳壳10g　栀子10g　甘草8g

4剂，日1剂，水煎服①。

3月5日二诊：热已于服药当日退，咳嗽减轻，现轻痰咳，鼻痒，舌红苔白厚腻，乏力，腹胀（++），患儿食积症状如腹胀，苔白厚腻仍显，治疗仍以健脾导滞为主，盖脾土旺则肺金生，则咳嗽易治。

处方　亚康颗粒加　苍术6g　枳壳6g　大黄3g　葛根10g　生薏苡仁10g

12剂，日1剂，水冲服，服4日休息3日。

积食内蕴日久，稍感外邪，易致发热，本病临床亦非鲜见，治疗中应辨证施治，抓住"食积为本，发热为标"的本质，灵活遣方用药，给邪以出路，表里双解，方可积消热去。大凡咳嗽者，在患病过程中，均需忌食油腻香燥之物，以免积滞留邪致咳嗽难愈。

发热咳嗽急缓而治案

女孩，2岁9个月。4月13日初诊。

中高热，咳嗽重，痰咳，咽红（++），腹胀（++），大便稀。舌淡苔白腻，心肺常。小儿"脏腑娇嫩，易虚易实"，脾易亏虚，运化力弱，加之小儿喜食煎炸油腻之品，更容易造成食积，故而表现为腹胀、苔白腻；积而化热，里热内盛，蒸腾于外，则引起发热，甚则中高热。小儿咳嗽，虽以外受风邪最多，但内伤饮食，积滞肠道，影响肺气肃降致咳嗽仍常见。脾虚水液运化失职，清浊不分，则大便稀；内热上炎则咽红。故治以消食导滞清热，达中医通腑泄热、釜底抽薪之意。

> 处方　消积颗粒加　青蒿10g　苍术6g　枳壳6g　炒紫苏子10g　蝉蜕6g
>
> 3剂，日1剂，水冲服。
>
> 羚羊角粉2g，以凉血清热。消咳散6包，调节肠道菌群。

4月15日二诊：热已于服药当日退，咳嗽加重，腹胀（++），精神差，双肺未闻及湿啰音。此食积较前减轻，但此时治咳则更奏效，因脾土旺则肺易宣、咳易治，随之宣肺、化痰、止咳，兼健脾清热。

> 处方　咳嗽颗粒加　射干6g　大黄3g　苍术6g　枳壳6g　炒紫苏子
>
> 10g　蝉蜕6g
>
> 6剂，日1剂，水冲服。
>
> 消咳散6包，取急则治其标之意。

4月25日三诊：咳嗽明显减轻，热平，精神转常，现偶痰咳，二便可。舌红苔白，心肺常。调理脾胃以善其后。

> 处方　亚康颗粒加　大黄3g　枳壳6g　炒紫苏子10g　白茅根15g
>
> 8剂，日1剂，水冲服，服4日休息3日。

现代小儿易因饮食不节导致食积中焦，郁而发热，严重时成为疳积，故临床上此类发热患儿较多见。食积化热而致发热与食积并存者，患儿多以发热为主诉就诊，医者往往予抗生素等，此举有时不但不能解热，还可因应用抗生素及退热药而引起胃肠道不适，甚至过敏等反应。本病病位在脾胃，治疗上应健脾和胃、消积导滞，兼以解表，邪祛后亦需固护胃气。

脾虚积滞复感外邪发热案

男孩，5岁2个月。1月29日初诊。

反复咳嗽1月余，中高热1天，晨起轻痰咳，咽不适，面色萎黄（+），夜眠欠安，腹胀（++），咽红（++），大便稍干，3日一解。舌红苔白，心肺常。此证属脾虚积滞，复感外邪。小儿喂养不当，内伤乳食，乳食不化，壅塞胃肠，脾运失常，气滞不行，蕴积发热，稍感外邪即发病。《古今医鉴·卷之十三·癖疾》指出："小儿脾胃，本自柔脆……食之过多，损伤脾胃。脾胃即伤，则不能消化水谷；水谷不化，则停滞而痰发，发热既久，则耗伤元气……"积滞内停，郁而为热，复感外邪，正邪相争则表现为发热；外邪犯肺，肺失宣降则痰咳，咽不适；脾虚津液乏源，肠道失于濡润则大便稍干，3日一解；脾失健运，积滞内停，胃不和则卧不安，故夜眠欠安、腹胀，治以清热解表、行气健脾。

方一　藿香 8g　桔梗 8g　黄芩 8g　姜半夏 8g　槟榔 8g　生栀子 8g　青蒿 10g　连翘 8g　葛根 10g　厚朴 8g　枳壳 8g　甘草 6g

3剂，日1剂，水煎服①。

单纯使用清解郁热之品，而不急消积滞，则邪无出路，热邪不退，待体温控制后，继以消积导滞、健脾清热。

方二　消积颗粒加　桑白皮 10g　连翘 10g　白茅根 15g　焦神曲 10g

12剂，日1剂，水冲服，服4日休息3日。

5月4日因咳嗽二诊：随访1月29日疗效，服上药当日热退，现轻痰咳，大便仍数日一解，不干。舌红苔白，心肺常。热瘥，诸症减轻，但脾虚之便秘，土不生金之咳嗽仍显，继续调和脾胃以善其后。

处方　亚康颗粒加　大黄 3g　苍术 6g　炒白术 10g　枳实 6g　炒紫苏子 10g

12剂，服法同前。

3个月后电话随访病情：近期未再发热，便秘、咳嗽好转。

小儿脏腑娇嫩，形气未充，具有"脾常不足"的生理特点，若喂养不当，调护不慎，极易为饮食积滞所伤，积滞日久化热，复感外邪，邪热入里，形成表里俱热之证，治以清热解表、行气健脾。

脾虚积滞发热案

女孩，5岁10个月。9月5日初诊。

发热10小时，中热，咳嗽，磨牙甚，鼻衄，咽痛，近日嗜衣，便干，3日未解。舌红苔白腻，心肺常。此患儿乃脾虚积滞内停所致。小儿脾常不足，过于溺爱，进食大量肥甘厚味，而成饮食积滞。食积内停，郁而化热，而出现发热；脾胃积热，阻于气道，肺失宣肃则咳嗽；脾虚津液乏源，肠道失于濡润则便干；胃肠积热，循经上攻则磨牙甚、咽痛、鼻衄；苔白腻提示脾虚食滞内停。故治以消积导滞、健脾清热。

处方　消积颗粒加　青蒿 10g　桑白皮 10g　射干 6g　炒白芍 10g　枳壳 6g

3剂，加量，分2日服尽，日1剂半。

方中消积颗粒能健脾消积清热；青蒿解表退热；桑白皮清肺热；射干清热利咽；炒白芍滋阴清热，防诸药辛燥太过，诸药配伍，共奏消积导滞、健脾清热之效。

9月7日二诊：服上药当晚热退身凉，咽痛消失，未见鼻衄，大便当日下。现鼻塞，喉痰。发热瘥，诸症减轻，但新发鼻塞、喉痰等肺系症状，治以消积导滞、清热化痰。

处方　消积颗粒加　桑白皮 10g　薄荷 6g　射干 6g　炒紫苏子 10g　生薏

苡仁 10g

5 剂，日 1 剂，水冲服。

并配合止咳润肺茶，以达润肺止咳之效。

方中消积颗粒能健脾和胃消积；薄荷解表散热；射干、炒紫苏子化痰；桑
白皮清肺热；生薏苡仁利湿热。

后期电话随访病情，诉未再发热，余症消失。

中医药治疗小儿食积发热临床疗效确切，并能减少或杜绝滥用抗生素，达
到提高小儿身体素质，减少疾病发生，促进儿童健康成长的目的。对于此类疾病，
从调理脾胃出发，以健脾消滞治本，清热治标，如此则发热易退，病症不易反复。

健、消二法干预炎性感染案
· · · · · · · · · · · ·

男孩，6 岁 4 个月。5 月 18 日初诊。

发热 1 天，中热，口疮，咽红（++），便稍干。舌红苔白腻，心肺常。血
常规示白细胞 13.49×10^9/L。此患儿乃内有积热，复感外邪之证。《幼科类萃》
指出："小儿诸疾，皆由乳食无度，过于饱伤，以致不能克化，留而成积。"
然小儿脾常不足，易于积而生热，加之小儿复感外邪，邪犯肌表，邪正交争，
而致发热；便稍干、口疮、咽红皆为肠道有热，循经上犯之证，苔白腻则因内
有积滞。故治以健脾和胃、消积清热。

处方　苍术 8g　茯苓 10g　炒白扁豆 8g　黄芩 8g　姜半夏 8g　槟榔

8g　生栀子 8g　连翘 10g　射干 8g　大黄 4g　枳壳 8g　生甘草 6g

5 剂，日 1 剂，水煎服[②]（②见附录三，全书同）。

因于中热，配服羚羊角粉 3g，以清热凉血。

5月23日二诊：服上方1剂后，热即退，纳食正常，今复查血常规示白细胞 6.81×10^9/L，不咳，口疮愈，咽不适，二便可。舌淡苔白，心肺常。热瘥，诸症减轻，故调和脾胃以善其后。

处方　生黄芪10g　茯苓10g　炒白扁豆10g　黄芩8g　姜半夏8g　槟榔

8g　射干8g　当归10g　桂枝10g　生龙骨12g　厚朴8g　甘草6g

3剂，日1剂，水煎服[②]。

本案初诊血常规示白细胞升高，常理应予抗生素之品，但辨治小儿发热，应详审病机，切忌一见发热或白细胞升高即谓之"炎症"而妄投寒凉，片面强调"热者寒之"，应审症求因，深究辨证施治之意义。妄投寒凉之抗生素，则易更伤脾胃，致病情反复难愈。

积滞发热案

· · · · · · · · · · · ·

女孩，3岁6个月。4月1日初诊。

发热1周，中高热为主，咳嗽3日，并应用抗生素，面色萎黄（++），二便可。舌红苔白腻，心肺常。此患儿乃积滞为患，所谓食积化热、食咳也。饮食停聚中焦胃脘，积而不化，蕴结而致发热。《医宗金鉴·幼科心法要诀》云："食积生痰热熏蒸，气促痰壅咳嗽频。"故治以消积导滞。

处方　消积颗粒加　桑白皮10g　射干6g　枳壳6g　蝉蜕6g　焦神曲10g

6剂，日1剂，水冲服。

羚羊角粉3g，以清热凉血。消咳散4包。

4月29日二诊：诉热当日退，咳减轻，现偶咳至今，二便可，舌红苔白厚腻，心肺常。患儿咳嗽减轻，但苔白厚腻仍显，故继以消积化滞、健脾和胃。

处方　消积颗粒加　炒紫苏子10g　苍术6g　焦神曲10g　桑白皮10g

10剂，日1剂，水冲服，服5日休息2日。

《证治准绳·幼科·宿食》曰："小儿宿食不消者，胃纳水谷而脾化之，儿幼不知撙节，胃之所纳，脾气不足以盛之，故不消也。"小儿为稚阴稚阳之体，脏腑娇嫩，脾常不足，常因饮食不节而致乳食内停，壅塞脾胃，脾胃运化功能失调，乳食停滞不化，易化内热而致食积发热。其患病之因乃饮食不节，郁积发热。《幼幼集成》曰："夫饮食之积，必用消导。消者，消其积也；导者，行其气也。"

甘温除热案

男孩，1岁3个月。8月8日初诊。

反复发热3月余，日日发热，中热。体重增长慢，形体消瘦，少汗，纳眠可，睡时露睛，语迟，行迟，肌肉软，既往脑瘫史，前囟较大，大便量多，味酸臭。舌红苔白腻，心肺常。遂诊断为五迟五软、阳虚发热。此患儿乃五脏不足，气血虚弱，精髓不充，故导致生长发育障碍，其中以脾肾两虚为重。虽发热，乃为气血虚而致浮热，应以甘温法除其热；患儿素虚，脾胃不旺，积滞必存，需消积运脾。治以温脾消积、甘温除热。

处方　亚康颗粒加　制附子3g　桂枝6g　生薏苡仁10g　生龙骨30g　补骨脂10g

6剂，日1剂，水冲服。

患儿体虚，虚则补之，但小儿之体，不可峻补，宜清补相兼，补脾肾之余需兼顾上焦虚火之势，引火归原，此补之妙也。

8月26日二诊：仍发热，但热势下降，发热间隔延长，急躁易怒，大便黏条状。此患儿脾肾阳虚，无少火温煦，水谷不化，津液不行，寒湿停聚，故大便黏；阳浮扰神，故急躁易怒。低钾易致肌力下降，查其血钾，发现低钾，并给予氯化钾口服。中药给予婴泻颗粒除其湿邪，以复脾运，兼解表散寒。

10月28三诊（调理体质）：体温稳定，夜眠欠安，面色萎黄（＋），腹胀明显，肌肉软好转，下肢皮肤粗糙，大便酸臭黏腻。继续健运脾胃、益气生血，补先天之不足。

> 处方　亚康颗粒加　神曲10g　当归10g　太子参10g　枳壳6g　甘草3g
>
> 8剂，日1剂，水冲服，服4日休息3日。
>
> 另外治艾灸加小儿推拿调之。

小儿发热，以实热者居多，但五迟五软多源于先天禀赋不足，如《小儿药证直诀》曰："长大不行，行则脚细，齿久不长，生则不固，发久不生，生则不黑。"气血虚弱，脾肾亏损之患儿，热久不平，需思之。此热应为虚热也，气虚致阳浮不收，发于肌肤，则为热。应以李杲（东垣）之甘温除热治法，热因热用，温通除热。

肺脾两虚食热案

男孩，3岁4个月。1月22日初诊。

反复感冒3个月，每月2～3次，面色萎黄（++），消瘦（++），易醒，汗多，咽红（+），纳少，便干。舌红苔白厚腻，心肺常。邪客于肺，上蒸于咽则咽红；脾虚不运，则面色萎黄，久致消瘦；运化失常而生积滞，则纳少，舌红苔白厚腻；肺脾气虚则汗多，易醒；肺与大肠相表里，正如《灵枢》所云"肺合大肠，大肠者，传道之腑"，则肺感邪累及大肠，燥化太过而便干。故治之应调脾以资化源，脾健则肺强。

> 处方　消积颗粒加　桑白皮10g　射干6g　焦神曲10g　炒莱菔子10g
>
> 15剂，日1剂，水冲服，服5日休息2日。

2月1日二诊：见干呕，纳少，腹胀（+），舌红苔白厚腻，心肺常。可见外感已愈，继服上药调理以防复发。

2月26日三诊：发热2天，中高热，便少。复感外邪，不咳，咽红（++），舌红苔白厚腻，心肺常。此患儿虽感邪发热，主因在于胃肠积滞，下热上蒸则咽红，舌红苔白厚腻，治以健脾消食、宣肺清热。

处方　消积颗粒加　苍术6g　射干6g　连翘10g　焦神曲10g　薄荷6g

16剂，日1剂，水冲服，服4日休息3日。

1个月后因调理体质就诊时随访：服上药次日热平，后未再反复，可见疗效！

消积清热治积滞化热案
....

女孩，3岁半。10月29日初诊。

发热3天，中低热，轻咳，口疮，纳少，腹胀（++），大便软。舌红苔白厚腻。小儿脾常不足，加之喂养不当，常发积滞，饮食积滞胃肠，壅塞不通，积而化热，故见腹胀，发热，舌红苔白厚腻；肺脾相关，脾胃不和，常可累及于肺，故见轻咳，治以健脾消积、清热宣肺。

处方　消积颗粒加　青蒿10g　连翘10g　炒紫苏子10g　生薏苡仁10g　枳壳6g

16剂，日1剂，服4日休息3日。

予羚羊角粉1g，顿服以清热。

11月24日二诊：患儿服药后2天热退，然入幼儿园后反复感染，热退仍咳，时轻时重，反复难愈，汗多，磨牙，二便可。舌红苔白，心肺常。当继续调理，小儿肺脾相关，脾常不足，肺亦常虚，治以宣肺止咳、消积涤肠。

处方　咳嗽颗粒加　射干6g　炒紫苏子10g　炒牵牛子10g　槟榔10g　生甘草3g

10剂，日1剂，服5日休息2日。以治代防。

小儿脾常不足，加之喂养不当，积滞常发，乃小儿常见病。现今之儿，受饮食结构影响，所见积滞者，以积滞化热证多见，治之当健脾和胃、清热消积。

脾胃乃后天之本，肺脾相关，脾胃不和，土不生金，常可累及于肺，见咳嗽等呼吸系统疾病。然病之根本，在于脾，调脾和胃乃其治疗之大法。

清、消合治反复发热案

女孩，5岁。3月19日初诊。

反复发热10个月，每月1～2次，现症见：中高热，咳嗽，喉痰，鼻塞少涕，咽红（+），五心烦热，口臭，磨牙，外阴痒，腹满实，便干。舌红苔白厚腻。此患儿一派积滞实热之象，此热乃食热也，故见磨牙、五心烦热等，外阴痒乃湿热下注之象，现咳嗽，鼻塞少涕，咽红，乃积滞兼感冒也，虽热盛，肺气却虚，故治之以健脾消积清热为主，脾胃和合，诸症可愈。

处方　苍术8g　茯苓10g　炒白扁豆8g　桔梗8g　黄芩8g　槟榔8g　姜半夏8g　生栀子8g　青蒿10g　厚朴8g　大黄5g（另包）　生甘草6g

16剂，日1剂，服4日休息3日，水煎服②。

4月13日二诊：发热2天，治愈，现咳嗽，口疮，鼻塞，腹不适，腹软，舌红苔白腻，心肺常。可见脾胃稍和，内热稍减，继以健脾消积清热，酌加宣肺之品。

处方　消积颗粒加　苍术6g　枳壳6g　焦神曲10g　炒紫苏子10g　炙甘草3g

20剂，日1剂，水冲服，服5日休息2日。

5月7日三诊：未发热，夜眠欠安，磨牙，近2天眼屎多，轻咳，便稍干。舌红苔白厚腻，心肺常。脾胃稍和，但脾胃积热仍在，虽轻咳，仍不止咳，脾胃和合，则诸症可愈，治以健脾和胃、消积清热。

处方　苍术8g　茯苓10g　炒白扁豆8g　黄芩8g　姜半夏8g　槟榔8g　青蒿10g　栀子8g　炒牵牛子6g　枳实8g　焦神曲12g　甘草8g

12剂，日1剂，水煎服②，服4日休息3日。以控代防。继观疗效。

5月14日四诊：咳嗽加重，未发热，散在丘疹样荨麻疹，舌红苔白腻，心肺常。咳嗽加重，急则治其标，治以宣肺止咳、清热消食。

处方　紫苏叶8g　桔梗8g　姜半夏8g　黄芩8g　桃仁8g　僵蚕10g　蜜百部8g　白前8g　紫菀10g　薄荷8g　枳壳8g　生甘草6g

6剂，日1剂，水煎服①，以治其标。

6月29日五诊：喉痰，偶咳，偶头痛，口臭，大便干，舌红苔白腻，心肺常。积滞之象复现，治以消积健脾、清热化痰。

处方　茯苓10g　炒白扁豆10g　黄芩8g　姜半夏8g　槟榔8g　炒紫苏子10g　射干8g　桑白皮8g　青蒿10g　大黄5g　枳壳8g　生甘草6g

12剂，日1剂，服4日休息3日，水煎服②。

8月29日六诊：诉两月间未发热，未咳。现偶咳，少涕3天，夜眠欠安，腹软，便稍干。舌红苔白厚腻，心肺常。患儿近4个月未发热，可见脾胃渐好。治以健脾消积、宣肺清热。

处方　苍术8g　茯苓10g　炒白扁豆8g　桔梗8g　黄芩8g　生栀子8g　连翘8g　射干8g　槟榔8g　炒牵牛子6g　炒莱菔子10g　生甘草8g

12剂，服法同前。继观疗效。

3个月后随访，咳止热未复。

反复发热案

······

女孩，3岁。8月6日初诊。

患儿反复发热1年，每月1次，平素少运动，易乏力，消瘦（+++），面色萎黄（++），现早晚轻咳，有痰，腹不适，纳眠可，二便调。舌淡苔白腻。消瘦，面色萎黄，易乏力，乃属脾胃气虚之证。小儿先天脾常不足，体弱易感，与后天因素也密切有关，主要是脾胃升降枢机失其运转，三焦气化受其阻碍所致。"脾胃主一身之阴阳"，"营卫主一身之气血"。脾胃升降气化失司，是造成卫气不固的内在基础，而卫气不固，感受时邪，又是导致脾胃失其运化的外在条件。治以补气健脾、消食清热。

处方　亚康颗粒减炒牵牛子加　炒白术10g　葛根10g　补骨脂10g　白茅根15g

10剂，日1剂，水冲服，服5日休息2日。

另配服消咳散，取急则治其标之意。

8月20日二诊：未发热，不咳，手心热，二便可。舌红苔白厚。

处方　亚康颗粒减炒牵牛子加　炒白术10g　葛根10g　炒麦芽10g　甘草3g

10剂，服法同前。

9月26日三诊：诉其间曾预防接种后低热2天，已愈，现体重增加，面色好转，腹软，二便调。仅余偶咳。

处方　亚康颗粒加　炒白术10g　炒麦芽10g　白茅根15g　甘草3g

8剂，日1剂，水冲服，服4日休息3日。

配服消咳散，以助消化。

小儿反复发热病因主要有二：一为积食导致的发热，饮食停积胃肠，日久化热，热蒸于内，故而体温上升，正如《脉经》所言："小儿有宿食，尝暮发热，明日复止，此宿食也。"二为外邪侵袭肌表，正邪交争，卫阳失于宣发，则郁而发热。

食积化热案

男孩，8岁9个月。5月25日初诊。

以低热3天就诊，口臭，面颊粟粒皮疹，平素易患荨麻疹，易鼻塞，现症见：汗多，大便不化，舌红苔白。盖胃主受纳腐熟，脾主运化，患儿饮食不节后，脾胃受损，宿食不消，日久化热，故而热势不高绵绵不断，口臭难闻，大便不化。患儿自述易患荨麻疹，易鼻塞，汗多，佐证其长期脾胃虚弱，土不生金，肺主皮毛开窍于鼻，肺气血不足则皮毛不荣，汗自出，易鼻塞。故诊断为亚健康，其为高敏、积滞之体，治以清热消积、健脾祛湿。

处方　苍术8g　茯苓8g　炒白扁豆8g　黄芩8g　姜半夏8g　槟榔

8g　生栀子8g　青蒿10g　炒牵牛子6g　神曲10g　枳壳8g　生甘

草6g

8剂，日1剂，水煎服②，服4日休息3日。

6月8日二诊：症见丘疹样荨麻疹，瘙痒，粟粒疹略少，舌红苔白，二便可。此为表虚受风所致，"治风先治血，血行风自灭"，在上述治疗的基础上益气固表活血，上方去炒牵牛子、苍术，加生黄芪、当归，调理善后。

处方　当归10g　茯苓8g　炒白扁豆8g　黄芩8g　姜半夏8g　槟榔8g

生栀子8g　青蒿10g　生黄芪12g　神曲10g　枳壳8g　生甘草6g

12剂，服法同前。

"五味适宜"愈发热案

· · · · · · · · · · · ·

男孩，1岁半。9月7日初诊。

反复高热近1周，现中热，手足心热，不咳，纳呆，腹胀（+），大便稍稀。舌淡苔白，心肺常。患儿反复高热，且西医对症退热、抗感染治疗效差。纳呆、腹胀，提示患儿脾失运化，胃肠积滞；手足心热，提示内有郁热；大便稍稀，提示脾失健运，升清不及。故治以运脾消积、清热导滞。

处方　消积颗粒加　苍术6g　炒白术10g　葛根10g　焦神曲10g

16剂，日1剂，水冲服，服4日休息3日。

患儿年幼，反复高热，恐患儿服用上方期间再次高热，予羚羊角粉2g，水煎，下午3~5点顿服，一则患儿体温易在此时期升高，未病先防；二则取羚羊角粉清热解毒、清肝平肝之用，防其热极生风。

10月26日因咳嗽二诊：追溯上次病史，患儿服上药后，当日热平，继服余药，体温未再反复。辨证精准，药证相对，故而取效甚捷。现症见：咳嗽10天，夜咳，有痰，纳食进步，鼻眼痒，体重增长慢。舌淡苔白，心肺常。患儿纳食进步，体重增长缓慢，当调理脾胃，以助后天之本；考虑其夜咳，鼻眼痒，仍与脾胃有关，故以调理脾胃为主，稍佐止咳化痰之品。

处方　茯苓8g　炒白术6g　炒白扁豆6g　黄芩6g　姜半夏6g　槟榔
6g　炒紫苏子8g　炒莱菔子8g　炒牵牛子5g　桑白皮6g　炒麦芽
8g　甘草6g

12剂，日1剂，水煎服②，服4日休息3日。

11月17日三诊：患儿母亲喜诉，上次服药后，患儿自言中药好喝，未及服药时间，即主动要求服药，喝药如饮饮料般畅快，此乃一"怪事"也！寻常成人，尚且诸多排斥中药，言中药味苦难以下咽也！小小幼儿，何以至于喜服中药？尝闻前辈云："若中药对症，喝起来口感是很好的，如饮料般，并不难喝！"

再者细看上方之药，多为辛、甘味，少有苦涩之药，且方中炒麦芽味道焦香，药物口感好与此种种或关系甚大！

现症见：咳嗽2天，夜咳，时吐，热平，有饮食不当史，腹胀（++），舌淡苔白，心肺常。前诊患儿咳嗽，主要调理脾胃，扶助正气，意在"打扫干净屋子再请客"！此次调理患儿咳嗽，脾胃功能渐复，当以宣肺止咳为主，稍佐化积通便之品。

处方 紫苏叶6g 桔梗6g 黄芩6g 姜半夏6g 桃仁5g 僵蚕8g 白前6g 紫菀8g 蜜百部6g 炒牵牛子5g 枳壳6g 甘草6g

6剂，日1剂，水煎服①。

小儿服药多有困难，久服中药，依从性至关重要，众人皆曰"中药难喝"，两岁小儿何以甘之如饴？中药口感因药物性味、配伍、剂型等不同而有所变化，非皆苦涩也。若口感甘甜，气味焦香浓厚若咖啡者，焉能拒之？因此，医者在遣方用药之时应考虑药物口感，五味适宜，则中药自是甘甜。

"鞠养以慎其疾"案
....

男孩，3岁。2月26日初诊。

时常因腹胀继发高热，热而反复，其母甚忧，急欲来诊，熟不知与婆婆分歧。其婆婆观点如下：①高热，中医能迅速治否。②其孙嫌药味之苦，老人溺爱，唯恐难以下咽，拒服中药。③中药调理中，继发生病，疑其功效。遂将孙儿置留家中，阻其看病。吾遇其母，泣不成声，述之难处，地域差异，饮食不同，老人喜肉，任儿贪食，不顾后忧，食多则病，知其好意，拒之置气，现儿患病，责之于己，心里委屈。

现症见：咳嗽，呼吸音粗，重度腹胀，舌红苔白厚腻，知其病源在脾胃，取其消积必须导滞，六腑以通为用，胃气以降为和，盖脾胃为气机升降之枢纽，导滞下行以恢复中焦气机，气机调畅，肺气得以肃降，咳嗽即止。

处方　消积颗粒加　苍术 6g　枳壳 6g　炒紫苏子 10g　焦神曲 10g

　　6剂，日1剂，水冲服。

　　3月2日二诊：又因食积而致发热、咳嗽等，诸症兼见，病因同前，继以消积颗粒加减。

　　吾思之，将育儿之道论之于下，期共鉴之：

　　小儿饮食："吃热、吃软、吃少则不病，吃冷、吃硬、吃多则生病。"忌饮食过凉、过杂、过酸、过甜、过好、过精、过细等。

　　养子十法中曰：要背暖；要肚暖；要足暖；要头凉；要心胸凉；脾胃要温。

　　以热奄包常敷脐，温补脾肾，以足浴泡脚温通气血，身体其不壮否？

　　起居有常，精神乃聚，动则练形，静则怡情，乃生长之道。儿童之疾重于防，上工不治已病治未病，育儿之念应树正，防病养护总适宜。

　　总而言之，小儿脾胃，论之最要，若令脾胃常，养之有五护：一护者，儿之初生食以甘淡，不可厚味，"吃少也"；二护者，儿之三餐宜时有定时，不可无度；三护者，小儿之食，宜"吃热、吃软"也，粥令胃气养，脾气健；四护者，"肚"最宜暖，寒凉最易伤中，或因饮食之寒，或因于药物之寒，或因于六淫之寒，或因于内伤阳虚之寒，凡寒皆可令胃伤；五护者，诸疾处方五味配伍，皆当避之伤中，宜伍用顾护脾胃之品。

久咳先脾后肺治案

·············

男孩，4岁。6月26日初诊。

咳嗽1个月，偶喘，伴见面色萎黄（++），消瘦（+），发枯，喷嚏，鼻眼痒，痰白黏稠，二便可。舌红苔白，双肺音粗。此患儿虽然咳嗽较著，但症见脾虚之面色萎黄、消瘦、发枯之候，且痰白而黏稠，故先行调脾和胃，取其培土生金之意。

处方　亚康颗粒加　蝉蜕6g　射干6g　炒紫苏子10g　白果5g　地龙10g

10剂，日1剂，水冲服，服5日休息2日。

消咳散10包，取急则治其标之意。

7月1日二诊：症见咳嗽减轻，喉痒，汗多，急躁，二便可。舌红苔白厚腻。此肺虽较前宣通，但此时治咳则更奏效，因脾土旺则肺易宣、咳易治，随之宣肺、化痰、止咳。

处方　咳嗽颗粒加

炒牵牛子10g　炒莱菔子10g　炒枳壳6g　青蒿10g　白茅根15g

15剂，服法同前。控防兼具。

咳嗽兼热者先热后咳案

·············

男孩，3岁。5月29日初诊。

近期感冒3次，2次肺炎史，现症见：轻咳，中低热，鼻塞，腹胀（+），便略干。舌红苔白，呼吸音粗。小儿外感不咳即热，或热咳兼备，此必先行止热，后再治咳，热不祛则咳难止，盖因热郁于里，必碍肺气宣发。此患儿外感风寒、食滞化热。治以消食导滞、解表宣肺。

处方　消积颗粒加　蝉蜕 6g　青蒿 10g　炒枳壳 6g　桑白皮 10g

　　　6剂，日1剂，水冲服。

6月3日二诊：热退，偶咳，少涕，二便可。舌红苔白，心肺常。继以宣肺止咳为法。

处方　咳嗽颗粒加　蝉蜕 6g　苍术 6g　甘草 3g

　　　6剂，日1剂，水冲服。

6月10日三诊：不咳，便略干。舌红苔白，心肺常。

处方　消积颗粒加　青蒿 10g　桑白皮 10g　白茅根 15g

　　　12剂，日1剂，水冲服，服4日休息3日。以善其后。

外寒内热致咳嗽伴后阴瘙痒案

· · · · · · · · · · · ·

女孩，2岁。7月15日初诊。

肛门瘙痒，咳嗽，咽不适，咽红（++），鼻衄，手心热，面色萎黄（++），消瘦（++），便干。舌红苔白厚腻，心肺常。平素患儿便干内热，复感风寒，形成外寒内热之证，外寒肺失宣降则咳嗽，内热则可见便干，手心热，热邪上炎则鼻衄、咽红，大肠热盛，必欲下泄，蒸灼肛门则瘙痒明显。治以宣肺、清热、泻下。

处方　咳嗽颗粒加　大黄 3g　射干 6g　薄荷 6g　生薏苡仁 10g　青蒿 10g

　　　10剂，日1剂，水冲服，服5日休息2日。

诸药合用使肺气得宣，则咳嗽自止。便软易下，则肛门瘙痒消失。

7月24日二诊：肛门瘙痒消失，便软，时头晕，手心热，恶心。舌红苔白腻，心肺常。遂给易于服用的西药乳酶生、复合维生素B消食助化。

小儿肛门瘙痒病因有三：一是肛门生虫，如蛲虫症；二是湿热下注；三是肛周湿疮。临证时不可不辨。

分期论治过敏性咳嗽案

男孩，3岁1个月。12月22日初诊。

家长诉患儿间断性咳嗽3年，每1～2个月1次，曾被某专科医院诊断为咳嗽变异性哮喘，予顺尔宁口服、辅舒酮等气雾剂吸入治疗3个月，效不佳。现症见：咳嗽，夜间重，少痰，消瘦，面色萎黄，纳少，爪甲不荣，汗多，二便可。舌淡苔剥，双肺呼吸音粗，未闻及干湿啰音。《素问·四气调神大论》："是故圣人不治已病治未病，不治已乱治未乱，此之谓也。"诊断为咳嗽；辨证为脾胃不和、肺失宣肃；治以调脾和胃、宣降肺气。

处方　亚康颗粒加　白豆蔻 3g　炒牵牛子 10g　桑白皮 10g　生甘草 3g

20剂，日1剂，水冲服，服5日休息2日。

次年1月1日二诊：服上方8剂，咳嗽发作次数明显减少，纳食进步，二便可，舌淡苔白厚。《幼科发挥·喘嗽》说："或有喘疾，遇寒冷而发，发则连绵不已。"故继以调理脾胃、益气固表为主，继续巩固治疗以防反复，上方去炒牵牛子、桑白皮，加防风、生黄芪。

处方　亚康颗粒加　白豆蔻 3g　防风 10g　生黄芪 10g　生甘草 3g

20剂，与上方余药交替服用，服法同前。防治兼顾。

3个月后特意随访病情，诉患儿痊愈。

过敏性咳嗽又称咳嗽变异性哮喘，以长期反复发作的咳嗽、痰少为主要表现，无明显肺部的阳性体征，常在夜间和清晨发作。是引起小儿慢性咳嗽最常见的疾病之一。现代医学观念多认为过敏性咳嗽是哮喘的一种特殊的表现形式，多按哮喘来治疗，虽然可以控制症状的发作，但是不能彻底治愈。吾以"治未病"的思想为指导，认为过敏性咳嗽分为发作期和缓解期，根治本病，关键在于缓解期，通过调理脾胃来调节机体的免疫力，就能达到根治之目的。

脾虚久咳案

· · · · · · · · · · · ·

女孩，4岁2个月。10月26日初诊。

咳嗽40天，时喘，鼻塞，鼾，易乳蛾，伴见面色萎黄（++），消瘦（++），汗多，发黄，便稍干。舌红苔白厚腻，心肺常。湿疹史。此患儿虽然咳嗽较著，但脾虚之面色萎黄、消瘦、发黄之候明显，故先调脾和胃，取其培土生金之意。

处方　亚康颗粒加　炒紫苏子10g　射干6g　枳壳6g　蝉蜕6g　生薏苡仁10g

15剂，日1剂，水冲服，服5日休息2日。

消咳散6包，取急则治其标之意。

11月9日二诊：症见咳嗽轻，晨起咳嗽，少涕，鼻痒，口臭，夜眠欠安，便干。舌红苔白，呼吸音粗。此肺虽较前宣通，但口臭、夜眠欠安、便干等症明显，胃火上炎则口臭，胃不和故夜眠欠安，胃火灼伤津液，则便干，此咳嗽其标在肺，但其本在脾胃，脾土旺则肺易宣、咳易治，继以健脾消积，兼以止咳化痰。

处方　消积颗粒加　桑白皮10g　苍术6g　射干6g　丹参10g

15剂，服法同前。

五脏六腑皆令人咳，非独肺也，脾虚致久咳当以健脾为主，兼以益肺，方能显效。咳嗽日久，多虚多瘀，故佐丹参活血祛瘀。

久咳伴叹息案

· · · · · · · · · · · ·

女孩，5岁。12月19日初诊。

反复咳嗽伴叹息，平素易感冒，口臭，浊涕，夜眠欠安，汗多，便干。舌红苔白腻，脉数，心肺常。肺主气司呼吸，脾受纳主运化，为气机升降之枢纽。

《丹溪心法·喘》曰："六淫七情之所感伤,饱食动作,脏气不和,呼吸之息,不得宣畅而为喘急。"小儿稚阴稚阳,脾常不足,恣食肥甘或饮食不节,损伤脾胃。脾虚气血化生乏源,肺无以养,即所谓"脾气虚,肺气先绝",肺气失宣而致咳嗽。又因脾失健运,湿热之邪留阻中焦,气机郁滞不利,得长叹为快,而见叹息。脾虚失运,食滞中焦,胃不和则夜眠欠安;肠道失于濡润则便干;胃之阴津不得布散,积聚化热则口臭。肺虚卫表不固,津液外泄则汗多。舌红苔白厚腻,均提示脾虚痰湿内停。此则肺脾同病,肺脾不和之证,应培土生金,从脾论治,土能生金,肺气足,其痰自消而咳自止。故治以燥湿健脾、消积化滞、止咳化痰。

处方　消积颗粒加　桑白皮10g　射干6g　炒紫苏子10g　焦神曲10g　薄荷6g

20剂,日1剂,水冲服,服5日休息2日。

翌年1月9日二诊:未咳嗽,叹息减轻,便稍干,舌红苔白腻,心肺常。患儿咳嗽好转,诸症减轻,故继行消积化滞、燥湿健脾。

处方　消积颗粒加　连翘10g　炙枇杷叶10g　苍术6g　枳壳6g　白茅根15g

16剂,日1剂,水冲服,服4日休息3日。

2个月后调理体质复诊时见,咳嗽止,未再反复,叹息明显减轻。

叹息,往往医者诊为断心悸(心肌炎),本案患儿诉咳嗽伴叹息,然其叹息并无心肌炎、支气管、肺部感染等器质性病变,究其原因,其病在肺,脾虚为本,湿热内阻为标,属本虚标实之症。治疗关键在于调理脾胃气机,方可培土生金以治本。

消积导滞治久咳案

女孩,6个月。2月2日初诊。

患儿咳嗽1个月,轻咳,伴面色萎黄(++),鼻塞,汗多,磨牙,大便干,

2 日一解。舌淡苔白，呼吸音粗。患儿虽以咳嗽就诊，然积滞症状较著，若见咳止咳，效必不佳。是故患儿四处求医，乏效。当立消积导滞、通腑泄热之法。积滞消，内热清，腑气通，肺气降，则咳嗽自止。

处方　亚康颗粒加　大黄3g　苍术6g　炒紫苏子10g　枳壳6g　白茅根15g

15 剂，日 1 剂，水冲服，服 5 日休息 2 日。

3月2日二诊：服上药后，大便转常，近日大便略稀，轻咳，少涕，双肺干啰音。患儿积滞得消，腑气得通，此时虽咳嗽较初诊轻，但应抓准时机，以止咳为主，勿使他变。治以温中健脾、宣肺止咳。

处方　咳嗽颗粒加　炮姜6g　炒白术10g

12 剂，日 1 剂，水冲服，服 4 日休息 3 日。

予消咳散 6 包，取急则治其标之意。

3月13日三诊：喉痰，夜眠易醒，二便可，心肺常。患儿病情近乎痊愈，嘱其继服余药，以善其后。

初诊见咳不治咳，二诊轻咳却止咳，何也？治病求本是也，积消则咳易止！中医辨证之精妙由此可见也！临证不可不谨慎也！

热盛兼高敏体质久咳案

男孩，6 岁。6 月 13 日初诊。

患儿反复咳嗽 3 个月，夜咳明显，易患丘疹样荨麻疹，皮肤高敏，鼻痒，发黄，体胖，平素便干。舌红苔白厚腻，心肺常。诊断为久咳，病位在肺，为热盛、高敏之体。"肺合皮毛"，主气，助心行血，借其宣发之功，敷卫气于体表，温养肌肤，润泽皮毛，肺失宣降，则见反复荨麻疹、皮肤高敏、发黄等。盖因肺脏娇嫩，华盖为上，患儿平素便干，必令热盛，肺与大肠相表里，肠热炎上，袭肺阳位，肺失宣降而起咳嗽。腑气通则肺气降，故立宣肺止咳、通腑泄热之法。肺气得宣，腑气得降，内热得清，气机条畅，故而咳嗽易愈。

处方　咳嗽颗粒加　大黄3g　蝉蜕6g　青蒿10g　枳壳6g　甘草3g

20剂，日1剂，水冲服，服5日休息2日。

嘱其生活、饮食调护。

8月14日随访：家长诉患儿服药2周后咳嗽止，未再复发。

食咳案
············

女孩，3岁7个月。4月13日初诊。

咳嗽4天，伴发热10小时，中热，痰咳，清涕，腹胀（++），二便可。舌淡苔白，心肺常。诊断为咳嗽夹滞。

处方　消积颗粒加　桑白皮10g　枳实6g　炒紫苏子10g　连翘10g　蝉蜕6g

6剂，日1剂，水冲服。

羚羊角粉3g，水煎，顿服；止咳润肺茶，煮水，频服。

6月17日调理体质就诊时追访病史，诉就诊当日服药后体温即降，唯轻咳数日，服止咳润肺茶后止，寓治于茶饮之中。

患儿以咳嗽、发热为主诉就诊，然腹胀较著，其病机实为积滞日久，郁而化热，上蒸于肺，肺气上促痰壅，频频咳嗽。《黄帝内经》云"食于胃，关于肺"，《医学入门》言"食咳因食积生痰，痰气冲胸腹满者"，《医宗金鉴》曰"食积生痰热熏蒸，气促痰壅咳嗽频"。属肺脾同病，咳嗽为病之表象，实积滞为病之根本，故用抗生素及一般宣肺止咳药疗效欠佳，应消食止咳并治，消积为本，化痰止咳为标，则积消咳止热退。故消积颗粒以消积导滞、通腑泄热；加枳壳以宽中下气；加桑白皮、炒紫苏子以止咳化痰；加连翘、蝉蜕以疏风清热。羚羊角粉，以清热凉血，以消食热。就诊当日患儿即热退神安。此乃积滞为病之本又一佐证。后轻咳数日，以轻清宣肺之剂，寓治于茶饮之中。

食积咳嗽，贵在消导，医者医肺不效，久积成热，治病当求其本，不可见咳止咳。

脾咳案

男孩，2岁9个月。10月11日初诊。

反复咳嗽1年余。现轻痰咳，口涎，干呕，夜眠欠安，鼻涕，发细，口臭，大便干结不化。舌红苔白厚腻，心肺常。诊断为久咳。西医认为，咳嗽多为呼吸系统疾病，与肺和气管密切相关，治以解痉止咳化痰为主。受西医影响，临床部分中医大夫也逐渐西化，认为咳嗽多因肺，治疗亦应从宣肺止咳化痰着手。然咳嗽皆发于肺乎？《素问·咳论》云："五脏六腑皆令人咳，非独肺也。"小儿咳嗽虽发于肺，然与脾、心、肝、肾亦相互关联，与脾脏关系尤为紧密。《灵枢·经脉》曰："肺手太阴之脉，起于中焦。"脾肺在经脉上就有着连属关系。脾为肺之母，脾益气，肺主气；脾乃后天之本，主运化水谷精微，为气血生化之源，肺所主之气，有赖于后天水谷精气的充养。肺气的强弱与否在很大程度上取决于脾气的强弱，故何梦瑶说："饮食入胃，脾为运行其精英之气，虽曰周布诸脏，实先上输于肺，肺气受其益，是为脾土生肺金，肺受脾之益，则气愈旺。"小儿禀赋脾常不足，父母爱深，肥甘厚味，不加制约，饮食自倍，肠胃乃伤，积停中焦，腑气不通而肺气难降，宣降失司而发咳嗽。咳嗽1年余，迁延难愈，治病未求其本也。胃不和则卧不安、干呕、大便干结不化、发细、口臭、舌苔白厚腻等皆为脾虚食滞之候。

处方　消积颗粒加　苍术6g　炒紫苏子10g　射干6g　焦神曲10g

15剂，日1剂，水冲服，服5日休息2日。

以消积导滞、健运脾胃，兼以止咳化痰。

11月9日二诊：患儿家长代诉服上药一周后咳嗽明显减轻，干呕消失，食欲好转，口臭减轻，大便好转。2周后咳嗽止，口臭消失。现仍口涎，便稍干，夜眠好转，舌红苔白腻，心肺常。见咳不刻意止咳，而是从调理脾胃着手，脾胃健运，积滞得消，肺气宣肃有道，咳嗽自止。治病求本，药证相对，故而效若桴鼓。然患儿仍便稍干、口涎，故予亚康颗粒加减健运脾胃，以善其后。

处方　亚康颗粒加　大黄 *3g*　青蒿 *10g*　五味子 *6g*　炒莱菔子 *10g*

16剂，日1剂，水冲服，服4日休息3日。

次年1月22日三诊：患儿妈妈代诉仍便稍干，磨牙，余症消失，舌红苔白，心肺常。服药期间，晨起轻干咳，乳蛾1次，服上药治愈。患儿临床症状基本消失，遂予调理药，以善其后。

处方　亚康颗粒加　大黄 *3g*　苍术 *6g*　炒莱菔子 *10g*　桑白皮 *10g*　当归 *10g*

16剂，服法同前。效可继服16剂，巩固疗效。

3月29日患儿调理体质四诊时随访，咳嗽未再复发。

对于久咳之人，应肺脾同治，尤应重视脾胃，并饮食有节。脾胃为后天之本，脾胃虚则百病生，脾胃旺则四季不受邪。久咳之已病之时，应导滞运脾、理气止咳，以治病求本。久咳之病后之时，调护脾胃，预防久咳的复发。

咳嗽八年案

男孩，10岁。12月19日初诊。

反复咳嗽8年，父母携其多方求医，苦不堪言，亦为之心痛。咳嗽每月1次，晨起、夜间明显，少量白黏痰，咽红，纳眠一般，二便可。舌红苔白腻，心肺常。先天性心脏病术后6年。诊断为久咳。患儿以咳嗽为主诉来诊，急当治标。

方一　咳嗽颗粒加　桃仁 *6g*　炒紫苏子 *10g*　桂枝 *6g*　荆芥 *10g*　炒莱菔子 *10g*　生甘草 *3g*

6剂，日1剂，水冲服，以宣肺止咳化痰。

患儿咳嗽病史较长，缠绵难愈，究其病因，当为平素体质虚弱，正气不足，虚邪贼风易趁虚而入所致。诚如"正气存内，邪不可干""邪之所凑，其气必虚"。然小儿易虚易实，易寒易热，不宜峻补，所当缓图。调理肺脾，脾得健运，气血生化有源，正气充盛，邪不可干，肺得宣降，气机条畅，津液得以正常输布，则咳止痰消。

方二　亚康颗粒加　炒牛蒡子10g　桑白皮10g　麦冬10g　桂枝6g　防风10g　生甘草3g

10剂，日1剂，水冲服，服5日休息2日。

翌年1月7日二诊：现咳嗽止，无痰，二便可。舌红苔白腻，心肺常。患儿咳止痰消，药中病机，效不更法。然患儿咳嗽日久，易于感冒，单纯调理又恐病情反复，故当于调理药中加入止咳化痰、益气固表之品。

方一　亚康颗粒加　蜜枇杷叶10g　桑白皮10g　丹参10g　生黄芪10g　防风10g　麦冬10g

16剂，日1剂，水冲服，服4日休息3日。

患儿家住外地，恐其调理期间，感邪致咳，无法及时来诊。

方二（备）　咳嗽颗粒加　桃仁6g　射干6g　生龙骨30g　桂枝6g　枳壳6g　生甘草3g

6剂，日1剂，水冲服，咳时可用。

2月11日三诊：家长诉调理期间患儿曾轻咳1次，服备用药后咳止。现纳可，眠可，二便正常，舌红苔白，心肺常，余未见异常。患儿病情基本稳定，然病史较长，病情复杂，故当继续调理，攻补兼施。

方一　亚康颗粒加　桑白皮10g　麦冬10g　鸡血藤10g　太子参10g　炒牵牛子10g　生甘草3g

35剂，日1剂，水冲服，服5日休息2日。

方二（备）　咳嗽颗粒加　桃仁6g　薄荷6g　桂枝6g　枳壳6g　炒牵牛子10g　生甘草3g

6剂，日1剂，水冲服。

电话随访2个月，病情稳定，未再感冒。偶有轻咳，服备用药后易愈。嘱按时服药，生活调理。

患儿咳嗽日久，易感冒，常理而言，当以宣肺解表、止咳化痰为主，调理为辅。然吾反而为之，且效果奇佳，何也？患儿咳嗽8年，定访遍名医，中药西药所用不少，其中宣肺解表、止咳化痰之药亦不在少数，病情仍反复发作。吾精于辨证，善于调理患儿，咳嗽为标，久病导致体质虚弱为病之本，调节脾胃功能，恢复患儿脾胃功能方为正治之法，脾胃乃小儿生长之源。其次，临证注重未病先防，考虑长远，患儿易感冒、咳嗽，故于未病之时，在调理药中少佐止咳化痰、宣肺解表之药，并另备止咳中药，用心良苦，方中病机，故取效显著。

支气管炎西药不效案

男孩，11岁。10月26日初诊。

患儿反复感冒7个月，现咳嗽，时喘，双侧乳蛾Ⅲ度，鼻涕，易鼻塞，汗多甚，二便可。舌红苔白，脉数，双肺喘鸣音（++）。诊断为支气管炎（简称"支炎"）。支气管炎为临床常见病，一般家长认为支气管炎病情较重，中医药见效慢，不治病，为求速效，必吃西药，甚者打针、输液，唯有如此，方可内心踏实。本案患儿多方求治，吃药、打针、输液、雾化，全套措施皆用，仍缠绵难愈，家长、孩子痛苦不堪。现吾以中医辨证施治，其肺气宣降失司，故而咳嗽；息道不利，津液失于输布，故而鼻塞、鼻涕；气机不畅，肺气闭郁，故而气喘；热郁于内，其性蒸腾，故身热汗多；化火上炎，熏灼口咽，故而乳蛾。急则治其标，当以宣肺止咳、平喘利咽为要。

处方　紫苏叶10g　桔梗10g　黄芩10g　姜半夏12g　蜜百部10g　白前10g　紫菀10g　桃仁10g　炒紫苏子10g　射干10g　枳壳10g　甘草8g

15剂，日1剂，水煎服①，服5日休息2日。

11月17日二诊：家长诉患儿服药5剂后，诸症明显减轻，继服余药，巩固治疗后咳喘愈，中医中药竟显其神。现症见：患儿稍胖，汗略减，鼻塞减轻，二便可，舌红苔白，脉缓。患儿喘咳虽愈，然病程已久，津伤气耗，正气已伤，为防病情反复，缓当治其本，正所谓"正气存内，邪不可干"，故当调理以善其后。脾胃为后天之本，气血化生之源，气血充盛，则正气御邪有力，病安从来！故予健脾益气、固表敛阴之药，方药如下。

处方　生黄芪12g　苍术10g　生白术10g　炒白扁豆10g　茯苓10g　槟榔10g　姜半夏10g　五味子6g　炒白芍8g　浮小麦10g　生栀子10g　甘草8g

16剂，日1剂，水煎服®，服4日休息3日。

患儿母亲原本不信中医，不以中医能治其病，无奈西药治疗无效，来诊试之。然结果出乎其料，立竿见影，进药5剂，病近乎痊愈。遂对中医由怀疑、不信，转为铁杆中医粉。类似病案，不胜枚举。何也？常闻中医无用之言论，非中医无用，其不知中医之道也！常闻西医神奇之言论，非西医神奇，其不知西医之理也！中医之精妙，何止于兹也！吾后来之辈，当虚心研习之，泱泱华人，当甚爱惜之！

高敏体质致反复支气管炎案

男孩，4岁半。10月22日初诊。

患儿反复咳嗽2年，便秘，口臭，强鼻，鼻眼痒，皮肤痒，易抓痕，汗多，腹胀（++），舌红苔白腻，双肺喘鸣音。诊断为支气管炎（高敏）。患儿以咳嗽为主诉就诊，且反复咳嗽2年，现双肺喘鸣音，故当以止咳平喘为主，其鼻眼、皮肤痒，抓痕，皆乃肺脾之患也，肺主皮毛，脾主肌肉，肺脾不和则易高敏；便秘、口臭、腹胀、舌苔皆为脾胃积滞之象。故消积导滞、调和肺脾为治本之要。

处方　咳嗽颗粒加　　桂枝 6g　生龙骨 30g　大黄 3g　炒白芍 10g　蝉蜕 6g

　　　15 剂，日 1 剂，水冲服，服 5 日休息 2 日。

　　　咳喘明显，急当治其标，故予消咳散 6 包。

　　11 月 13 日特意随访病情：患儿母亲诉其服药 5 天咳喘明显减轻，唯服药后大便稀溏，嘱去大黄后，大便成形，遂未再服用大黄。服药 15 剂后，咳喘消失，口臭消失，多汗、皮肤痒、腹胀均明显减轻，大便正常。嘱继续生活饮食调理，不适随诊。

咳嗽分型而治案

·············

　　男孩，2 岁半。3 月 29 日初诊。

　　患儿轻咳、有痰 2 天，纳食好，夜眠可，大便日 1～3 次，质软，小便可。心肺常。诊断为咳嗽；证属肺脾不和。

处方　亚康颗粒加　　炒紫苏子 10g　补骨脂 10g　炒白术 10g　白茅根 15g

　　　12 剂，日 1 剂，水冲服，服 4 日休息 3 日。

　　8 月 26 日因再次咳嗽二诊：追溯上次病史，患儿药进 4 剂，咳止痰消，继服余药，后未再咳嗽，纳眠好。现患儿咳嗽 3 天，痰咳，鼻涕，近期头部疖肿频出，纳少，腹稍胀，夜眠欠安，大便偏干。舌红苔白厚腻，双肺呼吸音粗。诊断为咳嗽；证属湿热内蕴。

处方　消积颗粒加　　焦神曲 10g　青蒿 10g　生薏苡仁 10g

　　　12 剂，服法同前。

　　　止咳润肺茶日 1 剂，代茶饮。

　　9 月 26 日三诊：未见患儿，家属自诉服上方后效佳，要求再取上方 12 剂。

　　12 月 1 日四诊：患儿发热 1 次，2 天治愈，轻咳嗽 1 次，未发麦粒肿（睑腺炎），头部疖肿未发，现鼻塞，少涕，汗多，纳可，腹软，大便先干后稀。舌红苔白腻，心肺常。调理脾胃而治。

处方　亚康颗粒加　大黄 3g　炒白术 10g　浮小麦 10g　白茅根 15g

16 剂，服法同前。

患儿一诊、二诊均以咳嗽、有痰为主诉就诊，症状相似，何以方药有异？

患儿一诊症见咳嗽，有痰，大便次数稍多。其中，咳嗽，病位在肺，亦可在脾，古人云"五脏六腑皆令人咳，非独肺也"，可以佐证，有痰，病位在肺脾，因脾为生痰之源，肺为贮痰之器故也；大便次数增多，病位或在肾，肾主司二便，肾虚失于封藏，可致大便次数增多。综合分析，患儿病变部位涉及肺、脾、肾三脏。小儿肺常不足，脾常不足，肾常不足，而脾胃为后天之本，气血化生之源，故可通过调理脾胃达到补益肺肾之功。方予亚康颗粒加减，通过调理脾胃以达到止咳之效，此乃治病求本也！中州健运，气机条达，升降有序，咳嗽自止！加炒紫苏子降气、止咳、化痰；加补骨脂补肾、温脾、止泻；加白茅根以利小便而实大便，利水而不伤阴。诸药合用，上、中、下三焦同治，中焦为主，正所谓"四季脾旺不受邪"是也！

二诊主症见咳嗽、有痰，兼有纳少，腹稍胀，大便偏干，夜眠欠安，头部疖肿频出等症状。虽以咳嗽为主，然其脾胃积滞症状较明显，内有湿热互结、热重于湿。当以调理脾胃为主，与一诊有所不同，本证当消积导滞、清热燥湿，兼以止咳化痰。故予消积颗粒加减以消积导滞、清热燥湿。然患儿咳嗽、有痰不可不顾，故予止咳润肺茶，少量频喝以止咳化痰，寓治于茶饮之中。

一诊、二诊症状相似，而病机不同，故治疗亦有差异，同病异治也！

四诊患儿一般情况可，唯大便先干后稀，汗多，易鼻塞，少涕，舌红苔白腻，且平素易咳嗽、大便易干，当未病先防，调理其脾胃功能，脾胃健运，诸症自除。予亚康颗粒加大黄、炒白术以健脾和胃、清热导滞；加浮小麦以固表止汗，加白茅根使热邪由小便而出，清热而不伤阴。方中大黄、白茅根相互为用，使在内之热邪由二便分流而下；炒白术、浮小麦相互为用，健脾益气、固表止汗。诸药合用，药少力专，调治结合，用意精妙。

纵观四次诊疗过程，不难看出，吾临证多从脾胃着手，以调理脾胃为主线，或兼以止咳化痰，或兼以清热燥湿，或兼以固表止汗等，执简驭繁，以不变应万变，且每获良效，何故？幼儿无知，乳食不知自节，家人娇惯，恐其饥饿，忧其营养不足，常致幼儿乳食过度，久而成积，加之幼儿脾常不足，脾胃居于中焦，为全身气机升降之枢纽，脾胃既病，百病由生，夫治病但求本，是故调理脾胃亦可治愈诸多病变，诚如古人所谓"百病皆由脾胃衰而生"也！脾胃之伤，乃小儿诸多疾病之本源，即所谓脾胃乃小儿百病之源也，"脾胃健、形神兼、少疾患"。

食积痰咳案

男孩，2 岁 10 个月。1 月 11 日初诊。

反复呼吸道感染（简称"呼感"）1 年余，支气管肺炎（简称"支肺"）2 次，湿疹史，现喉痰多，多种食物过敏，皮肤痒，鼻眼痒，咽不适，咽红（＋），鼻鼾，口臭，便干。舌红苔剥，心肺常。食滞中焦，郁而化湿生热，痰热内蕴，肺失清肃，痰随气逆，咳嗽痰多，感冒咳嗽反复发作。热熏咽喉，故咽部不适。食积化腐可见口气秽浊。湿热蒸肤可见湿疹，皮肤痒，鼻眼痒。故治疗以消食导滞、清热化痰为主。

处方　消积颗粒加　射干 6g　桃仁 10g　炒紫苏子 10g　桑白皮 10g

　　　10 剂，日 1 剂，水冲服，服 5 日休息 2 日。

1 月 27 日二诊：喉炎 1 次治愈，口臭减轻，现轻咳，纳可，咽红（＋＋），便干。舌红苔剥，心肺常。患儿咽红较著，便干，预判日后必有咳嗽加重，必宣肺通腑降浊方能防生咳嗽。故治以清热化痰、宣肺止咳。

处方　咳嗽颗粒加　射干 6g　桃仁 10g　蝉蜕 6g　炒枳壳 6g　甘草 3g

　　　10 剂，服法同前。

　　　消咳散 10 包。

2 周后三诊：咳止痰消，咽红、便干好转。继以调之。

以消代宣疗食咳案

男孩，3岁。5月14日初诊。

平素患儿体质虚弱，近日伤食，发热，现咳嗽4天，加重1天，腹胀，舌红苔白厚腻。诊断为咳嗽；证属食咳。治以消食化积、理气止咳。

> 处方　消积颗粒加　苍术6g　连翘10g　木香6g　枳壳6g　炒紫苏子10g
>
> 6剂，日1剂，水冲服。
>
> 消咳散6包。羚羊角粉2g。

予上方以消食化积，理气止咳，调理肠胃，升降气机，佐以消咳散急则止咳。吾偏爱羚羊角粉，除清热平肝之用，尚可清食积内热。另嘱饮食调护，米粥自养，少食空腹，勿强进食，以免加重胃肠负担。食咳者，可酌加通便之品，积去则气机通畅。又因"肺与大肠相表里"，大便一通，腑气通降，有利于肺气宣肃复常；且食积郁久化热，熏蒸于肺，若酌加通便之品，消积导滞，利于宣通肺气，有"以消代宣"之妙。

5月20日二诊：热平，咳嗽减轻，现间断性轻痰咳，腹软，二便可。舌红苔白，心肺常。滞消后调脾止咳，以健脾祛湿、化痰止咳为治则。

> 处方　亚康颗粒加　炒紫苏子10g　陈皮6g　射干6g　桑白皮10g
>
> 5剂，日1剂，水冲服。

后期特意随访病情，咳止。

食积咳嗽为小儿常见病，一般除咳嗽外，多兼明显食积郁热的表现，且多数病例先有食积表现，后发咳嗽。如《丹溪治法心要·咳嗽》所云："五更嗽多者，此胃中有食积，至此时火气流入肺。"另外，食积咳嗽患儿临床以腹胀、纳呆、嗳腐、口臭、手足心热、大便干结或便秘、舌质偏红、苔厚腻、脉滑数为多见。《医学入门》提出："食咳，因食积生痰，痰气冲胸、腹满者，二陈汤加厚朴、山楂、麦芽。"对食积咳嗽伴便秘者，应消食化积，若大便不通者，佐以消导之品，腑气通，肺气降，达"以消代宣"之效。

久咳致虚调治案
·············

男孩，2岁3个月。12月28日初诊。

咳喘2年，肺炎3次，平素易感冒，现久咳，喷嚏多，面色萎黄（++），汗多，夜眠欠安，口臭，便干。舌红苔白厚腻，心肺常。此患儿自幼始咳，证属肺脾两虚，脾虚则面色萎黄，内热则便干，口臭，舌红苔白厚腻，脾虚胃不和则夜眠欠安，肺虚则易感冒，咳喘，喷嚏多，汗多，加之患儿多次肺炎史，抗生素大量使用，加重脾肺气虚，故治之应先调和脾胃，脾胃和调则诸症易愈。治以健脾和胃、消食清热。

处方　消积颗粒加　桑白皮10g　焦神曲10g　白茅根15g　甘草3g

15剂，日1剂，服5日休息2日。

同时配合小儿推拿补脾肺之气。

翌年1月22日二诊：未咳喘，夜眠好转，汗多好转，面色萎黄（+），仍大便干。心肺常。诸症减轻，仍汗出，便干，面色萎黄，继续消积健脾、益气养血。

处方　亚康颗粒加　大黄3g　当归10g　莱菔子10g　枳壳6g

16剂，日1剂，水冲服，服4日休息3日。

2月15日三诊：咳嗽1周，喘息1次，3天后愈，面色萎黄（++），舌淡苔白腻，心肺常。此时患儿诸症轻，脾虚积滞之象经前期调理已渐消，则治咳易愈，故行益气健脾、止咳化痰之法。

处方　咳嗽颗粒加　黄芪10g　苍术6g　射干6g　莱菔子10g

4剂，日1剂，水冲服，与上方余药交替服用，肺脾同治。

1个月后随访，咳嗽止，诸症均减。

"正气存内，邪不可干""邪之所凑，其气必虚"。小儿"脏腑娇嫩，形气未充"，较之成人更易感受外邪，而且，其五脏之中"三不足，二有余"，肺常不足、脾常不足、肾常不足，更易导致"稚阴稚阳"之体感受外邪，感邪后又易致虚证，尤其是久咳久喘迁延难愈则多转为虚证。久咳伤气→气虚则虚→虚延久咳→久咳伤肺，反复发作。

对于久咳患儿，肺脾已虚，先行补脾，以达培土生金，再予止咳化痰之剂，为治之大法。

久咳致迟长案

男孩，5岁。2月1日初诊。

咳嗽5个月，反复不愈，少涕，面色萎黄（++），消瘦（++），口臭，伴身高、体重增长缓慢，二便可。舌淡苔白腻，心肺常。患儿久咳，虽归因于肺，然口臭乃中焦积滞化热，舌苔白腻乃胃热熏蒸，积久不消，损伤脾胃，水谷精微化生不足，气血生化乏源，皮毛不得润养，故见其面色萎黄、消瘦，病之根在于中焦脾胃，《素问·痹论》曰"饮食自倍，肠胃乃伤"，李杲提出"内伤脾胃，百病由生"。小儿饮食积滞，内伤脾胃，累及他脏，诸病丛生。肺脾相关，皆为太阴，同气相求；肺燥脾湿，燥湿相济；肺气宣降，助脾升清；脾土肺金，土能生金；故宣肺不忘健脾，健脾不忘宣肺，治以健脾和胃、清热消积，培土以生金。

处方　消积颗粒加　苍术6g　炒白术10g　焦神曲10g　炒麦芽10g　白茅根15g

15剂，日1剂，水冲服，服5日休息2日。效可继服15剂。

3月18日二诊：咳嗽减轻，纳食进步，面色萎黄减轻，体重较前增长1kg，手心热，二便可。舌淡苔白厚。脾胃乃小儿生长之源，脾胃稍和，故见体重增长1kg，然手心热，仍有热盛之象，此当调理，健脾益肾，久病易伤阳，故加补骨脂以暖脾温肾，增强患儿先、后天之本，以助互资。治以健脾益肾、清热消积。

> 处方　亚康颗粒加　补骨脂10g　大黄3g　青蒿10g　白茅根15g
>
> 20剂，服法同前。

6月24再次因咳三诊：其母甚喜，诉其子身高亦较前增长4cm，效佳。现偶咳，纳呆，二便可。舌红苔白厚，心肺常。患儿肺气将复，脾胃渐和，当继续治脾兼理肺，控防兼具。

> 处方　亚康颗粒加　苍术6g　射干6g　炒紫苏子10g　枳壳6g
>
> 12剂，日1剂，水冲服，服4日休息3日。

咳嗽日久，本为治咳，何以身高体重亦增？一则，咳虽归因于肺，然根于脾，"内伤脾胃，百病由生"，饮食积滞，内伤脾胃，土不生金，肺失宣降，治当培土生金，则咳嗽易愈。二则，脾主四肢肌肉，为后天之本，气血生化之源，脾胃健则气血津液化生有源，四肢肌肉得以滋养，则身高、体重亦增。三则，小儿脾胃乃后天之本，亦为生长之源，"脾胃健、形神兼、少疾患"。小儿身高体重皆源于后天脾胃之旺盛，水谷之纳兴，精微之输布，如是则肉丰骨坚，形体康健。小儿脾胃旺，生长良，亦赖肝气疏泄，故调理小儿生长，春令最为当时，是令生机蓬勃，肝气升发，此期之调，最益小儿长高。本案止咳之时身高长体重增，获此佳效，此之理也。

再者，物质生活水平虽日渐增长，然消瘦患儿亦不少见，何以至此？皆因长期不良饮食习惯和生活方式所致，父母溺爱，暴饮暴食，偏食厌食，"乳贵有时，食贵有节"，才可身强体健。

气虚兼高敏体质久咳案

女孩，2岁4个月。5月7日初诊。

曾患8次肺炎，现反复咳嗽4个月，夜咳，喷嚏多，夜眠欠安，汗多，面部散在少许湿疹，停顺尔宁40天，腹胀（＋），便干，日3次，大便不化。舌红苔白厚腻，双肺音粗。患儿咳嗽4个月，久咳其肺必伤，然咳久不愈，非独肺也，观其大便干，夜眠欠安，腹胀，大便不化，舌红苔白厚腻等症，皆为脾胃不和之象，此乃久治不愈之根本，脾胃为后天之本，五脏六腑所需之精微皆由脾胃运化而得，脾胃不和，湿不运化，泛溢肌表，故见面部湿疹，乃高敏之象，患儿汗多，乃气虚之象，故治之当健脾和胃，以固根本，脾胃和合，受纳运化正常，则肺气得以推动，咳嗽必愈。故治以健脾和胃、宣肺益气。

处方　消积颗粒加　生黄芪10g　桂枝6g　生龙骨30g　蝉蜕6g

20剂，日1剂，水冲服，服5日休息2日。

同时予消咳散，取急则治其标之意。

5月28日二诊：咳嗽减轻，喷嚏多，口臭，大便仍干，舌红苔白腻。患儿咳嗽减轻，可见正中病机，然此儿仍大便干，舌红苔白腻，口臭，虽好转，而未愈，治以健脾益气、清热消积。

处方　苍术6g　茯苓6g　炒白扁豆6g　黄芩6g　姜半夏6g　槟榔6g　生栀子6g　大黄4g　桂枝6g　生黄芪8g　枳壳6g　生甘草5g

16剂，日1剂，水煎服[②]，服4日休息3日。

7月6日三诊：低热2天，偶咳嗽，少鼻塞，咽红（+），夜眠欠安，便稍干。舌淡苔白厚，心肺常。患儿复感外邪，然症轻不重，可见脾胃稍和，正气渐复，治以益气清热、宣肺健脾。守上方，去大黄、桂枝，加炒牵牛子、射干。

处方　苍术6g　茯苓6g　炒白扁豆6g　黄芩6g　姜半夏6g　槟榔6g　生栀子6g　炒牵牛子5g　射干6g　生黄芪8g　枳壳6g　生甘草5g

12剂，服法同前。

同时嘱其服用止咳润肺茶。

7月9日四诊：中低热2天，腹胀（+），舌淡苔白厚，心肺常。继服上药。

12月1日五诊：感冒2次，现鼻塞、鼻鼾、喉痰、腹胀（++），便稍干。舌淡苔白厚腻，心肺常。自初次来诊，已半载有余，患儿苦于久咳，反复难好，经调理，近5个月未曾再咳，感冒2次，现感邪于上，见鼻塞、鼻鼾、喉痰，伴见便稍干、腹胀，舌淡苔白厚腻，乃感冒夹滞之象，治以疏风散寒、清热化滞。

处方　苍术6g　茯苓8g　炒白扁豆8g　桔梗6g　黄芩6g　姜半夏6g　槟榔6g　生栀子6g　炒牵牛子6g　川厚朴6g　炒紫苏子8g　生甘草6g

8剂，服法同前。

另嘱泡脚。

久咳不愈，反复缠绵者，必调脾和胃，谨慎饮食，脾胃安则咳鲜犯。

久咳肺脾同治案

女孩，10岁。2月19日初诊。

此患儿反复咳嗽多年，近几月反复发作，消瘦（++），面色萎黄（++），爪甲不荣，咽不适，便干。舌淡苔白腻，心肺常。其消瘦、面色萎黄、爪甲不荣等亚健康状态，皆因久咳致肺脾两虚而致，理应从肺脾论治。

处方　茯苓12g　炒白扁豆10g　桔梗10g　黄芩10g　槟榔8g　白豆蔻6g　姜半夏8g　连翘10g　栀子10g　炒牵牛子6g　枳壳10g　甘草8g

16剂，日1剂，水煎服②，服4日休息3日。

4月4日二诊：咳止，纳食进步，唇干，二便可。舌淡苔白厚。以调理脾胃巩固为要，易栀子、炒牵牛子为焦神曲、白术。

处方　茯苓12g　炒白扁豆10g　桔梗10g　黄芩10g　槟榔8g　白豆蔻6g　姜半夏8g　连翘10g　焦神曲12g　白术10g　枳壳10g　甘草8g

20剂，服法同前。

对于慢性咳嗽伴消瘦、面色萎黄的患儿，若进一步发展，还可能会形成"土不生金""肺气不足""卫外无力"的肺脾气虚证，因而用健脾和胃，消食清热之法，体现了《临证指南医案》之"纳食主胃，运化主脾，脾宜升则健，胃宜降则和"之理念。

婴儿顽固久咳案

女孩，8个月。12月7日初诊。

反复咳嗽2个月，面色萎黄（+），伴体重增长缓慢，腹胀（+），双肺喘鸣音（++）。

处方　咳嗽颗粒加　蝉蜕 6g　黄芪 10g

　　6剂，日1剂，水冲服。

嘱其可加山药百合小米粥和山药荸荠糯米粥为辅食喂养以养脾胃，脾土生肺金，脾气不足，常令子病，故应重视健脾运脾之法，脾气足，则可生肺金。

12月21日二诊：中热，阵咳，腹胀（++），舌苔白厚腻，双肺音粗。此乃食积内热，滋生痰液，阻于气道所致。守上方去黄芪，加槟榔以消积下气，枳壳以化痰除痞，蝉蜕以疏散风热。

处方　咳嗽颗粒加　蝉蜕 6g　槟榔 10g　枳壳 6g

　　6剂，服法同前。

12月25日三诊：咳喘加重，喘息明显，腹胀(+)，大便稀。双肺喘鸣音(++)。故加葶苈子泻肺平喘，炒莱菔子消食除胀化痰，以桂枝温补阳气，生龙骨收敛固涩。

处方　咳嗽颗粒加　桂枝 6g　生龙骨 30g　葶苈子 10g　炒莱菔子 10g

　　6剂，服法同前。

翌年1月4日四诊：诉咳嗽痊愈，故予亚康颗粒加减以顾护脾胃之气。

小儿之嗽，外寒内热者多，内有积热，复感寒邪而作。若伴腹胀、口臭、便干等中焦积滞之症，则当急则治标以止咳，缓则治本以健脾。八月之婴，脏腑尤娇，食积不祛，腹胀不除，则咳难愈，咳愈亦当调脾，以培后天之本，防咳反复。

从脾论治顽固性久咳案

男孩，4岁1个月。9月18日初诊。

反复咳嗽多年，其母携之各地求医问药，效果欠佳，近3个月咳嗽频繁，自诉难受非常，甚有轻生之念，母心痛难忍，携其寻中医以求良方。现发热2天，中低热，夜咳重，咽红，消瘦（++），发黄，汗多，便稍干。舌淡苔白，心肺常。其病程较长，诊断为久咳。夜咳多伴有汗多，咽红为小儿久咳后病邪蓄肺，下热上蒸。肺失清肃，久病及脾，气虚而致无力祛邪外出，食滞生热。治以健脾清肺、清热化痰。

处方　消积颗粒加　蝉蜕 6g　炒紫苏子 10g　射干 6g　枳壳 6g　生薏苡仁 10g

6剂，日1剂，水冲服。

消咳散6包以防咳甚。羚羊角粉2g于日晡之时顿服，用以清热凉血，并消食积之热。

9月25日二诊：热退，咳嗽减轻，大便软。舌红苔白，心肺常。守上方加减，健脾清肺。

处方　消积颗粒加　桑白皮 10g　炒莱菔子 10g　焦神曲 10g　白茅根 15g

12剂，日1剂，水冲服，服4日休息3日。

后2个月期间复诊3次，以轻鼾、偶咳、鼻塞等肺系疾患为主，均以消积颗粒，加减苍术、射干、炒紫苏子、白茅根等健脾清肺药物调理为要，咳嗽甚时备消咳散。

12月18日六诊：体重增长，轻咳1天，鼻塞，二便可。舌淡苔白，心肺常。咳嗽疾病病势变缓，并伴体重增长，药效已显，守上方加减，巩固疗效。

处方　消积颗粒加　苍术6g　薄荷6g　射干6g　白茅根15g

12剂，服法同前。

翌年1月11日七诊：反复咳嗽2周，夜咳，鼻涕，二便可。舌红苔白，心肺常。咳嗽反复，经前期调理食滞之象不著，脾胃渐和，故以止咳化痰为要。

处方　咳嗽颗粒加　桃仁10g　薄荷6g　射干6g　炒紫苏子10g

8剂，服法同前。

消咳散6包，嘱每晚用三叶足浴方泡脚至微微汗出，以达温下通上的目的。

5个月后回访，其母感激涕零，诉患儿状态明显好转，半年内未诉咳嗽，解一家之心结。

中药干预炎性感染案

男孩，6岁。7月25日初诊。

咳嗽2周，伴发热1天，易咳史，中热，腹不适，大便稀。舌红苔白腻。白细胞14.73×10^9/L，中性粒细胞百分率79.7%。该患儿白细胞升高，伴有中性粒细胞百分率升高，西医常认为提示细菌感染，其发热症状，是人体免疫系统对于细菌的反应，为正邪抗争剧烈作用所致，其咳嗽也是肺部炎症之反应。西医常规思维，会予抗生素以消炎，然其属寒凉之品，更伤脾胃，致病反复不愈，或愈而易发。中医辨证乃由肺脾不和所致，予中药调和肺脾。

方一　紫苏叶10g　桔梗10g　黄芩10g　姜半夏10g　桃仁10g　蜜百部10g　白前10g　紫菀10g　炒紫苏子12g　川厚朴10g　茯苓12g　生甘草8g

10剂，日1剂，水煎服①，服5日休息2日。

方二　消积颗粒加　苍术 6g　炒紫苏子 10g　枳壳 6g　焦神曲 10g　生甘草 3g

4 剂，日 1 剂，水冲服。

前方于止咳化痰中配伍健脾消积、除湿清热之品，后方于咳嗽止时调理积滞之肠胃，清除内热以达釜底抽薪之意。

8 月 8 日二诊：随访服上药后次日热退，咳嗽减轻，腹痛止，二便可，舌红苔白。白细胞 5.38×10^9/L，中性粒细胞百分率 44.8%。白细胞恢复正常，咳嗽、腹不适等症状亦缓解。调理脾胃以防复发。

处方　亚康颗粒加　炒紫苏子 10g　炒白术 10g　苍术 6g　大黄 3g　枳壳 6g　生甘草 3g

16 剂，日 1 剂，水冲服，服 4 日休息 3 日。

临证有知，对于腹胀、便干、苔白厚腻等有积滞之象患儿，查白细胞多有升高，吾未以炎症而治，法从中医辨证施治，亦可达症状消白细胞降之果。究其原因，中药中的攻下药、清热解毒药能体现一定的抗炎作用，健脾补气之药的"扶助正气"与西医"增强免疫力"的功能相一致，用中药替代抗生素进行抗炎治疗，活跃机体本身的防御机制来将病原体杀灭或抑制，增强抗病能力，疗效甚佳。

小儿痰湿咳嗽案

男孩，3 岁。9 月 2 日初诊。

咳嗽 10 天，夜咳明显，鼻塞，二便可。舌红苔白。该患儿为外感寒邪，肺失宣降所致。诊断为咳嗽。予止咳化痰药配伍健脾理气，清热解毒之品，配合三叶足浴方于临睡前煎汤足浴，泡至患儿微微汗出，取紫苏叶发汗解表；枇杷叶清肺化痰止咳；艾叶辛香散寒之功效，用以温经散寒通窍，缓解夜咳症状。

处方　紫苏叶 10g　桔梗 10g　黄芩 10g　姜半夏 10g　桃仁 10g　僵蚕 10g　白前 10g　紫菀 10g　蜜百部 10g　苍术 10g　枳壳 10g　生甘草 8g

8 剂，日 1 剂，水煎服①，服 4 日休息 3 日。

9 月 14 日二诊：患儿停药后咳嗽加重，痰白泡沫，喷嚏多，汗多，磨牙，大便日 3 次。舌红苔白，心肺常。白细胞 12.72×10^9/L。该患儿痰白泡沫，咳嗽加重为痰湿重浊的表现，又有磨牙、汗多等热蕴之状。治以降逆化痰，理气燥湿。

处方　茯苓 8g　姜半夏 8g　炒紫苏子 10g　炒莱菔子 10g　陈皮 8g　川厚朴 8g　黄芩 8g　白豆蔻 4g　干姜 8g　紫菀 10g　白前 10g　生甘草 8g

4 剂，日 1 剂，水煎服②。

9 月 21 日三诊：诉偶咳，鼻塞，喷嚏，鼻涕，磨牙，夜眠欠安，大便日 2～3 次。舌红苔白腻，心肺常。患儿湿痰咳嗽症状明显减轻，余轻微表证及食积化热之磨牙、夜眠欠安之象。嘱停中药，饮食调理。

2 周后特意随访病情，咳止，痰消，鼻塞愈。

咳嗽之病因多有痰湿，《幼科发挥·肺所生病》："饮入于胃，脾为传化……虚则不能运化精悍之气以成荣卫。其糟粕之清者为饮，浊者为痰，留于胸中，滞于咽嗌，其气相搏，浮涩作痒，介介作声，而发为咳嗽也。"脾虚而生湿痰，小儿脏腑娇嫩，脾常不足，运化失常，导致气滞湿生，上贮于肺，肺与大肠相表里，伤食积滞致腑气不通，影响肺的宣发肃降功能，以致咳嗽。

清肺运脾疗久咳兼消瘦案
·············

男孩，2 岁。7 月 3 日初诊。

反复感冒，鼻塞，痰咳，消瘦（++），面色萎黄（+），夜眠欠安，腹胀（+），便干。舌淡苔白。其素体本虚，加之反复外感，日久不愈，使正虚邪恋，故而咳嗽屡作不止，面色萎黄、消瘦之状亦不得改善。反复感冒致肺之宣降失调，脾胃运化功能失司，食积湿热蕴结，故有夜眠欠安之胃不和则卧不安之象。现鼻塞，痰咳，便干，夜眠欠安，腹胀之症较显著。先予咳嗽颗粒加减，方中百部善治新久咳嗽；紫菀止咳化痰，温而不热，桔梗开宣肺气；白前、葶苈子降气化痰；陈皮理气健脾。后服亚康颗粒加减，于补脾化湿中配伍消食理气之品。

方一　咳嗽颗粒加　白豆蔻 3g　葶苈子 10g　陈皮 6g

6剂，日1剂，水冲服。

配合消咳散6包，以急则止咳。

方二　亚康颗粒加　炒麦芽 10g　连翘 10g　炒枳壳 6g

8剂，日1剂，水冲服，服4日休息3日。

7月17日二诊：痰咳减轻，腹胀（+），大便量多。舌红苔白，心肺常。患儿痰咳虽反复但症状稍平，予咳嗽颗粒加减，止咳之中配伍神曲、炒麦芽消食理气。

处方　咳嗽颗粒加　紫菀 10g　神曲 10g　炒麦芽 10g

6剂，日1剂，水冲服。

11月6日三诊（调理体质）：时过4个月，体重增加明显，轻感冒2次，现面色萎黄（+），大便日一解。舌淡苔白，心肺常。该患儿体重增加明显，大便正常，为补脾运脾之功；轻感冒2次，又时值入冬之季，故继予咳嗽颗粒加减，于清肺之时予炒白术、黄芪以健脾益气，防风祛风解表。

处方　咳嗽颗粒加　紫菀 10g　炒白术 10g　黄芪 10g　防风 10g

10剂，日1剂，服5日休息2日。

《脾胃论》曰：脾胃为后天之本，四季脾旺不受邪，百病皆由脾胃虚弱而生。脾胃又为肺之母脏，肺所生之气来源于脾，肺气的盛衰很大程度上决定脾气的强弱，脾胃功能稳健，则宗气旺盛，营卫畅达。故治其痰咳之表证时，不忘理气健脾以培土生金，不但脾胃运化有常，消瘦好转，且外感之症亦减轻。

燥湿化痰疗小儿支气管炎案

男孩，3岁8个月。7月1日初诊。

反复咳嗽6个月，低热，消瘦（++），面色萎黄（++），腹胀（++），便干。舌淡苔白，双肺干啰音。患儿反复咳嗽6个月，提示其脏腑娇嫩，抵抗力差；便干、腹胀，因肺与大肠相表里，肺脏受累，津液不输，致大肠运化失调；消瘦、面色萎黄，则因其肺病及脾，痰热蕴结，脾失运化；肺部听诊干啰音。诊断为支气管炎。故予止咳化痰之方配伍燥湿理气之姜厚朴、槟榔；泻下攻积之大黄；化痰平喘，兼润肠通便之炒紫苏子。

处方　咳嗽颗粒加　紫菀10g　大黄3g　姜厚朴3g　炒紫苏子10g　槟榔

10g

15剂，日1剂，水冲服，服5日休息2日。

消咳散6包，用以镇咳平喘，抗炎解痉，以达急则治标之意。

7月8日二诊：药服7剂，即咳喘止，纳食进步，现腹胀（++），舌红苔白腻，双肺音粗。患儿咳喘症状好转，伴有腹胀、苔腻等脾胃积滞之象。初诊中药续服，消咳散4包，以止咳、消食。

7月19日三诊：轻痰咳，少涕，便干。舌红苔白厚，心肺常。该患儿一般状况好转，有轻痰咳、少涕之表证及肠道积热之便干之症，方用亚康颗粒，运脾和胃配伍消食理气攻下之品。

处方　亚康颗粒加　大黄3g　炒麦芽10g　炒枳壳6g　甘草3g

10剂，日1剂，水冲服，服5日休息2日。

消咳散10包，用以辅助肠胃消化吸收。

7月31日四诊：轻咳，二便可。舌红苔白厚腻，双肺干啰音。积热已除，止咳为要。治以燥湿健脾、止咳化痰。

处方　咳嗽颗粒加　紫菀10g　蝉蜕6g　炒紫苏子10g　射干6g　姜厚朴3g　甘草3g

6剂，日1剂，水冲服。

消咳散6包。

1个月后随访病情，咳喘已愈。

小儿支气管炎的病机关键为肺失宣肃；脾又为生痰之源，肺为贮痰之器，故病位常在肺，又常累及脾。

上下同治久咳案

男孩，4岁。7月19日初诊。

反复呼吸道感染9个月，每月1～2次，易患支气管炎，夜眠欠安，磨牙，便略干。舌淡苔剥，心肺常。该患儿为反复呼吸道感染的体弱儿童，总因调护失宜，正虚邪伏、遇感乃发。易患支气管炎、便略干，为其卫外不固，肺气受损，肺失通降，致肠燥便秘，干涩难行；夜眠欠安、磨牙为其肠胃积热，胃不和则卧不安之象；患儿体弱气血两虚，致舌淡苔剥。故予消积颗粒，配伍桑白皮清肺胃热，蝉蜕息风止痉，炒麦芽消食和胃，连翘疏散风热。

处方　消积颗粒加　桑白皮10g　蝉蜕6g　炒麦芽10g　连翘10g

20剂，日1剂，水冲服，服5日休息2日。

8月7日二诊：诉服上药后咳嗽止，现咳嗽3天，二便可。该患儿咳嗽复发，予止咳化痰中配伍理气之枳壳等。

处方　咳嗽颗粒加　紫菀10g　射干6g　炒紫苏子10g　炒枳壳6g　甘草3g

20剂，服法同前。

9月5日三诊：未咳，夜眠欠安，二便可。舌淡苔剥，心肺常。间断治疗2个月，该患儿一般情况好转，二便调，余舌淡苔剥之体弱气虚之象，故予亚康颗粒以善其后，方中茯苓、炒白扁豆健脾益气；槟榔、炒牵牛子、焦神曲消食和胃；大黄清热导滞，共助脾胃健运，并佐以白豆蔻、连翘、桑白皮等清热理气之品。

处方　亚康颗粒加　大黄3g　白豆蔻3g　连翘10g　桑白皮10g

　　　15剂，服法同前。

小儿反复呼吸道感染、久咳、易患支气管炎等，多与小儿禀赋不足、体质虚弱；喂养不当、调护失宜；少见风日，不耐风寒；用药不当，损伤正气；正虚邪伏，遇感乃发等因素有关，造成屡感外邪，邪毒久恋，稍愈又作，往返不已。

肺与大肠相表里，邪热郁肺，肺失清肃时，大肠亦传导失常，易便秘、便干等；另外，随着生活水平提高及喂养条件的改善，儿童过多食用工厂化食品，会导致酿湿生痰，引起脾胃运化失常，脾胃不能运化水谷精微，则不能滋养于肺，如此循环，良久会影响患儿的后天生长。故以上下同治为法，兼用运脾清热之品，故可起到良好的疗效。

肺脾相生疗咳嗽兼湿疹案

女孩，2岁。7月5日初诊。

咳嗽1周，痰咳，全身散在湿疹，二便可。舌淡苔白厚，双肺干啰音。诊断为湿疹、支气管炎。中医认为，湿疹发生多因禀赋不足，脾失健运，湿热内生，复感外邪，两相搏结，浸淫肌肤所致；该患儿咳嗽1周，肺气失宣，《灵枢·百病始生》曰"虚邪之风，与其身形，两虚相得，乃客其形"，故此正气虚弱为本，外邪侵袭为标，两者相兼而致病。

处方　咳嗽颗粒加　紫菀10g　炒紫苏子10g　射干6g　茯苓10g　蝉蜕6g

　　　7剂，日1剂，水冲服。

　　　消咳散6包，达急则治其标之意。

上方于化痰止咳药中配伍蝉蜕、茯苓，取蝉蜕宣散透发、透疹止痒；茯苓健脾渗湿之效。

7月12日二诊：痰咳止，二便可。舌红苔白腻，心肺常。故以治脾之本为要。

处方　亚康颗粒加　苍术6g　蝉蜕6g　薏苡仁10g　甘草3g

　　　7剂，服法同前。

7月19日三诊：纳可，湿疹减轻，腹软，舌淡苔白，心肺常。继予上方健脾除湿、透疹止痒。

肺在体合皮，其华在毛，肺虚则皮毛失于濡润，卫外失职，易感风热湿邪；咳嗽、湿疹的发生与肺脾功能失调密切相关，脾为生痰之源，肺为贮痰之器，宿痰伏肺，遇诱因引触，则易咳嗽、支气管炎，另脾失健运，水谷精微不能濡养皮毛，久则湿热内生，郁于肌表。《薛生白医案》："脾为元气之本，赖谷气以生；肺为气化之源，而寄养于脾者也。"肺脾一荣俱荣，一损俱损，故咳嗽兼湿疹案，贵在培土生金，肺脾同治也！

消、运合治热咳案
· · · · · · · · · · · ·

男孩，3岁6个月。8月7日初诊。

发热，中热，呕吐，咽红（++），纳少，二便可。双肺干啰音。诊断为支气管炎、积滞。该患儿食伤脾胃，致脾失健运、湿邪中阻，复感外邪，则邪随湿热上蒸于肺，使肺宣降失常，发为支气管炎。

方一　亚康颗粒加　苍术6g　射干6g　连翘10g　青蒿10g　枳实6g

　　　3剂，日1剂，水冲服。

　　　消咳散6包，达急则治其标之意。

方二　咳嗽颗粒加　紫菀10g　炒紫苏子10g　葶苈子10g　茯苓10g　陈皮6g

　　　6剂，日1剂，水冲服。

前方中神曲、槟榔、茯苓等运脾化积中，配伍黄芩、栀子等清热燥湿，患儿咽红，故予连翘、射干消肿散结利咽；枳实破气消积；青蒿透表清热。后方于止咳化痰药物中配伍少许茯苓、陈皮之品理气健脾。两方先脾后肺以治其咳。

8月16日二诊：热退，咳喘减轻，二便可。舌红苔白厚腻，心肺常。热退、咳轻，此痰热蕴肺之症状消退之时，仍有苔白厚腻之状，继以调理肠胃为治之大法。

处方　亚康颗粒加　射干6g　连翘10g　枳壳6g

10剂，日1剂，水冲服，服5日休息2日。

该患儿为饮食积滞引发支气管炎，此案不用通腑泄下之大黄，是因患儿已呕吐、中热，且大便尚可，病位在胃不在大肠，若用苦寒之大黄于邪正相争之时，恐伤其正气，故仅消积助运为主。咽红、支气管炎似为急症，但吾先以清热运脾化积为先，此因肺热咳喘之症正在孕育之时，若积热不消，则难控病情之进展也，故先脾后肺，防患于未然之意。

小儿过敏相关性咳嗽案

女孩，10岁。12月16日初诊。

1个月前有外感表证，发热伴乳蛾，予抗生素、蒲地蓝消炎口服液、小儿柴桂退热颗粒、雾化等治疗后效果欠佳，继而出现咳嗽。现咳嗽2周，阵咳，咳嗽期间予以阿奇霉素口服及雾化等治疗，现仍咳嗽，咳甚欲吐，少涕，咽不适，口臭，鼻鼾，二便可。舌红苔白厚腻，双肺音粗。其母诉患儿每年春秋季咳嗽，不易治愈，既往有咳嗽变异性哮喘、腺样体肥大、易患荨麻疹等病史。患儿外感表证后入里化热发为乳蛾，予"清热凉血"之蒲地蓝消炎口服液及"寒凉伤胃"之抗生素治疗，损伤脾胃之运化功能，使脾土不能生养肺金，致肺气不足，皮毛不固，易感外邪而引发咳嗽，并伴有口臭、苔厚腻等积滞内热之状，故诊断为咳嗽夹滞。

处方　紫苏叶 10g　桔梗 10g　黄芩 10g　姜半夏 10g　桃仁 10g　僵蚕 12g　白前 10g　紫菀 10g　蜜百部 10g　枳壳 10g　槟榔 10g　生甘草 8g

7 剂，日 1 剂，水煎服①。

并予三叶足浴方 3 剂泡脚，用以温经散寒通窍。

12 月 23 日二诊：咳嗽明显减轻，现仍痰咳，呼吸音粗，腹不适，易患荨麻疹，舌红苔白，心肺常。咳嗽减轻，余荨麻疹、腹不适等症，为湿邪中阻，化生湿热之状，予健脾行气之法。并嘱咐来年春季、秋季再来调理。

处方　苍术 10g　茯苓 10g　炒白扁豆 10g　桔梗 10g　黄芩 10g　姜半夏 10g　槟榔 10g　栀子 10g　炒紫苏子 10g　炒牵牛子 6g　枳壳 10g　生甘草 8g

8 剂，日 1 剂，水煎服②，服 4 日休息 3 日。

翌年 4 月 6 日三诊（调理体质）：未咳嗽，纳食进步，体重增长 2kg，未腹痛，近日咽红（+），四肢酸软无力。舌红苔白，心肺常。患儿咳嗽明显减少，生长发育良好，疗效渐佳，此次为感冒轻证，因患儿咽红，恐入里化热，上方易炒紫苏子为桑白皮，取桑白皮清肺胃热之效，继以运脾理气、清热导滞。

处方　苍术 10g　茯苓 10g　炒白扁豆 10g　桔梗 10g　黄芩 10g　姜半夏 10g　槟榔 10g　栀子 10g　桑白皮 10g　炒牵牛子 6g　枳壳 10g　生甘草 8g

12 剂，服法同前。

11 月 22 日四诊（调理体质）：未咳嗽，其间轻感冒 3 次，易治愈，近几个月面部轻荨麻疹 5 次，前额散在少许红色丘疹，鼻衄，时咽不适，时腹不适，大便稍干。舌红苔白，脉数，心肺常。该患儿半年内咳嗽症状较前明显减轻，彰显调理脾胃之功，仍有荨麻疹反复，为高敏体质所致，治以益气健脾、清热导滞。

处方　生黄芪12g　苍术12g　茯苓10g　炒白扁豆10g　黄芩10g　生栀子10g　连翘10g　槟榔10g　姜半夏10g　炒牵牛子6g　枳壳10g　生甘草8g

12剂，服法同前。

该患儿春秋季易发咳嗽，可能与冷空气、异物吸入等有关，且存在荨麻疹、咳嗽变异性哮喘等过敏史，故考虑为过敏相关性咳嗽，其腺样体肥大又与其痰浊互结有关，故健脾理气化痰为其治疗宗旨，虞抟《医学正传》："夫欲治咳嗽者，当以治痰为先；治痰者，必以顺气为主。"故吾常以半夏降逆化痰，而咳喘自愈；枳壳利其气，则痰饮自降。高敏与热盛体质，从脾胃入手，运化得利，则气息升降自调，此案贵在补养与调理同行也。

学龄儿童久咳案
· · · · · · · · · · · ·

女孩，11岁11个月。8月12日初诊。

咳嗽反复发作8年，每发久治不愈。现咳嗽，纳少，二便可。症见：患儿消瘦（+++），面色萎黄（++），咽红（+），舌红苔白厚腻。消瘦、面色萎黄，多属体质虚衰、脾胃虚弱致水谷精微不足，气血化生无源，机体失养所致。咽红，属热证，多由肺胃热毒壅盛所致。故而诊断为久咳，证属肺脾不和。遂拟疏风散寒、清肺止咳，稍清内热之法。

处方　紫苏叶10g　桔梗10g　黄芩10g　姜半夏10g　蜜百部10g　炒桃仁10g　炒僵蚕12g　白前10g　炙紫菀10g　射干10g　枳壳10g　甘草8g

8剂，日1剂，水煎服①，服4日休息3日。

8月27日二诊：诸症皆减，纳食进步，咳嗽减轻，面色萎黄（+）。故以健脾运脾为要，稍佐清肺止咳之品。脾胃为后天之本，四季脾旺则不受邪。

处方　苍术10g　茯苓12g　炒白扁豆10g　黄芩10g　姜半夏10g　槟榔8g　白豆蔻6g　生栀子10g　连翘10g　车前子10g　枳壳10g　甘草8g

12剂，服法同前。

10月13日三诊：诸症悉除，体重增加。肺为娇脏，与秋气相通应。秋季多清凉干燥，而肺为清虚之脏，喜润恶燥，故咳嗽、感冒等肺系疾病多发。前方去车前子加焦神曲，加强消食和胃之功。属季节性调理，以防复发，也属中医未病先防之策。

处方　苍术10g　茯苓12g　炒白扁豆10g　黄芩10g　姜半夏10g　槟榔8g　白豆蔻6g　生栀子10g　连翘10g　焦神曲12g　枳壳10g　甘草8g

12剂，服法同前。

于次年3月20日特意随访：患儿家长诉期间未咳嗽。

小儿禀赋不足，肺脾素虚，或久咳不愈、耗伤正气，致肺脾气虚，肺虚气不布津，脾虚运化失司，痰液内生，阻于肺络，气道不利，则久咳不止。脾为生痰之源，肺为贮痰之器。故而肺脾同治疗效更佳。

肺脾同治夜咳案

男孩，8岁。5月27日初诊。

咳嗽2个月，夜咳，鼻塞少涕，消瘦（++），便干。舌淡苔白腻，心肺常。鼻塞少涕为咳嗽伤风表现；脾不运化则痰停于肺，故咳嗽重。治以宣肺止咳、健脾导滞。考虑患儿病情迁延日久，肺脾两伤需标本同治。

方一　咳嗽颗粒加　紫苏子10g　大黄3g　苍术6g　蝉蜕6g

15剂，日1剂，水冲服。

方二　消积颗粒加　白茅根15g　神曲10g

6剂，日1剂，水冲服。两方交替服用。

前方宣肺止咳，后方运脾消积，交替服用，以达肺脾同治、标本兼顾之意。

6月24日二诊：咳嗽止，汗多，皮肤粗糙瘙痒，消瘦（++），纳少，睡眠少。舌红苔白厚腻，心肺常。脾胃为气血化生之源，脾胃虚则消瘦、纳少；土不生金则肺虚，肺主气、合皮毛，肺气不足则汗多，皮肤粗糙。治以健脾补气。

处方　亚康颗粒加　黄芪10g　炒白术10g　青蒿10g　炒麦芽10g　炒枳壳6g

20剂，日1剂，水冲服，服5日休息2日。

3个月后特意随访病情，已调理痊愈。

有医者言"百病易治，咳嗽难医"，而小儿夜咳更应重视。《症因脉治》："食积咳嗽之症，每至五更嗽发，嗽至清晨，或吐痰味甜，胸前饱闷。"《证治汇补》："食积痰嗽，面色青黄，五更转甚，吐痰如胶。"临床大量食积咳嗽患儿，咳嗽频繁时段在凌晨三至五时，此时食积之火流入肺经，肺经气旺于寅时，故咳甚。食积之夜咳，多因小儿稚阴稚阳，又脾胃娇弱，饮食失节所致，病位在脾，故应肺脾同治，当以运脾消积、宣肺止咳为原则。

肺脾不足致久咳案

男孩，8岁9个月。3月16日初诊。

平素易口疮，易感冒，现咳嗽1月余，症见：轻痰咳，鼻塞，咽部不适，鼻鼾，张口呼吸多年，嗜甲，纳少，身高增长缓慢，二便可。舌红苔白。本病之根乃正气虚弱，新感易受，一旦受凉或疲劳后，伺机而发，致病反复；脾胃乃气血化生之源，而嗜甲、纳少、增长缓慢更佐证患儿脾胃虚弱。故诊断为咳嗽；证属肺脾两虚；治以健脾益气、补肺固表。

处方　生黄芪12g　苍术10g　炒白扁豆10g　桔梗10g　黄芩10g　槟榔
　　　10g　姜半夏10g　射干10g　炒紫苏子10g　炒牵牛子6g　炒莱菔
　　　子12g　生甘草8g

10剂，日1剂，水煎服②，服5日休息2日。

4月1日二诊：张口呼吸减轻，鼻鼾稍减，不自主抓脱头发，咽部不适，乳蛾Ⅲ度，晕车，二便可，舌红苔白。表症已解，然情绪不稳，治以健脾疏肝、清热安神。

处方　生黄芪12g　苍术10g　茯神10g　炒白扁豆10g　炒白术10g　葛根
　　　10g　黄芩10g　青蒿10g　槟榔10g　炒白芍10g　枳实10g　甘草8g
10剂，服法同前。

4月25日三诊：自述感冒1次自愈，晕车反应减轻，现少咽部不适，不咳，鼻鼾消失，呼吸粗，轻张口呼吸，嗜甲，乳蛾Ⅱ～Ⅲ度，舌红苔白腻。家庭说教后抓挠自身头发停止。从舌象看体内仍有湿热，继续清热健脾祛湿为主。

处方　生黄芪12g　苍术10g　炒白扁豆10g　黄芩10g　生栀子10g　连翘
　　　12g　射干10g　姜半夏10g　槟榔10g　炒牵牛子6g　枳壳10g　炙
　　　甘草8g

12剂，日1剂，水煎服②，服4日休息3日。

脾为阴土，居于中焦，旺于四季，喜燥恶湿，为后天之本，仓廪之官，主运化水谷精微，为气血生化之源。脾运化水谷，散精于肺，为肺金之母，灌溉四旁，清代陈士铎云"顺传之嗽在脾，脾不能生金，金无土养，故嗽"。母病及子，子病及母，肺脾关系密切，外感邪伤，久病则累及于脾，土旺金旺，土衰金衰，加之饮食生冷，嗜食辛辣，食物不洁，使脾愈虚，水湿不化，内生痰湿，脾病而土不生金，金愈虚，故久咳难愈。《脾胃论》说："脾胃之气既伤而元气亦不能充。"故而肺脾两伤是咳嗽日久难愈的重要原因。

先脾后肺治咳案
·············

男孩，3岁3个月。11月18日初诊。

反复咳喘2月余，每月2次，现鼻塞少涕，轻痰咳，时夜咳，口臭，手心热，汗多，二便可。舌红苔白。此为长期脾胃运化失调，热滞肠胃。热邪内郁则口臭、手心热；热邪内蕴玄府开，则多汗、反复外感。故诊断为咳嗽；证属内热外寒；治以健脾助运、消积导滞清热为主，佐以解表宣肺。

处方　消积颗粒加　苍术6g　炒紫苏子10g　生黄芪10g　白茅根15g

20剂，日1剂，水冲服，服5日休息2日。

消咳散6包，缓解气管痉挛，快速控制症状，达到标本兼治之目的。

12月16日二诊：家长述服上药后咳愈，照顾不周复外感寒邪1周，现轻痰咳，仍多汗，口臭，大便时干。望诊患儿面色萎黄（＋），舌红苔白。内热之征象减轻，故治以解表散寒、化痰止咳、稍清内热。

处方　咳嗽颗粒加　生黄芪10g　蝉蜕6g　射干6g　大黄3g

20剂，服法同前。

消咳散6包。另配合小儿推拿调理脾胃。

次年1月13日三诊：一般情况可，仍汗多，便干，手心热。考虑久病后，脾胃受损，虚热内生。易上方为亚康颗粒加减以健脾清热，调理善后。

处方　亚康颗粒加　大黄3g　浮小麦10g　青蒿10g　桑白皮10g

16剂，日1剂，水冲服，服4日休息3日。

1个月后专门随访病情，咳已痊愈。

《诸病源候论》"小儿咳逆，由乳哺无度，因挟风冷伤于肺故也"，《医宗金鉴》"（咳嗽）为病寒热食与风"，小儿内伤饮食，积热由生，复感寒邪，易致咳嗽反复不愈，故而先脾后肺而治。

理脾愈咳案

·············

男孩，4岁4个月。2月20日初诊。

患儿以"轻咳2周"为主诉来诊，音哑，咽不适，鼻塞夜重，咽红（+），便略干，舌淡苔白。此患儿虽以咳嗽为主症，但轻咳时间较长，不宜见咳止咳，应以调理为主，而"脾胃为后天之本"，故以理脾为主，少佐肃肺止咳之品。

处方　亚康颗粒加　麦冬10g　桃仁10g　桑白皮10g　炒牵牛子10g

8剂，日1剂，服4日休息3日。

以葱姜水为引，因病位在肺，有邪在表，应以姜葱辛散之品疏散外邪。

内服消咳散8包，以消积食，也是理脾之消法的体现。

3月4日二诊：咳嗽明显减轻，鼻塞减轻，诸症减轻。继予上方，稍作加减。

处方　亚康颗粒加　桂枝6g　防风10g　炙杏仁10g　射干6g　生甘草3g

6剂，日1剂，水冲服。巩固治疗。

此案虽见咳嗽，但病程较长，内有积滞之象，不宜立即止咳以防留寇，建议以调理为主，而脾胃为后天之本，再者脾为肺之母，取"培土生金"之意，正体现中医治病必求于本。

温中疗咳案

·············

男孩，3岁3个月。12月17日初诊。

反复咳嗽2个月，晨起咳嗽，消瘦（++），大便量多，双肺音粗糙。诊断为支气管炎。此患儿以咳嗽为主，症状显著，虽主病在肺，但大便量多，乃脾胃虚寒之象，主要病机在里，虚寒为主，故治以温补中焦。

处方 亚康颗粒加 制附子 3g 炒紫苏子 10g 五味子 6g 炒白术 10g 炙甘草 3g

8 剂，日 1 剂，水冲服，服 4 日休息 3 日。有效再续 8 剂。

同时配合捏脊推拿外治调和阴阳。

次年 1 月 14 日二诊：大便日 2 次，量适中，近 1 周轻咳，干呕，舌淡苔白，心肺常。大便较前好转，虽不主治咳嗽，但咳嗽也缓解，说明正中病机，首获良效，稍作加减，继续巩固治疗。

处方 亚康颗粒加 炒白术 10g 炒紫苏子 10g 苍术 6g 桑白皮 10g 生甘草 3g

20 剂，服法同前。

消咳散 10 包，继续配合推拿治疗。

临床诊治，应从抓主要病机着手治疗。此案虽症状以咳嗽为主，但四诊合参把握整体，以脾胃阳虚为主，故此对证遣方用药，证对方确，疗效自然显著。

宣肃二法理咳案

女孩，4 岁 8 个月。1 月 16 日初诊。

咳嗽 1 个月，反复咳嗽，现中低热，鼻鼾，咽略红，夜眠不安，咽扁桃体增生，便干。舌红苔白厚腻，双肺可闻及少许干啰音。患儿咳嗽月余，现有轻微感冒，兼有积食之症，故治以疏风宣肺、清热导滞，以杜生痰之源。

方一 咳嗽颗粒加 蝉蜕 6g 生大黄 3g 葶苈子 10g 桃仁 10g

8 剂，日 1 剂，服 4 日休息 3 日。

予羚羊角粉 3g 水煎服以清肺泄热。咳嗽发作期应以迅速止咳为中药疗效提供时间，予消咳散 4 包。

急性期咳嗽控制后应加强调理，肺与大肠相表里及肺胃相关理论，治以降胃肃肺之法。

方二　亚康颗粒加　生大黄3g　射干6g　桑白皮10g　麦冬10g

8剂，服法同前。

消咳散8包以消食。

2月4日二诊：上述症状均减轻，咳止，近日夜眠不安，急躁，大便略干。舌淡苔白厚腻，心肺常。诸症减轻，继续巩固治疗，以调理肠胃，治以培土生金之法，但不忘肃肺之意。

处方　消积颗粒加　桑白皮10g　射干6g　桃仁10g　蝉蜕6g

10剂，日1剂，水冲服，服5日休息2日。

消咳散10包。

桑白皮、射干、桃仁之药均以入肺经为主，肃降肺气之功。

3月4日三诊：近日喷嚏，少涕，鼻塞，手心热，便干。舌红苔白厚腻，心肺常。轻感冒，于调理中佐以宣肺之品加强治疗。

处方　亚康颗粒加　紫苏叶10g　荆芥10g　连翘10g　麦冬10g　炒牵牛子10g

20剂，服法同前。

消咳散20包。番泻叶8包以通泄大肠，下焦通顺，上焦得畅。

方中紫苏叶、荆芥均以疏风宣肺为主，时刻不忘理肺之法。

咳嗽病位在肺，肺主宣降，故此在治疗肺部疾病时应注重肺部气机畅达，时刻不忘理肺之法。理肺之法大致有二：其一，宣肺，肺为娇脏，在上焦为华盖，治上焦如羽，故此在宣肺之时选用轻盈宣浮之品，如上案中所用紫苏叶、荆芥、蝉蜕等药切合中医之理；其二，降肺，从十二经脉生理功能看，肺与大肠相表里，《黄帝内经》"聚于胃，关于肺"的肺胃相关理论，再者腑以通降为顺，故此在肃肺之时多佐以大黄、番泻叶、牵牛子等。以此案为鉴也如此。

温中法疗百晬嗽案

·············

男孩，4个月。2月4日初诊。

此患儿自2月龄始咳嗽，现间断咳嗽2月余，时轻时重，有喉痰，面色萎黄（++）、色苍白，大便稀，漏肛，水样。诊断为百晬嗽。偏于中焦虚寒，治以温中健脾。

> 处方　婴泻颗粒加　白豆蔻3g　苍术6g　白果5g　地龙10g
>
> 6剂，日1剂，水冲服。
>
> 消咳散6包。予附子贴×3外贴神阙穴以温中，热奄包（大青盐炒热与艾绒混一起用布包起来），温敷肚脐周围，以局部潮红为度。

2月11日二诊：咳嗽减轻，已不喘，大便明显好转，日一解，仍有皂块，余常。继续上方，因咳嗽日久，少佐敛肺止咳之品。

> 处方　婴泻颗粒加　煅牡蛎30g　白果5g　五味子6g　蜜枇杷叶6g　白茅根15g
>
> 8剂，日1剂，水冲服，服4日休息3日。
>
> 消咳散8包。继续热奄包温敷，巩固疗效。

百晬嗽，指乳儿在生后百日以内的咳嗽。小儿咳嗽日久，伴见大便稀水样，正如《黄帝内经》"诸病水液，澄澈清冷，皆属于寒"，把握核心病机最重要。此案虽以咳嗽时长来诊，但整体查诊，以中焦脾胃虚寒为主，把握核心问题，重点温中健脾益肺；多种措施同时使用，均以温中为主以增强疗效。

四诊合参辨治久咳案

·············

男孩，4岁10个月。12月17日初诊。

咳嗽1月余，其间以反复咳嗽、时轻时重、喉痰多为主，闻诊（现代医学发展的闻诊延伸之一）：肺部听诊干湿啰音，且病程大于四周，诊断为久咳。伴见纳少，便干等肠胃积滞情况，结合舌诊：舌红苔白厚腻，切诊：腹部稍胀。辨为脾胃积滞，"脾为生痰之源，肺为贮痰之器"，脾胃积滞易致肺失宣降、通调水道失司，从而咳嗽、痰多。整体望诊：小儿消瘦（＋），面色萎黄（＋），为病程较久，影响脾胃吸收功能，久之显现此象。治以宣肺化痰、消积导滞。

处方　咳嗽颗粒加　桃仁10g　生大黄3g　三七1.5g　葶苈子10g　煅龙

骨30g

8剂，日1剂，水冲服，服4日休息3日。

消咳散4包加强止咳平喘之功。

12月24日二诊：咳嗽减轻，肺部啰音消失，舌红苔白也较前改善，仍有腹胀，继续导滞化痰止咳，稍作加减。

处方　咳嗽颗粒加　炒紫苏子10g　白果5g　生大黄3g　麦冬10g　桂枝6g

14剂，服法同前，与上方余药交替服用。

配合消咳散14包以杜生痰之源，同时给予中药贴敷外治以加强疗咳之功。

四诊（望、闻、问、切）合参体现了中医整体观理念，把握疾患不应片面，而是更全面掌握情况，准确辨证所属。闻诊随着现代医疗器械的发展，中医应该发展，不光闻声音、气息、气味等，应有广纳的心态，增大闻诊范畴，故而此案中把借助听诊器作为闻诊之一，仅此提供给各位同仁参悟。

益气健脾疗初咳案

男孩，2岁7个月。1月19日初诊。

咳嗽2天，有痰，喷嚏，少鼻涕，消瘦（＋＋＋），面色萎黄（＋＋），大便时稀。舌淡苔白厚。其为气虚之体，脾虚尤重，虽为初咳，但仍以健脾益肺为主，佐以清肺化痰之品。

处方　亚康颗粒减槟榔加　　桂枝6g　炒紫苏子10g　炒白术10g　党参

10g　炙甘草3g

8剂，日1剂，水冲服，服4日休息3日。

消咳散8包，以助脾胃运化。

2月16日二诊：咳嗽症状痊愈，消瘦（+++），面色萎黄（++），多梦，仍便多，日2～3次。舌淡苔薄。继续益气健脾，加以温补之品增强疗效。

处方　亚康颗粒减槟榔加　　炒白术10g　五味子6g　淫羊藿10g　煅龙骨

30g　高良姜6g

10剂，日1剂，水冲服，服5日休息2日。

消咳散10包。

本案虽为初咳，但此患儿症见消瘦、面色萎黄、大便时稀等症，以脾胃气虚为主，此时咳嗽不重，应以培补中焦为务，切记常规思维初咳多为实，应整体辨证为准。辨证谬误，久治不效，必致患儿病程久远，伤及肺、脾二脏。肺伤则极易为外感所犯，脾伤则卫气弱而不御，故咳嗽必日久反复，形成久咳。所以，小儿初患咳嗽，医者应正确辨证，精准用药，顾护正气。父母者应依从医嘱，谨慎调护，忌因小儿初患咳嗽，不顾不治，或杂药乱投，损伤正气，致日后久咳不愈。

毛细支气管炎反复发作案

·············

男孩，1岁3个月。12月4日初诊。

毛细支气管炎（简称"毛支"）反复发作，每月1次，多汗，面色萎黄，纳差，眠可。舌淡苔白，双肺可闻及大量喘鸣音。治以止咳化痰、宣肺平喘，兼以敛汗。嘱待喘平咳止，应加以调理时日，尚可防止复发。

处方　咳嗽颗粒加　蝉蜕6g　桂枝6g　生龙骨30g　黄芪10g

　　　6剂，日1剂，水冲服。

　　　配以消咳散6包，抗敏止咳，取急则治其标之意，预防气管敏感反应的
　　　形成。

12月30日二诊：家长诉服药后咳喘止，因遇风寒之后，毛支再发，现咳喘，多汗，双肺可闻及喘鸣音。治则同前，效不更方，稍以加减。

处方　咳嗽颗粒加　桂枝6g　生龙骨30g　桃仁10g　葶苈子10g　黄芪10g

　　　30剂，日1剂，服5日休息2日。

　　　另予西药消咳散12包，以控代防。

翌年2月24三诊：轻感冒1次，现轻咳，不喘，汗多好转，二便调。

方一　咳嗽颗粒加　蝉蜕6g　桂枝6g　生龙骨30g　黄芪10g

　　　5剂，日1剂，水冲服。

　　　此时以止咳为主，调理脾胃为辅。

方二　消积颗粒加　苍术6g　白茅根15g　补骨脂10g

　　　15剂，日1剂，水冲服，服5日休息2日。

　　　消积清热兼温补脾肾，以达扶正固本之功。

"正气存内，邪不可干"，养护机体，培元固本。如遇冬春气温变化之季，理应调理机体，增强抵抗力，巩固疗效。

毛支是婴幼儿较常见的下呼吸道疾病，多见于2岁以下，咳与喘同时发作是本病的特点，重者呼吸困难，出现鼻翼煽动、喘憋、三凹征、喘鸣音，常伴发热、呕吐、腹泻、腹胀等。

中医认为小儿毛支属"肺炎喘嗽"范畴。多因小儿肺脏娇嫩，形气未充，卫外不固，易受外邪入侵，侵犯肺卫，肺气失宣，肺气郁闭。然吾临证所见毛支患儿，多因脾虚所致，脾虚不运，卫气乏源。反复毛支，肺气不足，卫外不固，屡感外邪，邪气久恋，致复而不愈。临床发作期以抗敏止咳、宣肺平喘为主；缓解期因邪退正虚，以扶正为主，调理脾胃、培土生金、补肺固表，正复而邪自退。另多汗，则为卫气不固，正气虚损之体现，应予重视，肥其腠理、固防体表，防邪入侵，亦为治本求因之意。

急则治标疗肺炎案

男孩，1岁7个月。2月20日初诊。

咳嗽2天，喘咳较重，反复发作，有痰，听诊双肺可闻及大量喘鸣音及细湿啰音，伴腹胀、疲倦等症。诊断为肺炎喘嗽，以喘咳为主，气耗明显，病情急重，急则治其标，应以缓解咳喘为要务。

处方　咳嗽颗粒加　丹参10g　葶苈子10g　蝉蜕6g　地龙10g

6剂，日1剂，水冲服。

着重给予平喘止咳之品，加强急则治标之功，予消咳散6包，缓痉止咳平喘。

2月25日二诊：疗效显著，咳喘减轻，急症已平，现有喉间痰鸣，双肺痰鸣音，给予化痰止咳之法。

处方　咳嗽颗粒加　葶苈子10g　鱼腥草10g　炒莱菔子10g

8剂，日1剂，服4日休息3日。

配合消咳散8包，消食化积，以杜生痰之源。

本案患儿咳喘急，吾临证常选用既可疏风解表，又可祛风通络之蝉蜕、僵蚕、地龙类，现代药理研究亦证实其能"抗过敏"，又有解痉平喘，增强免疫力之功。再者当患儿喘咳较重时，此时不必拘泥平喘止咳之药是否为中药，予消咳散乃急则止咳，为中药调治争取时间，以及替代雾化等之用，只要在中医药理论指导下灵活应用，均属中医之法，也为中医药进一步发展提供一条思路。谨记：此类首缓解之，急则治其标，再求治本为此案之要；再者，切记不宜单独用平喘西药，应同时口服中药调治，共同愈咳。

幼儿毛细支气管炎案

男孩，2岁2个月。2月17日初诊。

毛支，腹胀（++），双肺可闻及喘鸣音（++）。

处方　咳嗽颗粒加　蝉蜕6g　白果5g　桂枝6g　煅龙骨30g

　　　7剂，日1剂，水冲服。

　　　消咳散6包，取急则治其标之意。

2月24日二诊：咳喘止，少涕，喉痰，便干。心肺常。守上方，加陈皮、葶苈子以化痰。

处方　咳嗽颗粒加　茯苓10g　陈皮6g　葶苈子10g　炒牵牛子10g

　　　10剂，日1剂，水冲服，服5日休息2日。

3月10日三诊：喉痰，仍便干，右肺可闻及喘鸣音。此肺病不除乃大肠积热所致，加大黄以泻下通便，另酌加干姜以温肺化饮，以热治热。

处方　咳嗽颗粒加　大黄3g　葶苈子10g　干姜3g　甘草3g

　　　5剂，日1剂，水冲服。

3月21日四诊：患儿仍喉痰，轻咳，腹胀（++），便稍软。心肺常。咳嗽较前减轻，采用通下之法宣通肺气起效，调理肠胃兼止咳，继续巩固为要。

处方　亚康颗粒加　葶苈子10g　白茅根15g

　　5剂，服法同前。

　　2个月后随访，咳止喘平痰消，未再复发。

　　肺与大肠相表里，大肠积滞、腑气不通，会影响肺气的肃降，肺失宣肃；津液不能下达而见大便难，大肠积而化热，腑气不通，则又致肺气不利而致咳喘加重。因此，肺系疾病且腑实者，在辨证施治时，可灵活运用下法使腑气畅达，收效甚佳。

咳喘调治案

　　女孩，10个月。12月30日初诊。

　　患儿有毛支病史，易喘，易患支气管炎，湿疹，汗多，夜眠欠安，夜啼，大便干，2～3日一解。心肺常。因患儿有毛支病史，易喘，易患支气管炎，久之致肺脾气虚，故汗多；"胃不和则卧不安"，故见夜眠欠安，夜啼；肺与大肠相表里，肺脾气虚，大肠失于濡润故见大便干，2～3日一解；脾虚湿热内蕴，形现于外，则见湿疹。

处方　咳嗽颗粒加　浮小麦10g　连翘10g

　　10剂，日1剂，水冲服，服5日休息2日。

　　以宣肺定喘、清热敛汗。

　　翌年2月6日二诊：近2月余，患儿发热1次，治愈，现轻咳，不喘，急躁，腹胀（+），大便2～3日一解，少绿。舌红苔白厚腻，心肺常。证属脾胃不和、食积化热；治以健脾和胃、消积清热。渐序调理，以安中焦，以固化源。

处方　消积颗粒加　苍术6g　焦神曲10g　蝉蜕6g

　　8剂，日1剂，水冲服，服4日休息2日。

　　2月20日三诊：患儿未发热，情绪好转，腹胀（+），大便软。舌淡苔白。治以健运脾胃、消食清热。理中焦，和气血，固化源。

处方　亚康颗粒加　炒白术10g　苍术6g　枳壳6g

12剂，服法同前。

3月19日四诊：未咳喘，仍脾胃不和，故见大便色黑，稍干，夜眠欠安，内热熏蒸，形现于外，故见面部、四肢红色小丘疹，瘙痒，现少涕，心肺常，舌淡苔白，汗多，为积滞兼气虚证候。治以健脾益气、清热化积。

处方　消积颗粒加　蝉蜕6g　黄芪10g　生薏苡仁10g

12剂，服法同前。

5月7日五诊：患儿未咳喘，四肢丘疹基本消失，其间轻感冒1次，已愈，现夜眠欠安，汗多，大便少黑，稍干。心肺常。继调脾胃、健脾和胃，益气固表。

处方　消积颗粒加　黄芪10g　青蒿10g　葶苈子10g

12剂，服法同前。

5月18日电话随访，未喘。

此患儿易咳易喘，乃肺脾气虚之婴，若不调理，必致哮喘。此案重调脾胃，急则治肺，卫气得固，缓则调脾，以固化源，故身强体壮，外邪来犯，亦可安然。

肺脾同治哮喘案

男孩，5岁5个月。5月4日初诊。

哮喘1年，现症见：发热1天，中高热，咳嗽，阵咳甚，面色萎黄（++），消瘦（++），时吐，皮肤发黄，腹胀（+++）。虽咳较著，但咳而未喘，其中高热，时吐，腹胀甚，故先行消积导滞、通腑泄热。

> 方一　消积颗粒加　苍术6g　焦神曲10g　枳壳6g　炒紫苏子10g　甘草3g
>
> 3剂，日1剂，水冲服。

腑气得通，胃气得降，呕吐自止；积滞得消，腑实得泻，犹如釜底抽薪，故而热势自平。

> 方二　咳嗽颗粒加　炒紫苏子10g　大黄3g　枳壳10g　连翘10g　白豆蔻3g
>
> 10剂，日1剂，水冲服，服5日休息2日。
>
> 并配服消咳散，以加强中药止咳化痰、消积导滞之功。

6月5日二诊：咳嗽止，面色萎黄（++），大便时干。舌红苔白，心肺常。《丹溪治法心要·喘》："凡久喘未发，以扶正气为要；已发，以攻邪为主。"治以消食和胃、健脾化痰。

> 处方　消积颗粒加　桑白皮10g　射干6g　炒麦芽10g　枳壳6g
>
> 15剂，服法同前。

其间予亚康颗粒加减调理，健运脾胃，次年3月5日调理时随访哮喘未发1年余。

盖肺为哮病之标脏，亦为娇脏，主气司呼吸，主通调水道。肺失宣降，则上逆为喘咳。脾为哮病之本脏，脾脏功能的正常发挥是机体营卫调和的基础，溯本求源，卫阳生成责之在脾，治病求本，哮病之本在脾。脾主运化，为卫气化生之源，不断生化水谷精微而培养滋补卫气。如《灵枢·营卫生会》云："人受气于谷,谷入于胃,以传与肺,五脏六腑皆以受气。其清者为营,浊者为卫。"卫气盛则正能胜邪而哮病不发;卫气虚则易感外邪而哮病作矣。病理方面,肺脾相互影响。肺虚而子盗母气,脾虚则母病及子。久而肺脾同病,迁延诸脏,导致以肺脾为主的脏腑功能失调是哮喘的病机本质。临证多从肺脾肾论治,然本案调肺不离运脾,运脾不离调肺,此非重肺脾而轻肾脏,肾为先天之本,脾为后天之本,先天之本依赖后天之本的滋养,健脾运脾使生化有源,肾脏得以濡养而主封藏之功健,纳气自然有根。哮喘肺脾同治,实乃肺脾肾同治之理尔。

咳喘反复住院案

男孩,3岁2个月。1月6日初诊。

咳喘多年,住院12次,近半年未间断治疗,现住院中,咳嗽,痰咳,汗多、鼻痒,湿疹史,生长缓慢,手心热,二便可。舌红苔白厚,双肺音粗,少许干啰音。此患儿主病咳喘,久病多虚,又频频住院,屡用抗生素,故肺脾气虚为其病机,肺叶娇嫩,上通鼻窍,外合皮毛,相通于自然,易受外邪,则咳嗽、痰咳、鼻痒,卫气不固则汗多,脾虚食滞易生内热,则手心热,舌红苔白厚。湿疹史又见其高敏体质。治以益气宣肺、化痰止咳,兼清内热,以应病机。

处方　咳嗽颗粒加　蝉蜕 *6g*　生黄芪 *10g*　大黄 *3g*　枳壳 *6g*　生薏苡仁 *10g*

15剂,日1剂,水冲服,服5日休息2日。

每晚配服消咳散,取急则治其标之意。

2月17日二诊:现不咳,不喘,鼻塞少涕,体重增长,汗多好转,二便可。舌淡苔白,心肺常。服药后,咳喘止,诸症轻,余鼻塞少涕,可肺脾同调,标本兼治,治以宣肺通窍、健脾和胃。

方一　咳嗽颗粒加　蝉蜕 *6g*　炒紫苏子 *10g*　地龙 *10g*　生甘草 *3g*

10剂,日1剂,水冲服,服5日休息2日。

方二　消积颗粒加　苍术6g　桑白皮10g　生薏苡仁10g　薄荷6g

10剂，日1剂，水冲服，服5日休息2日。两方交替服用。

5月18日随访，其间患儿感冒1次，轻咳，治愈，近5个月未喘，可见其疗效。嘱其母伏暑来调，以冬病夏治，未病先防。

小儿哮喘是儿科常见难治病症之一，长期反复，久病致虚，往往会影响生长发育，应辨其缓急标本，急则治其标，以宣肺化痰，止咳平喘为主，缓则标本同治，培土生金，肺脾同调。

从脾胃论治哮喘案

男孩，11岁。9月12日初诊。

患儿哮喘反复发作，现时轻喘，轻咳，喷嚏多，咽不适，咽稍红，舌红苔白腻。病属哮喘缓解期，缓解期多以肺脾肾正气虚弱为主，当扶正以治其本。治以健脾理气。

处方　苍术12g　茯苓12g　炒白扁豆10g　黄芩10g　桔梗10g　姜半
　　　夏10g　桂枝10g　生龙骨12g　槟榔10g　莱菔子12g　炒牵牛子
　　　6g　甘草8g

10剂，日1剂，水煎服[2]，服5日休息2日。

9月19日二诊：上述症状基本消失，舌红苔白。上方去苍术加五味子，以补肺益肾。与上方余药交替服用，巩固疗效，扶正防复。

处方　五味子8g　茯苓12g　炒白扁豆10g　黄芩10g　桔梗10g　姜半
　　　夏10g　桂枝10g　生龙骨12g　槟榔10g　莱菔子12g　炒牵牛子
　　　6g　甘草8g

10剂，日1剂，水煎服[2]，服4日休息3日。

其间患儿于门诊间断调理，12月11日调理体质复诊时诉期间未咳、未喘。

哮喘患儿，本为禀赋异常，肺、脾、肾三脏不足之体质。但本案始终以调理脾胃为主线，兼以补肺益肾。正如叶天士《临证指南医案》云"上下交损，当治其中"。始终以健脾为重，调气机之升降，使肺气得肃，肾气得固，肺脾肾功能逐渐恢复，哮喘自平。

哮喘者，必顾护脾胃方能根愈。小儿哮喘之发可因于三因：一因责之于外感之淫；二因责之于饮食积滞；三因责之于劳逸无度。因于饮食者为多，若过食过饱，过酸过甘，诸如此类，皆易诱发。脾胃健，则复发鲜。

益气健脾治哮喘案

女孩，5岁。1月27日初诊。

患儿反复咳嗽多年，每月2次，平日易肤痒，倦怠、四肢酸软无力，汗多，鼻干，手心热伴脱皮，现轻咳，咽部不适，雾化治疗中，鼻塞少衄，面色萎黄(++)，眼袋重，咽红（+），便稍干。舌红苔白厚腻。肺主气主表，肺气虚则见轻咳、鼻塞、咽部不适，表卫不固而见汗多；脾主肌肉，脾气虚则化源不足，不能充达肢体、肌肉，而见倦怠、四肢酸软无力，气血不能上荣于面，故面色萎黄，"胞睑为肉轮，属脾土"，为足阳明胃经的起始处，眼袋重亦为脾气虚之表现；然肺经燥热伤阴，肺热迫血妄行，而见鼻干、鼻衄之象，积热内蕴，燥邪伤津，皮肤失于滋润，则见脱皮，手心热。此患儿属气虚热盛之体，哮喘总因肺脾气虚兼有内热。治以止咳化痰、清热利咽、补气健脾。

处方　咳嗽颗粒加　大黄 3g　青蒿 10g　射干 6g　生黄芪 10g　蝉蜕 6g

20剂，日1剂，水冲服，服5日休息2日。

另嘱其雾化治疗逐渐减量。

2月27日二诊：其父诉患儿倦怠无力、皮肤痒、汗多及鼻干消失，鼻部症状减轻，面色较前好转，已停气雾剂，便稍干。舌红苔白腻。治以健脾运脾、清热疏风，以求其本。

处方　消积颗粒加　苍术 6g　补骨脂 10g　桂枝 6g　生龙骨 30g　连翘 10g

20 剂，服法同前。

4 月 9 日随访，患儿家长诉小儿身体状态总体良好。

本案患儿，咳嗽日久，正气已虚，当扶正以固本。正如《景岳全书·喘促·实喘证治》云："扶正气者，须辨阴阳，阴虚者补其阴，阳虚者补其阳。攻邪气者，须分微甚，或散其风，或温其寒，或清其痰火。然发久者气无不虚，故于消散中宜酌加温补，或于温补中宜量加消散。此等证候，当惓惓以元气为念，必致元气渐充，庶可望其渐愈，若攻之太过，未有不致日甚而危者。"

咳喘致生长缓慢案

········

女孩，6 岁 6 个月。12 月 14 日初诊。

学龄儿童，咳喘，在某医院 PICU 住院中，父母心切，恐耽误其学业，又为之病而心痛不已。现喘，伴痰咳，消瘦（++），生长缓慢，易便干。此患儿虽咳喘，但便干、消瘦乃脾虚之候，且因住院大量应用抗生素，致脾虚不纳，可先调脾胃，脾胃和则诸病易愈，取其培土生金之意。

处方　消积颗粒加　当归 10g　生白芍 10g　生地黄 5g　焦神曲 10g　生甘草 3g

10 剂，日 1 剂，水冲服，服 5 日休息 2 日。

次年 1 月 11 日二诊：痰咳，面色萎黄（++），便干。舌红苔白厚腻，心肺常。此为咳嗽兼积滞证候，急则治其标，治以宣肺化痰、止咳消积。

处方　咳嗽颗粒加　桃仁 10g　大黄 3g　炒莱菔子 10g　枳实 6g

4 剂，日 1 剂，水冲服。

同时给予消咳散 4 包，以治代防。

1 月 15 日三诊：咳嗽减轻，大便仍干，舌红苔白腻，右肺音粗。咳嗽将瘥之时予健脾消食、清热宣肺之方，固本防复。

处方　苍术8g　茯苓10g　炒白扁豆10g　桔梗8g　黄芩8g　槟榔8g　姜

半夏8g　炒莱菔子10g　连翘10g　大黄5g　枳实8g　甘草8g

5剂，日1剂，水煎服[②]。

2月29日四诊：体重从18.5kg增长至22.0kg，身高从115cm增高至120cm，面色萎黄减轻，现少浊涕，二便可。舌红苔白腻，心肺常。守上方，去大黄，加生白术，健脾养胃。

处方　苍术8g　茯苓10g　炒白扁豆10g　桔梗8g　黄芩8g　槟榔8g　姜

半夏8g　炒莱菔子10g　连翘10g　生白术8g　枳实8g　甘草8g

5剂，服法同前。

小儿咳喘为儿科常见病，西医多采用抗生素、激素等治疗本病，但往往疗效不理想，长期使用以上药物还会导致脾胃虚弱，免疫功能紊乱等亚健康症状，反复发作同时引发他证，长期不愈影响生长发育。喘证多为风邪引动宿痰，"脾为生痰之源，肺为贮痰之器"。健脾是治痰之本，疏风乃标本同治之举。施治时急则疏风化痰为标，缓则健脾和中为本，减轻发作主症，降低发作频率。

哮喘以治代防案

男孩，4岁。1月15日初诊。

哮喘史3年，气雾治疗3年，湿疹史，现鼻塞浊涕，轻咳，消瘦（++），口臭，二便可。舌红苔白厚腻，心肺常。哮喘的病位主要在肺，为痰饮内伏，遇外感引触而发，反复不已。其年幼，应以调理增强体质为主，正气来复，内因蠲化，病有转机，发作减少而日趋康复。现患儿有鼻塞浊涕，轻咳的外感表证，治疗以疏风解表、化痰止咳，标本并图。

处方　咳嗽颗粒加　蝉蜕 6g　苍术 6g　炒枳壳 6g　大黄 3g

15 剂，日 1 剂，水冲服，服 5 日休息 2 日。

消咳散 6 包，西药是为停气雾剂而防止复发。

1 月 29 日二诊：停止雾化治疗，现轻痰咳，咳嗽。舌红苔白，心肺常。上方有效，稍作加减。

处方　咳嗽颗粒加　苍术 6g　蝉蜕 6g　大黄 3g　炒紫苏子 10g　甘草 3g

20 剂，服法同前。

哮病发作的基本病理变化为"伏痰"遇感引触，邪气触动停积之痰，痰随气升，气因痰阻，痰气壅塞于气管，气管狭窄挛急，通畅不利，肺气宣降失常而喘促，痰气相互搏击而致痰鸣有声。《证治汇补·哮病》说："因内有壅塞之气，外有非时之感，膈有胶固之痰，三者相合，闭拒气道，搏击有声，发为哮病。"治疗上，《丹溪治法心要·喘》："凡久喘未发，以扶正气为要；已发，以攻邪为主。"故发作时治标，平时治本是本病的治疗原则。哮喘发作较频者，前期多以治代防，待病情稳定，再固本防复，是急则治其标的灵活应用。

哮喘固本防复案

女孩，13 岁。7 月 1 日初诊。

在某医院哮喘调理中（气雾剂吸入治疗），现咳喘，鼻塞少涕，舌红苔白厚腻，脉数。

方一　紫苏叶 10g　桔梗 10g　黄芩 10g　姜半夏 10g　蜜百部 10g　桃仁 10g　僵蚕 12g　白前 10g　苍术 10g　枳壳 10g　槟榔 10g　甘草 8g

6 剂，日 1 剂，水煎服①。

方二　咳嗽颗粒加　蝉蜕6g　地龙10g　炒牵牛子10g　炒莱菔子10g　甘草3g

6剂，日1剂，水冲服。

嘱后期渐减气雾剂之用量。

7月24日二诊：已经停用气雾剂，不咳，少涕，咽不适。舌红苔白厚腻，脉缓，心肺常。治以健脾助运、消除宿痰，治哮求本，以防再发。

处方　苍术10g　茯苓12g　炒白扁豆10g　黄芩10g　姜半夏10g　槟榔9g　生栀子10g　连翘10g　焦神曲12g　炒牵牛子6g　炒莱菔子12g　甘草8g

8剂，日1剂，水煎服②。

12月2日三诊（哮喘后调理）：诉其间轻感冒3次，咽不适，时口疮，皮肤痒，磨牙，易急躁。舌红苔白厚腻，脉缓。患儿热象明显，健脾消痰之时兼以清热利湿。守上方去炒牵牛子、连翘、炒莱菔子加青蒿、枳壳、车前子。

处方　苍术10g　茯苓12g　炒白扁豆10g　黄芩10g　姜半夏10g　槟榔9g　生栀子10g　枳壳10g　焦神曲12g　青蒿10g　车前子12g　甘草8g

8剂，日1剂，水煎服②。

药服后继续随诊，每每病情变化不甚，给予中医调理，在饮食调护方面，强调吃饭要定时定量，寒温适宜，禁食工厂化食品，以免助湿生热；并应少喝冷饮及冰冻食品，以免损伤脾胃阳气；还要强调培养不偏食、不挑食的习惯。生活起居方面，尽量早睡早起，适量运动，增强体质；多泡脚，以促气血运行；户外运动时避受风寒。此间断调理中，患儿曾到外地游玩，其间哮喘未发作，效果明显。偶有感冒，治疗与调理并用，及时控制，哮喘未作。

哮喘的治则重在防护。发作期急则治标，使病情尽快得以控制，减轻气管的刺激。缓解期的调理应贯穿疾病治疗之中，给予重视，调理可以减少哮喘的发作、减轻哮喘的发展程度。哮喘发病常与肺脾肾不足有关，痰饮留伏是哮喘发作的根本因素。痰饮是病因且贯穿哮喘疾病的全过程，又因"脾为生痰之源"，所以哮喘调理应健脾助运、除湿化痰，以防新痰生，促使宿痰消。哮喘病，固本防复，应重防也。

哮喘缓解期肺脾同治案

男孩，8岁。9月25日初诊。

哮喘8个月，易感冒，现时喘，伴喉痰，气雾剂停药中，二便可。舌红苔白腻，脉数，双肺音粗。该患儿哮喘反复8个月，虽有缓解之期，但易感冒诱发，常无安宁，治以止咳化痰、补肺固表。

处方　紫苏叶10g　桔梗10g　黄芩10g　姜半夏10g　桃仁10g　蜜百部10g　僵蚕12g　白前10g　紫菀10g　炒牵牛子10g　炒莱菔子10g　甘草8g

15剂，日1剂，水煎服①，服5日休息2日。

10月17日二诊：未喘，咳嗽加重2天，鼻塞，清涕，喷嚏多，大便干。舌红苔白厚腻，心肺常。时值秋季，患儿遇寒即发，清涕、喷嚏，伴有大便干结，为外寒内热之象，易上方蜜百部为槟榔，强其行气消积以除内热之力，另嘱艾叶足浴，取艾叶温经通络，足浴使周身腠理疏通，起到发汗祛寒解表之功效。

处方　紫苏叶10g　桔梗10g　黄芩10g　姜半夏10g　桃仁10g　槟榔10g　僵蚕12g　白前10g　紫菀10g　炒牵牛子10g　炒莱菔子10g　甘草8g

15剂，服法同前。

随后3个月复诊两次，虽有咳嗽复发，但痰喘稍平，病势较缓，继续以补肺运脾为要。

4月9日五诊：未喘，睡眠好转，其间咳嗽1次，已愈，现喉痰多，便干。舌红苔白剥，心肺常。上方已获良效，哮喘日趋平复，治以健脾益气，"凡久喘未发，以扶其正气为主"。

处方　苍术10g　炒白术10g　茯苓10g　炒白扁豆10g　姜半夏10g　槟榔

　　10g　黄芩10g　大黄4g　栀子10g　枳壳10g　桑白皮10g　甘草8g

　　12剂，日1剂，水煎服®，服4日休息3日。

哮喘发作期，主病在肺，邪实为主，"既发，以攻邪气为急"；哮喘缓解期，主病在肺、脾、肾，正虚为要，所谓痰之本水也，源于肾；痰之动湿也，主于脾；痰之末肺也，贮于肺，加之小儿肺脏娇嫩、脾常不足、肾常虚之生理特点，故应重视"凡久喘未发，以扶其正气为主"。

肺脾失调致易感冒多饮案

男孩，5岁。8月1日初诊。

患儿反复上呼吸道感染多年，每月1次，多以发热为主，现喉中痰鸣，稍鼻塞，喜饮，汗多，口臭，二便可。现症见：面色萎黄（++），消瘦（+），舌红苔白厚腻。其中口臭，多属肺胃积热郁蒸，伤食积滞，浊气上蒸；口渴喜饮，多由津液输布失常，不能上承于口，而见口渴欲饮。肺主行水，脾主运化水液。肺脾两脏协调配合，相互为用，是保证津液正常输布与排泄的重要环节。若脾失健运，水液不化，聚湿生痰，影响及肺则失其宣降而痰嗽喘咳。是病其标在肺，而其本在脾，故有"脾为生痰之源，肺为贮痰之器"之说。故治以化湿健脾、清热化痰为原则。

处方　消积颗粒减炒牵牛子加　苍术6g　紫苏子10g　射干6g　葛根
　　　10g　生薏苡仁10g

　　　20剂，日1剂，水冲服，服4日休息3日。

9月3日二诊：诉服药期间曾低热1天，已治愈。现饮水减少，余症减轻。增强其健脾和胃、清热消食之功。

处方　亚康颗粒加　青蒿10g　连翘10g　枳壳6g　白茅根15g　生薏苡仁10g

　　　20剂，服法同前。

本案患儿口渴喜饮、汗多、口臭，更是肺胃同病，热盛逼津外泄而饮水自救。本案旨在培土生金。通过健脾运脾以达肺脾双补之效。

复感儿调治案

男孩，8岁。1月13日初诊。

反复呼感多年，易喑哑，右乳蛾Ⅲ度，二便可。舌红苔白，呼吸音粗。咽喉为肺胃之门户，胃中之热，熏蒸咽喉，而见呼吸音粗，喑哑，右乳蛾Ⅲ度，胃热上达则舌红苔白，故治以清肺脾之热，宣肺达邪，以宣上达下。

处方　消积颗粒加　苍术6g　射干6g　甘草3g　桑白皮10g　炒莱菔子10g

20剂，日1剂，水冲服，服5日休息2日。

4月6日二诊（调理体质）：近3个月来感冒未发，偶得喑哑，均可自愈，可见其后天得固，则诸症均轻，现乳蛾减轻，舌红苔白。治以健脾益气、清热消积，渐序调理，则诸症可愈。

处方　消积颗粒加　青蒿10g　黄芪10g　生薏苡仁10g　苍术6g　焦神曲10g

20剂，服法同前。

"脾胃为后天之本""内伤脾胃百病由生"，小儿肺常不足，脾常不足，肾常虚，对于易感儿的调治贵在治疗中把握金水相生、培土生金的原则，以健运脾胃为要。

易感冒调治案

女孩，3岁。3月12日初诊。

平素易感冒，且反复荨麻疹2年，湿疹史，多种过敏，现偶咳，鼻塞，夜眠欠安，手心热，腹胀（＋），便稍干，2～3日一解。舌淡苔白。此患儿年幼，肺脾之气亦不足，不可御邪，然此患儿便稍干，夜眠欠安，手心热，腹胀，可见其兼热盛之象，故治以消积健脾、疏风清热。

处方　消积颗粒加　苍术6g　黄芪10g　生薏苡仁10g　蝉蜕6g

15剂，日1剂，水冲服，服5日休息2日。

4月2日二诊：其间荨麻疹反复，1天后自愈，现气雾剂减量，偶咳，易鼻塞，大便软。舌淡苔白，心肺常。服药3周，已见好转之象，肺气稍强，脾胃稍壮，热盛渐消，继续予以健脾和胃之方，配合宣肺止咳之方，控防兼顾。

方一　消积颗粒加　青蒿 10g　苍术 6g　黄芪 10g　白茅根 15g

10 剂，日 1 剂，水冲服。

方二　咳嗽颗粒加　生薏苡仁 10g　蝉蜕 6g　炒白芍 10g　当归 10g

10 剂，日 1 剂，水冲服。两方交替服用，服 5 日休息 2 日。

5 月 7 日三诊：未咳喘，无鼻塞，减气雾剂，复查肺功能已恢复正常，现汗多，便软，舌红苔白腻，心肺常。肺气已复，脾胃渐壮，仍舌红苔白腻，汗多，示其热盛仍在，予健脾和胃、消积清热之剂。

处方　消积颗粒加　苍术 6g　黄芪 10g　生薏苡仁 10g　葛根 10g　当归 10g

16 剂，日 1 剂，水冲服，服 4 日休息 3 日。

大凡易感冒之儿，其病皆非独肺也，小儿脾常不足，脾胃乃后天之本，脾胃不足，易于罹患他证，脾为肺之母，脾胃虚则肺气易伤，肺气虚则脾胃反而受累，恶性循环，故此类患儿，独治之于肺，非其法也，当以健脾为其要，兼顾于肺，急则治肺，缓则调脾，为其治也。

消积运脾疗复感儿案

男孩，4 岁半。6 月 8 日初诊。

反复发热 2 年，易鼻塞，面色萎黄（++），消瘦（++），汗多，纳少，便干。舌红苔白剥，心肺常。该患儿实属气虚表卫不固之证，便干、舌红苔白剥为食滞胃肠，积而生热之意。故以苍术、姜厚朴健脾理气；车前子祛湿；栀子清三焦之热，全方用以健脾消积清热，并嘱咐饮食清淡定量，禁食膏粱厚味，慎起居。

处方　消积颗粒加　苍术 6g　蝉蜕 6g　炒麦芽 10g　桑白皮 10g　枳壳 6g

15 剂，日 1 剂，水冲服，服 5 日休息 2 日。

后自取上方数剂间断服用调理，未再感冒。

次年 4 月 6 日二诊：未再反复发热，现少鼻塞，轻感冒，嗜甲，消瘦（++），二便少。舌红苔白，心肺常。予健脾渗湿、消食和胃之剂。

处方　亚康颗粒加　大黄 3g　炒白术 10g　枳壳 6g　连翘 10g　苍术 6g

16 剂，日 1 剂，水冲服，服 4 日休息 3 日。

本案可归为反复呼吸道感染，与古代医著的体虚感冒接近，多因小儿禀赋不足、调护失宜；少见风日，不耐风寒；用药不当，损伤正气；正虚邪伏，遇感乃发等因素有关，造成屡感外邪，邪毒久恋，稍愈又作，往返不已。吾以为，若是仅仅运用西医抗感染之疗法，易致小儿体内菌群失调，免疫力低下而反复发病，缠绵难愈，进一步发展，会形成"土不生金""肺卫不固"的肺脾气虚证，故从调理脾胃入手，从而起到培土生金，滋养肺卫气的作用，则"邪无以干而病无以生"。

从肺脾论治反复呼吸道感染案

女孩，3 岁 7 个月。1 月 5 日初诊。

家长诉患儿近 1 年反复呼吸道感染，近 6 个月住院 6 次，每每住院均长期大量应用抗生素。现症见：偶咳，鼻塞，喷嚏，汗多，面色萎黄，便干，舌淡苔白厚腻，听诊双肺呼吸音粗糙，未闻及干湿啰音。《素问·平热论》中说"邪之所凑，其气必虚"，《素问·刺法论》中说"正气存内，邪不可干"，江育仁提出病机关键"不在邪多，而在正虚"。辨证为肺脾气虚、卫外失司；治以益气健脾、补肺固表。

处方　茯苓 10g　炒白扁豆 10g　生黄芪 10g　防风 10g　槟榔 10g　炒牵牛子 10g　苍术 6g　陈皮 6g　干姜 3g

25 剂，日 1 剂，水煎服。

嘱其尽量少用抗生素。

2月14日二诊：一般情况可，近1个月来轻感冒2次，汗多，便略干，舌淡苔白，双肺呼吸音清，未闻及干湿啰音。患儿正气已复，加用消食清热之品防止食积肠道，上方去干姜、生黄芪，加焦神曲、连翘。

处方　茯苓10g　炒白扁豆10g　连翘10g　防风10g　槟榔10g　炒牵牛子

　　10g　苍术6g　陈皮6g　焦神曲10g

25剂，服法同前。

3个月后特意随诊，患儿基本痊愈，未再反复。

抗生素在中医来讲是一种祛邪之品，同时也属苦寒之品，此患儿近一年来长期大量应用抗生素导致机体正气不足，抵抗力下降，成为反复呼吸道感染的根本原因。

易感冒致面色萎黄案

女孩，5岁9个月。10月14日初诊。

反复咳嗽3年，每1~2个月感冒1次，现症见：喉痰，夜眠欠安，伴面色萎黄（++），消瘦（++），身高、体重均偏低，发黄，手心热，二便可，舌红苔白厚腻，心肺常。此患儿乃肺脾气虚兼积滞。肺虚易感外邪则反复感冒，《素问·阴阳应象大论》"肺生皮毛"。在病理上外邪犯肺常由皮毛侵入，反之，肺之有病亦常影响皮毛，即肺不能生养皮毛而皮毛失去光泽，在面部表现为面色萎黄。脾虚不能运化水谷精微，清阳不能上达，面部失去濡养，亦会表现为面色萎黄，久致消瘦，且乳食易积，积滞化热故而手心热、舌红苔白厚腻。胃不和则夜眠欠安。此患儿虽然喉痰较著，但脾虚之面色萎黄、消瘦之候明显，故先治以调脾和胃、消积清热，取其培土生金之意。

处方　消积颗粒加　青蒿10g　焦神曲10g　焦山楂10g　枳壳6g　甘草3g

15剂，日1剂，水冲服，服5日休息2日。

11月16日二诊（体质调理）：诉其间感冒1次，未诉咳嗽，面色萎黄消失，体重增，纳增。舌红苔白腻，心肺常。诸症减轻，继予调和脾胃。

处方　亚康颗粒加　大黄 3g　炒白术 10g　补骨脂 10g　连翘 10g　甘草 3g

16 剂，日 1 剂，水冲服，服 4 日休息 3 日。

配合推拿治疗。

小儿推拿具有疏通经络、健脾和胃的功能。中药合推拿，内外合治，脾充肺旺，如此气血生化有源，正气充足，则易感冒、面色萎黄易愈。

易感冒内外合治案

男孩，6 岁。2 月 3 日初诊。

患儿易感冒多年，每月 2～3 次，以发热、咳嗽为主，现口臭，咽不适，咽红，散在脓点，消瘦（++），汗多，便干，舌红苔白厚腻。推拿 8 个月不效。小儿推拿，作为一种非药物的自然疗法、物理疗法，可达到平衡阴阳、调和脏腑、疏通经络、行气活血、扶正祛邪的效果，具有提高小儿机体各项功能，缓解小儿病痛，未病先防，提高小儿对疾病的抵抗力的作用。然推拿虽好，并非无所不能。推拿不及，当寻求他法。此患儿虽推拿 8 个月，仍易感冒是为佐证也！患儿虽常以发热、咳嗽为主症，然便干、口臭、舌红苔白厚腻等积滞症状明显，故以消积为主，止咳为辅，治以清热消积、止咳化痰。

处方　消积颗粒加　桑白皮 10g　射干 6g　青蒿 10g　生薏苡仁 10g　生黄芪 10g

15 剂，日 1 剂，水冲服，服 5 日休息 2 日。

佐以精品羚羊角粉 2g，水煎，顿服，以清热凉血。

另嘱其饮食规律，勿食酸奶，少食纯奶，勿食工厂化食品；每餐 30 分钟，不食过期不候，须待下一正餐方能食用食物，其间不予加餐，饮水除外；欲食水果者，应紧于饭后食之，不可妄加等。

2 月 22 日二诊：患儿未感冒，未发热，不咳，咽红，乳蛾减小，舌淡苔白，心肺常。患儿症状较前明显减轻，基本痊愈，恐其反复，以消积导滞、止咳化痰巩固疗效。

处方　消积颗粒加　薄荷 6g　射干 6g　桃仁 10g　炒紫苏子 10g　桑白皮 10g

15 剂，服法同前。

随访数月，未见反复。

尺有所短，寸有所长。为医治病，切不可偏执一法，当博取众长，为己所用。如此，方可医术精进，诊病疗疾得心应手，为医者不可不谨记也！此案贵于推拿、中药双管齐下，内外合治，共奏佳效。

消导愈易感案

男孩，5 岁 10 个月。2 月 26 日初诊。

反复感冒 2 年，每月 1～2 次，以咳嗽为主，面色萎黄（++），现咳嗽，痰咳，口臭，易吐，易鼻衄，便干。舌红苔白厚腻，心肺常。脑炎、肺炎史。诊断为易感冒、久咳。反复感冒 2 年之久，何以至此也？盖因患儿素为积滞之体，感冒、咳嗽为病之标，积滞为病之本也。不查病机，不识病之根本，见咳止咳，头痛医头，脚痛医脚，世医之谬误也！殊不知五脏六腑皆可致咳，非独肺也！小儿为稚阴稚阳之体，易虚易实，易寒易热，脾常不足、肺常不足。小儿饥饱不知自节，常易致宿食内停，久之则化为积滞。宿食积滞停留肠胃，则腑气不通；肺与大肠相表里，大肠之通畅有利于肺气之肃降，腑气不通，肺气宣降失司，气逆于上，发为咳嗽；脾失运化，升清降浊不及，水谷精微聚而化痰，脾生痰，肺贮痰，故而痰咳；大肠主津，小肠主液，积滞停留于胃肠时间愈久，则津液吸收愈充分，大便愈干；宿食内停，大便不通，浊气不降而上逆，故而口臭；鼻为肺之窍，积滞日久，郁而化热，热邪上炎灼伤鼻络，发为鼻衄。积滞日久，脾失运化，肺失宣肃，气血生化乏源，正气亏虚，卫外功能不及，故易感冒。法以消积导滞、通腑泄热。积滞得消，腑热得泄，腑气得通，则上述诸症自愈。

处方　消积颗粒加　　桑白皮 10g　　苍术 6g　　炒紫苏子 10g　　甘草 3g

20剂，日1剂，服5日休息2日。

并嘱其饮食调护。患儿咳嗽日久，痛苦不堪，急则治标，故予消咳散6包，以缓其急。

3月25日二诊：家长代诉服药期间轻感冒数日，未予特殊处理，自愈。近2天中低热，时吐，咽红（++），腹满实，便干。舌红苔白腻，心肺常。经治疗，患儿症状较前明显好转，且轻微感冒可自愈，治疗得当之体现也。现患儿积滞兼外感症状较为明显，应通腑泄热为先。

处方　消积颗粒加　　青蒿 10g　　苍术 6g　　枳实 6g　　炒紫苏子 10g　　连翘 10g

20剂，服法同前。前2日可每日多服半剂，加强药力，以功其积。

予羚羊角粉3g，水煎，顿服，以退其热。予消咳敏6包，以助消食退热。

4月15日三诊：患儿妈妈代诉服上药后呕吐2次，后当日热退，未咳。因患儿口服颗粒剂困难，后改予汤剂调理。

随访2个月，未再感冒。

高敏体质易感冒案

女孩，1岁2个月。1月4日初诊。

易感冒4个月，每月2～3次，湿疹史，皮肤高敏，多种食物过敏，便干。舌红苔白腻。此患儿感冒频发，加之皮肤、食物高敏，可见此患儿免疫功能紊乱，又见热盛之便干，舌红苔白腻，故治以调脾和胃、清热消积。调节脾胃，则脾胃健；形神兼，则少疾患，免疫力增强。

处方　消积颗粒加　　桑白皮 10g　　炒白芍 10g　　炒莱菔子 10g　　生地黄 5g

10剂，日1剂，水冲服，服5日休息2日。

效则续方16剂，服4日休息3日，渐序调理。

2月15日二诊：感冒未发，体质改善，仍便干，色黑，继续调脾和胃、消食化积。

> 处方　消积颗粒加　苍术 6g　白芍 10g　莱菔子 10g　枳壳 6g
>
> 16剂，服法同前。

高敏体质的小儿，多有湿疹史，易出现荨麻疹、咳喘、鼻塞鼻痒等病症，归因于高敏体质的小儿多有免疫功能紊乱的特点，通过调理脾胃纠正紊乱的免疫功能是治疗高敏体质小儿的关键。

消积清热法治反复呼吸道感染案

男孩，3 岁。5 月 29 日初诊。

反复上感1月余，既往感冒3次，肺炎2次，现鼻塞，轻咳，中低热，腹胀（＋），便略干。舌红苔白，呼吸音粗。正值夏月见鼻塞、轻咳、中低热为风热犯肺之象；腹胀、便秘则是内有积热之形，结合舌质，证属内有积滞、外感风热。治以消积健脾，兼以清热宣肺。

> 处方　消积颗粒加　蝉蜕 6g　青蒿 10g　炒枳壳 6g　桑白皮 10g
>
> 6剂，日1剂，水冲服。

6 月 3 日二诊：热退，偶咳，少涕，二便可。舌红苔白，心肺常。内积已除，表证未解，治以疏散风热、宣肺止咳。

> 处方　咳嗽颗粒加　蝉蜕 6g　苍术 6g　甘草 3g
>
> 6剂，服法同前。

6 月 10 日三诊：不咳，便略干。舌红苔白，心肺常。诸症消除，然患儿曾有反复呼吸道感染史，恐其病后肺虚余热未清，给予培土生金法。

> 处方　消积颗粒加　青蒿 10g　桑白皮 10g　白茅根 15g
>
> 12剂，日1剂，水冲服，服4日休息3日。

3个月后随访，调理愈后，未再复发。

反复呼吸道感染久治不愈，如仍以治肺入手，恐疗效仍难如愿。夏月火旺之时，火能克金，把握火乘金病是其关键之一，因时制宜也；土能生金，母病传子，是其关键之二，五行之论也。如能在初诊看穿此两点，治愈此病则轻而易举。

健运脾胃疗反复呼吸道感染案

男孩，2岁4个月。2月9月初诊。

反复咳嗽20天，现咳嗽止，消瘦（++），面色萎黄（++），二便可。舌淡苔白厚，心肺常。其为复感儿，反复咳嗽，病程较长，又消瘦、面色萎黄，肺脾不固，而脾胃为后天之本，应以健运脾胃为主，佐以理肺之药。

处方　亚康颗粒加　蝉蜕6g　麦冬10g　防风10g　枳壳6g

14剂，日1剂，水冲服。

消咳散14包。

3月6日二诊：现纳食进步，偶咳。舌红苔白，心肺常。后天之本脾胃已逐步健运，初见成效，继续上方稍作加减。

方一　亚康颗粒加　炒白术10g　苍术6g　虎杖15g

20剂，日1剂，水冲服，服5日休息2日。

消咳散20包。

但考虑到此患儿为复感儿，稍受风寒可能复发，故备用咳嗽颗粒加味。

方二　咳嗽颗粒加　桃仁10g　薄荷6g　枳壳6g　生甘草3g

4剂，日1剂，水冲服。

消咳散4包配服。

此案重在疾病间期加强身体抵抗力的建立，从根本上解决问题。但仍要留心两点：一则脾胃积食问题，如舌苔白厚、纳差等，佐以消咳散达以助消化之功；二为此复感儿多为久病，抵抗力相对偏弱，易于被外邪侵袭，开具咳嗽颗粒以备急需，防打乱整体调理进程。

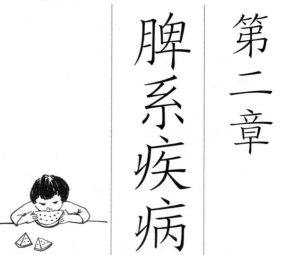

第二章

脾系疾病

口疮疗脾案

· · · · · · · · · · · ·

男孩，4岁5个月。12月18日初诊。

反复口疮6个月，舌面溃疡反复发作，消瘦（+++），体重增长缓慢，面色萎黄（+），发黄，汗多，口臭，尿频，大便前干后稀。舌红苔白厚腻，心肺常。此证属脾虚积热。小儿脏腑娇嫩，形气未充，病久必虚，故而消瘦、面色萎黄、发黄等脾虚之候；然脾虚胃热，热不得下泄，火热上攻，故而反复口疮、口臭，舌红苔白厚腻。《普济方》曰："人之一身不离乎血，凡病经多日疗治不愈，须当为之调血。"根据急则治其标，缓则治其本的原则，治以清热健脾消积，兼以活血。予消积颗粒加减，方中当归具有活血补血之功用，正是"调血"的体现。

处方　消积颗粒加　桑白皮10g　当归10g　生薏苡仁10g　焦神曲10g　白茅根15g

20剂，日1剂，水冲服，服5日休息2日。

次年1月11日二诊：口疮减轻，疼痛减少，汗多，尿频消失。舌红苔白厚腻。此期以益气健脾、导滞清热为治则，患儿汗多，酌加黄芪、浮小麦以益气固表止汗。

处方　消积颗粒加　生黄芪10g　浮小麦10g　生薏苡仁10g　连翘10g　炙甘草3g

20剂，服法同前。

3月7日三诊：舌面红赤3次，未溃烂，汗少，现轻咳。舌淡苔白厚腻，心肺常。

处方　亚康颗粒加　大黄3g　青蒿10g　白茅根15g　生薏苡仁10g　桑白皮10g

16剂，日1剂，水冲服，服4日休息3日。

予上方以健脾益肺，调理善后。

2个月后随访，患儿口疮未再复发。

口疮之名，最早见于《素问·气交变大论》："岁金不及，炎火乃行，生气乃用，长气专胜，庶物以茂，燥烁以行……民病口疮，甚则心痛。"口疮之病与火热之邪上攻密切相关，本案乃脾胃之热上攻而致，故而立健脾清热消积为法，导热下行，则口疮乃愈。

心脾积热口疮案

女孩，7岁5个月。11月14日初诊。

口唇溃疡，咽不适，喉痰，面色萎黄，二便可。舌边尖红苔白，心肺常。《圣济总录》指出："口舌生疮者，心脾经蕴热所致也。盖口属脾，舌属心，心者火，脾者土，心火积热，传之脾土，二脏俱蓄热毒，不得发越，冲攻上焦，故令口舌之间生疮肿痛。"患儿因调护失宜，喂养不当，恣食肥甘厚腻，蕴积生热。邪热内积心脾，循经上炎于口，发为口疮。《伤寒指掌·察舌辨证法》"舌尖属上脘，舌中属中脘，舌根属下脘"，舌边尖红则为心火上炎之征。脾胃食积生热，熏蒸咽喉，煎津为痰，则咽不适，喉痰。治以健脾消积、清心泻火。

处方　苍术10g　茯苓12g　炒白扁豆10g　桔梗10g　黄芩10g　姜半夏9g　槟榔9g　白豆蔻6g　连翘10g　生栀子10g　枳壳10g　甘草8g

8剂，日1剂，水煎服②，服4日休息3日。

11月18日因咳嗽再次就诊时诉，服上方4剂后口疮已轻。

基于《素问·阴阳应象大论》中"脾主口""心主舌"理论，多数医家认为口疮是由于心脾热盛，火热之邪沿心脾二经上冲于口舌所致。《诸病源候论·卷三十》说："手少阴，心之经也，心气通于舌。足太阴，脾之经也，脾气通于口。腑脏热盛，热乘心脾，气冲于口与舌，故令口舌生疮也。"除中医药治疗，也尤应重视饮食调护，《千金要方》中云："凡患口疮及齿，禁油面、酒、酱、酸醋、咸腻、干枣，瘥后仍慎之；若不久慎，寻手再发，发即难瘥。"

心脾积热鹅口疮案

男孩，11个月。6月15日初诊。

口腔满布白屑，川崎病愈后，反复发热1个月，中低热，腹软，大便3～4日一解，干结。舌红苔白厚腻。此患儿乃心脾积热。小儿为稚阴稚阳之体，易患易寒易热之变。《外科正宗·鹅口疮》云："鹅口疮皆心脾二经胎热上攻，致满口皆生白斑雪片，甚则咽间叠叠肿起，致难乳哺，多生啼叫。"中医认为，鹅口疮多由先天胎毒蕴积心脾，或孕妇平素喜食辛辣之品，遗患胎儿；或因出生后不注意口腔清洁，为秽毒之邪侵袭而致。此患儿长期中低热，热邪灼伤肠道津液，肠道失于濡润，故大便3～4日一解，干结。脾脉络于舌，患儿反复发热1个月，热邪循经上炎，熏灼口舌而成鹅口疮。治以健脾清热、消积化滞。

处方　消积颗粒加　苍术6g　焦神曲10g　葛根10g　生薏苡仁10g

10剂，日1剂，水冲服，服5日休息2日。

6月20日二诊：仍中低热，雪口加重，舌红苔白。由舌象可知脾热稍减，攻伐清消之时仍应注意顾护脾胃，脾胃健运则热有出路，养正却病。

处方　亚康颗粒加　大黄3g　生黄芪10g　生薏苡仁10g　蝉蜕6g

5剂，日1剂，水冲服，与上方余药交替服用。

6月29日三诊：雪口消失，其间中热3次，夜眠欠安，咽少许脓点，腹胀（＋）。舌红苔白厚（＋＋＋）。雪口愈，但心脾积热症状仍显，故仍以行气消积，健脾清热之中药颗粒调治以防反复。

处方　消积颗粒加　青蒿10g　枳壳6g　焦神曲10g　连翘10g　甘草3g

4剂，日1剂，水冲服。

鹅口疮，俗称"雪口"，乃婴幼儿一种常见的口腔疾病，《诸病源候论·鹅口疮》中对本病已有论述："小儿初生口里白屑起，乃至舌上生疮，如鹅口里，世谓之鹅口。"患儿心脾积热，热邪循经上炎，熏灼口舌，故口腔内白屑迭起，故治疗此病尤应重视健脾胃清心热。此外，预防调护亦不可轻视，再者长期使用抗生素或肾上腺皮质激素者，易损伤机体正气，建议尽可能暂停使用。

积滞致顽固腹痛案

女孩，5岁半。5月25日初诊。

腹痛1年余，日日发作，晨起显著，口臭，每2个月食积发热1次，汗多，少涕，鼻塞，便稍干。舌红苔白，心肺常。此为食积腹痛也，"不通则痛"，故以消积颗粒加减以消食导滞，通腑止痛，使之"通则不痛"；加苍术以健运脾土；黄芪以益气健脾；枳壳疏泄中焦气机以消食积；焦神曲以消食和胃。

处方 消积颗粒加 苍术6g 生黄芪10g 枳壳6g 焦神曲10g

10剂，日1剂，水冲服，服5日休息2日。

嘱其控制饮食，辅以粥疗，亦可配合小儿推拿，以促进脾胃功能之恢复。

6月15日二诊：患儿父母诉服上药后腹痛偶发2次，可自行缓解，面色稍白，纳食进步，鼻塞鼻涕减轻，汗多好转，腹软，二便可。舌红苔白，心肺常。患儿腹痛日久，积滞为患，消积导滞是为正法，但当中病即止，不宜攻伐太过，以免损伤正气，故予攻伐之力相对较弱的亚康颗粒加减。

处方 亚康颗粒加 大黄3g 炒白术10g 当归10g 枳壳6g

16剂，日1剂，水冲服，服4日休息3日。

随访2个月，未见复发。

小儿腹痛，以寒、实多见，虚、热次之。或外寒入侵，或饮冷寒中，或饮食积滞，或蛔虫内扰，或性格乖张；肝木侮土，或脾胃虚寒，或湿热内蕴而发疼痛。《幼科发挥》云"小儿腹痛，属食积者多"，"饮食下咽之后，肠胃之阳，不能行其变化转输之令，使谷肉果菜之物，留恋肠胃之中，故随其所在之处而作痛也"。此案即为饮食积滞所致。腹痛虽为常证，然此患儿反复1年日日发作，尚属少见。细审其症状，平素易食积发热，且口臭，便干，皆因饮食停滞中焦所致。食滞胃肠，气失和降，阻滞不通，"不通则痛"，而见日日腹痛；大肠经气旺于卯时即5~7时，故常晨起如厕排便者居多，食积肠胃则更易晨起腹痛著；积滞日久，郁而化热，可致肠道燥化太过而见便干，热与滞合而现发热；胃中腐浊之气上蒸，则见口臭。食积腹痛，当以"通"为法，消食导滞，通腑止痛。

脾虚夹积腹痛案

女孩，12岁。1月22日初诊。

腹痛多年，发作性脘腹腹痛，伴见干呕，易口疮，每月2～3次，面色萎黄（++），腹软，嗜甲，睡眠差，不易入睡，大便干。舌红苔白，脉弱，心肺常。诊断为腹痛，证属脾虚夹积。素体脾虚，"不荣则痛"，故而腹痛多年，反复发作；然干呕、面色萎黄、嗜甲、大便干等症状较著，皆为积滞所致。治以运脾开胃、消积止痛。

处方　苍术10g　炒白术10g　茯苓10g　炒白扁豆10g　黄芩10g　槟榔10g　姜半夏10g　炒莱菔子12g　炒牵牛子6g　焦神曲12g　枳壳10g　生甘草8g

10剂，日1剂，水煎服②，服5日休息2日。

2月27日二诊：口疮未再发，腹痛较前明显减轻，睡眠好转，便干稍好转，面色萎黄消失，嗜甲仍明显，脉缓，舌红苔白。患儿诸症减轻，药证相对，功效显著。效不更方，然便干稍好转，故去炒牵牛子防攻伐太过，易生栀子以清三焦之热，余药同前，继服12剂以巩固疗效。

不荣则痛虽轻于不通则痛，然道理一也，脏腑失于气血之濡养尔。此案之"虚"非真虚，乃因实致虚，故而以消导之法治之效果颇佳。小儿先天"脾常不足"之特点，易为饮食所伤，临床脾虚夹积常见于多种儿科疾病，如腹痛、积滞、厌食、便秘等。治疗时脾虚是根本，食积是关键，应以健脾消积为本。

脾虚腹痛案

· · · · · · · · · · · ·

男孩，5岁5个月。4月2日初诊。

纳少，腹不适，易咳嗽，易腹泻，肺炎史，汗多，爪甲不荣，清涕，面色萎黄（++），消瘦（++），睡眠少，大便可。舌红苔白腻，心肺常。此腹痛由脾虚所致。小儿"脾常不足"，乳食不知自节，过量食用肥甘生冷之品，脾失健运，"不荣则痛"，故而纳少、腹不适；脾虚土不生金，久则导致肺气虚，外邪易侵，故易汗多，流清涕，咳嗽，易患肺炎；脾虚不荣，气血津液不能上荣于面，未能充养四肢肌肉，故面色萎黄，消瘦，爪甲不荣；舌红苔白腻则为脾虚运化不及而致食滞之症。治以益气健脾、消食和胃。

处方　亚康颗粒加　黄芪10g　炒白术10g　葛根10g　补骨脂10g　炙甘草3g

20剂，日1剂，水冲服，服5日休息2日。

6月18日二诊（调理体质）：诉其间未腹痛，汗多、爪甲不荣基本消失，面色萎黄好转，二便可。舌淡苔白，心肺常。此腹痛症状较前好转，由于本病易反复，继予健脾消食和胃，以巩固疗效。

处方　亚康颗粒加　炒白术10g　浮小麦10g　炒麦芽10g　葛根10g　炙甘草3g

16剂，日1剂，水冲服，服4日休息3日。

3个月后随访，腹痛无发作。

腹痛之病机可概括为"不通则痛""不荣则痛"。凡实邪所致之腹痛，祛其邪，通其闭，消其积，使邪祛而中焦气机运行恢复通畅，其痛即愈，此为"通则不痛"。然临证仍有通之而痛不解者，可知，痛非尽为不通，不可概以"通"为治，如《医学真传·心腹痛》云："所痛之部，有气血、阴阳之不同，若概以行气、消导为治，漫云通者不痛……若必以下泄为通，则妄矣。"通之而痛，非不通也，是不荣也，乃中焦脏腑失养而作痛。故本案以亚康颗粒健脾和胃，佐以消食益气之品，为治本之作。

消温合用疗腹痛案

男孩，10岁。2月27日初诊。

腹部不适1年，夜间明显，夜眠欠安，易醒，不易入睡，口臭，二便可。舌红苔白厚腻剥，心肺常。此患儿为热盛兼积滞体，口臭为饮食积滞于胃脘所致，腹不适，夜眠欠安也是其食积胃肠，内热由生或因虫积于中都所致，治以健脾和胃、消积除热。

处方 消积颗粒加　苍术6g　炒白术10g　葛根10g　姜半夏6g　焦神曲10g

15剂，日1剂，水冲服，服5日休息2日。

3月23日二诊：腹冷，不欲食肉，夜眠欠安稍好转，多梦，大便2日一解。舌红苔白厚腻，心肺常。腹冷为患儿伤食感寒之象，脾胃虚寒不能温煦中州之气，故不欲食肉，饮食失节而致多梦。故更前方，治以健脾和胃、温阳助运。

处方 苍术10g　茯苓10g　炒白扁豆10g　黄芩10g　姜半夏10g　槟榔10g　厚朴8g　栀子10g　炮姜10g　生薏苡仁10g　蝉蜕6g　生甘草8g

12剂，日1剂，水煎服②，服4日休息3日。

5月21日三诊：未腹不适，夜醒减少，倦怠，玩电子产品太多，眼痒，舌苔白厚腻。其眼痒、倦怠与其过度玩电子产品有关，导致眼干致痒。

处方 苍术10g　茯苓10g　炒白扁豆10g　黄芩10g　姜半夏10g　槟榔10g　厚朴8g　栀子10g　黄芪12g　连翘10g　炒牵牛子6g　生甘草8g

16剂，服法同前。

予上方以补气健脾、清热消积,巩固疗效,并嘱咐减少幼儿电子产品的使用。

明代《幼科发挥·积痛》中有这样的记载:"小儿腹痛,属食积者多。食积之痛,属寒者多。盖天地之化,热则发散而流通,寒则翕集而壅塞。饮食下咽之后,肠胃之阳不能行其变化转输之令,使谷肉果菜之物,留恋肠胃之中,故随其所在之处而作痛也。"又明代吴元溟《儿科方要》说:"饥饱失节,过餐生冷坚硬之物,脾胃不能克化,停滞中脘,以致腹痛。"小儿腹痛,食积者多,其次则感寒为众,两者相兼,则以消温并用为要,腹痛则愈。

术后气虚血瘀腹痛案
· · · · · · · · · · · ·

男孩,11岁。12月19日初诊。

阑尾切除术后2个月,发作性腹痛1个月,左下腹疼痛为主,每日发作1~3次,每次持续20~30分钟,时右侧下肢疼痛,头晕,消瘦。舌淡苔白。患儿肠胃素弱,术后伤其气血,气虚血亏,无已温养而头晕;术伤血络,气虚推动无力,腹中血瘀,中焦气机升降不利,"不通则痛"。脾主升清,胃主降浊,治以调和脾胃升降之机,健脾益气,酌加桂枝、炒白芍以达温通经脉、养血活血之效,同时佐以运脾消食之品。

处方 茯苓12g 炒白术12g 苍术10g 炒紫苏子12g 桂枝12g 炒白
芍10g 白豆蔻10g 姜半夏10g 黄芩10g 焦神曲15g 炒莱菔子
12g 生甘草8g

8剂,日1剂,水煎服^①,服4日休息3日。

翌年1月14日二诊:腹痛减轻,时夜惊,腹胀(+)。舌红苔白厚。胃不和则卧不安,故腹胀、时夜惊,舌红苔白厚可见轻微积滞之象。腹痛已减,继予上方8剂,巩固疗效。并予消咳散8包,以消食化积。

2个月后随访,患儿腹痛已愈,未再发作。

治疗腹痛多以"通"字立法,应根据辨证的虚实寒热,在气在血,确立相应治法。如《医学真传·心腹痛》说："夫通则不痛，理也，但通之之法，各有不同。调气以和血，调血以和气，通也；下逆者使之上行，中结者使之旁达，亦通也。虚者，助之使通；寒者，温之使通，无非通之之法也。若必以下泄为通，则妄矣。"因而，本案术后气虚血虚之痛，当以益气养血以为"通"也。

婴儿咳喘致久泻内外兼治案

男孩，6 个月。6 月 12 日初诊。

曾患毛支 5 次，易感冒，现大便稀，日 3 ～ 4 次，反复多日，泡沫、皂块，体胖，汗多，夜眠欠安，口涎，少清涕。舌红苔白腻。此类腹泻，多见于小婴儿，较难治疗。其病多责之于风寒外感，或寒邪直中胃脘，寒伤大肠，立法应以健脾止泻、疏风散寒、温中健脾为要。此患儿明确病机为风寒外感。

> 处方 婴泻颗粒加 藿香 10g 蝉蜕 6g 五味子 6g 神曲 10g
>
> 6 剂，日 1 剂，水冲服。

7 月 24 日二诊：治疗 6 日效果不著，仍大便黄绿色，泡沫，漏肛，日 7 ～ 8 次，口涎，少涕，肛门红。舌淡苔白腻。究其医理，温中解表之力不济所致。

> 处方 婴泻颗粒加 炮姜 6g 藿香 10g 煅龙骨 30g 五味子 6g 葛根 10g
>
> 6 剂，日 1 剂，水冲服。
>
> 配用热奄包法，每天 2 ～ 3 次。

7 月 27 日三诊：服上方 3 天后，二便已转常。舌红苔白厚腻，心肺常。因患儿易外感咳喘，随宣肺止咳平喘，间断服药以控代防。

> 处方 咳嗽颗粒加 黄芪 10g 苍术 6g 蝉蜕 6g
>
> 10 剂，日 1 剂，水冲服，服 5 日休息 2 日。

8 月 8 日四诊：患儿泄泻止，鼻塞少涕 3 天，夜眠欠安，口咽不适，偶咳，咽红。舌红苔白腻。此为再感风寒，病尚轻浅，余上药续服。

临床可知，治疗小婴儿之泻较难取效，把握要点有四：一是外感风寒居多，故而在处方用药时，应在疏风解表中不忘淡渗利尿之品，如茯苓、生薏苡仁、车前草，取其利水尿实大便之意；二是温中健脾可辅以外治之法，尤宜小儿，如：热奄包法，取大青盐 500g，炒热后棉布包裹热熨神阙穴及旁周，以皮肤稍赤为度；三是此类患儿多为高敏之体质，外感引发咳喘常见多发，应有未病先防之理念；四是此类泄泻宜疏调，且忌涩堵，故而慎用罂粟壳或西药收敛之品，以免闭门留寇，引起气逆腹胀，加重咳喘之症。

食积腹泻案

女孩，4岁7个月。7月27日初诊。

腹泻2天，日2次，量多，漏肛，水样便，呕吐2次，腹痛，腹胀（+）。舌红苔白腻，心肺常。诊断为泄泻。然当如何治疗？脾主运化水谷精微，升清降浊，小儿脾常不足，若脾失运化，浊气不降停滞中焦则见腹胀，精气不升，下流胃肠则见便溏、泄泻。正如《素问·阴阳应象大论》曰："清气在下，则生飧泄，浊气在上，则生䐜胀。"患儿水样便，量多，腹胀，故当运脾止泻；胃气上逆，故见呕，当和胃止痛。

处方　消积颗粒加　苍术6g　藿香10g　葛根10g　焦神曲10g　炮姜6g

4剂，日1剂，水冲服。

嘱以粥疗，以顾护胃气。

8月1日因他证就诊时随访：患儿父亲诉服上药次日腹泻止，偶腹痛，余症消失。

患儿腹痛，腹胀，苔白厚腻，既往易积食，故可推知内有积滞为患；泄泻仅2天，病势虽急，病情尚属轻浅，不宜固涩止泻。然患儿上吐下泻，大便水样，病情急迫，又不可不顾，如此奈何？急当止泻而？否！患儿虽为腹泻，然内有实邪，不可骤然固涩止泻，闭门留寇也！宜取通因通用之法，佐以运脾止泻之药，如此方可邪去正安！故予消积颗粒以消积导滞治其本；予苍术、葛根、藿香、炮姜、焦神曲以运脾化湿、升阳止泻、温中止痛。清代叶天士《临证指南医案·脾胃门》曰："脾宜升则健，胃宜降则和。"诸药合用，使积滞得消，脾气健运，清阳得升，胃气得降。药证相应，故而服药四剂，诸症皆消。此外，粥类养胃，嘱患儿多食米粥以养胃气，熬煮米粥之际，宜少加食用碱以使粥类更加糜烂、黏稠，使胃气得药力而降，得米粥之清香、滋养而和。泄泻一病，乱用固涩之法，易闭门留寇，此害人大矣！脾气健运，胃气得和，清气得升，浊气得降，升降协调，则泄泻自止。为医者不可不知也！

脾肾阳虚泄泻案

男孩，1岁7个月。11月7日初诊。

易腹泻，大便不成形，黏腻，消瘦（+++），面色萎黄（++），手足不温，体重增长缓慢，语迟，胸廓畸形，发热每月1次，夜啼，舌红苔白。患儿为脾肾阳虚之体。患儿先天不足，故有语迟，胸廓畸形，肾阳虚，命门火衰，不能温养脾阳，水谷不化，易腹泻，大便不成形。脾虚有湿，大便黏腻不爽。脾肾阳虚，泄泻较久，脾虚不运，生化乏源，气血不足，机体失却温煦濡养，故见消瘦，面色萎黄，手足不温。治以补脾温肾、固涩止泻。

处方　婴泻颗粒加　　附子3g　炮姜6g　补骨脂10g　神曲10g　桂枝6g

　　6剂，日1剂，水冲服。

11月14日二诊：大便好转，仍夜眠欠安，心肺常。前方效，继服12剂。

12月24日三诊：仍夜眠欠安，大便前干后稀，日1次，纳食进步，精神好转，腹胀（+），心肺常。予生地黄，太子参滋阴，阴中求阳，以收阴阳双补之效。

处方　婴泻颗粒加　　附子3g　葛根10g　生地黄5g　太子参10g　补骨脂10g

　　12剂，日1剂，水冲服，服4日休息3日。

1个月后随访：大便如常，夜寐可。

幼婴之泄，暴泻多由湿盛，久泻多由于虚，或脾虚不运而生湿，或肾虚火不暖脾，水谷不化而致。

热熨法治小儿久泻案

女孩，1岁1个月。2月26日初诊。

反复腹泻5个月，大便如稀糊状，兼黏液，日均5～6次，夜眠欠安，近期体重增长缓慢，可见发黄，中度腹胀，双肺可闻及少许痰鸣音，舌淡苔白厚腻。小儿脏腑娇嫩，形气未充，胃肠薄弱，阳常不足，易感受外邪，或易伤食使脾阳受损，气机受阻，升降失调而致水不运为湿，乳不化为滞，精微不生，无以输布，清浊不分，合污而下而为泻。《理瀹骈文·略言》言："外治之理，即内治之理；外治之药，亦即内治之药，所异者法耳。"

处方：给予热奄包，大青盐热敷神阙，以皮肤红赤为度，一日3敷，另用艾绒肚兜护肚，以达复其脾阳，温其气血，外防寒邪。另佐以西药消咳散调理肠道菌群，顾护肠胃功能。

3月9日二诊：大便日2次，呈稠糊状，体重少许增长，痰少，腹胀减轻，舌红苔白厚腻。继续外治同前以巩固治疗。

热熨法，是将药物和适当辅料炒热后，用布包裹以熨患部或腧穴的一种外治法，借助热力，使药直达病所，有温中散寒、畅通气机、镇痛消肿等作用，常在寒证、虚证或气滞引起的多种痛证中使用。具有标本兼治，优势互补之效。神阙穴位于脐部，表皮角质薄，敏感度高，通透性好，脐部与周围有腹壁上、下腔动静脉及丰富的毛细血管网分布，于此热熨，温通气血，脾阳恢复，寒湿自消，泄泻渐愈。中医认为小儿"脾常不足"，感受外邪，内伤乳食，或脾肾阳虚，均可导致"脾运失健，湿浊内停"，影响脾胃运化功能而致泄泻，正如《幼幼集成·泄泻证治》说："夫泄泻之本，无不由于脾胃。盖胃为水谷之海，而脾主运化。使脾健胃和，则水谷腐化，而为气血以行荣卫。若饮食失节，寒温不调，以致脾胃受伤，则水反为湿，谷反为滞，精华之气，不能输化，乃致合污下降而泄泻作矣。"泄泻轻则治疗得当，预后良好。重则泄泻过度，影响机体功能，甚则阴竭阳脱。

阳虚泄泻案

············

男孩，4岁。8月12日初诊。

平素体虚，易患感冒、咳嗽，患儿泄泻，大便糊状，日2～3次，食后即便，时干呕，指脱皮，尿频3天，2～3分钟一解，量少。舌淡苔白，心肺常。"四季脾旺不受邪"，患儿平素易感冒、咳嗽，此乃脾虚所致。脾虚致泻者，先耗脾气，继伤脾阳；脾胃不和则时干呕；尿频3天，2～3分钟一解，量少，乃脾损及肾，阳虚不摄之故也，治当温运脾阳、运脾和胃。此取李中梓《医宗必读·泄泻》治泻九法之"升提"之意也，温运脾阳，以升提中气，脾胃禀造化之土气而生，脾气健运则能运化升清，中焦脾胃又为气机升降之枢纽，脾气升则下部之气升，故升清阳实为升脾阳，脾阳升则能运化升清，则注下可止。

处方　亚康颗粒加　炮姜6g　桂枝6g　葛根10g　苍术6g

8剂，日1剂，水冲服，服4日休息3日。

9月5日因咳嗽就诊时随访上诊：服药后大便日一解，尿频消失，食后即泄减轻，正中病机，疗效显著，泄泻愈。

凡久病之儿，脾胃已伤，免疫功能低下，胃肠之疾，常为之患，治病求于本，当固其根本，方能取效，故治之当健脾养胃，温运脾阳。李中梓云："一曰升提，气属于阳，性本上升，胃气注迫，辄尔下陷，升、柴、羌、葛之类，鼓舞胃气上腾，则注下自止……所谓下者举之是也。"

脾阳虚婴泻案

············

男孩，9个月。7月27日初诊。

腹泻，日3～4次，量多，气味酸臭，面色萎黄（++），体重增长慢，夜眠欠安，腹胀（+），心肺常。泄泻之病变总不离脾胃，胃为水谷之海，受纳腐熟水谷，脾为其运化，若脾胃受病，则饮食入胃之后，水谷不化，精微不布，清浊不分，合污而下，致成泄泻。《幼科发挥》云："泄泻有三，寒、热、积也……积泻者面黄，所下酸臭食也。"故治以健脾温阳、消食化滞。

处方　婴泻颗粒加　补骨脂10g　神曲10g　附子3g　白茅根15g

8剂，日1剂，水冲服，服4日休息3日。

8月12日二诊：大便日2次，色绿，面色萎黄（+），体重增加，心肺常。大便色绿，因脾阳仍不足，在上方基础上加葛根，以健脾渗湿、升阳止泻。

处方　婴泻颗粒加　补骨脂10g　神曲10g　附子3g　白茅根15g　葛根10g

8剂，服法同前。

在遣方用药时，用茯苓、薏苡仁、车前草等甘淡之品，利小便而实大便，此取李中梓《医宗必读·泄泻》治泻九法之"淡渗"之意也，泄泻之水湿偏渗大肠，洞泄而下，唯有分利水湿，从前阴而出，泻方可平；并加用葛根补其津液，升其脾阳；神曲消食和胃等。

泄泻兼外感案

男孩，1岁半。8月31日初诊。

发热3天，中高热，偶咳，鼻痒，精神可，纳可，腹胀（+），咽略红，大便稍稀，含泡沫。舌红苔白，心肺常。诊断为泄泻兼外感。患儿1岁有余，体质颇弱，常感外邪，现发热3天，中高热，咽略红，鼻痒，偶咳，《幼科释谜·感冒》曰"感冒之原，由卫气虚，元府不闭，腠理常疏，虚邪贼风，卫阳受摅"，小儿卫气不足，则易感外邪，然脾胃乃全身宗气之源，脾胃不和，则宗气之生成运化受阻，不能外达于肌表，则卫气虚，虚则不固，虚邪贼风则易侵入，故健脾和胃为治病之根本，配合消积导滞可也。

处方　消积颗粒加　苍术6g　藿香10g　焦神曲10g　生薏苡仁10g

　　　6剂，前2日，加量服，3剂分2日服尽，日1剂半，余药日1剂。

　　　另加用羚羊角粉2g，清热凉血。

9月2日二诊：服上药当日热退，不咳，大便日2次，糊状，正中病机，患儿仍腹胀（+），舌淡苔白，加之急躁，乃内热之象，故治以健脾和胃、消食行气。

处方　亚康颗粒加　炒白术10g　葛根10g　炒紫苏子10g　陈皮6g　炒麦芽10g

　　　4剂，交替上方服用，控防兼具。

一周后随访，上药未尽，病已痊愈。

小儿有稚阴稚阳之特点，肺常不足，加之此患儿常受外邪，卫气不足，易受外邪侵袭，故治之当固其宗气，健其脾胃，养其卫气，通腑理气以清解内热，脾胃和调，宗气可布达全身，卫气自固，外邪来犯，故当无恙。

健脾化湿疗婴儿久泻案
· · · · · · · · · · · ·

男孩，6个月。3月19日初诊。

腹泻20余天，日6～7次，黄绿色，皂块，漏肛，泡沫，腹胀（++），睡眠少。舌淡苔白，心肺常。泄泻有三：寒、热、积也。时值3月，且大便呈黄绿色，皂块，此为糟粕而非完谷，从小肠而来，疑为调护不当，寒中胃肠所致，治以健脾化湿、升阳止泻。

处方　婴泻颗粒加　葛根10g　神曲10g　蝉蜕6g　煅龙骨30g

　　　4剂，日1剂，水冲服。

　　　并每晚服西药消咳散1次，缓解肠道痉挛并调理胃肠道菌群，取急则治其标之意。

3月28日二诊（调理体质）：腹泻好转，日1次，糊状，舌红苔白。中药暂不予，嘱适寒温，防外感。

幼婴之泻，脾虚为本，外感为因，且常兼湿邪为患，治疗时应注意两个方面：其一，健脾化湿。脾虚失健，则运化失常，湿邪内生，故当健脾以化湿，可予婴泻颗粒之类。其二，运脾化湿。脾为湿困，则气化阻遏，清浊不分，此时应以运脾胜湿为务。运脾者，燥湿之谓，即芳香化湿，燥能胜湿之意，药如苍术、厚朴、藿香、白豆蔻是也。临床因脾虚致泻者健脾，因湿邪困脾致泻者运脾，两者灵活应用最为关键。脾为湿困，中气下陷，则需振兴脾气，宜加入升阳药，使气机流畅，恢复转枢。如升麻、柴胡、葛根之类，稍稍与之，即可去实。

脾虚食滞婴泻案

女孩，8个半月。4月22日初诊。

腹泻1月余，大便皂块，泡沫多，日1～3次，腹胀（+），浊涕，夜眠欠安。舌红苔白厚，心肺常。该患儿久泻，伴大便皂块及泡沫为脾虚完谷不化之症，又兼有苔厚、腹胀等积滞之实证，故采用健脾和胃、消食清热之法。

处方　亚康颗粒加　炒白术10g　白茅根15g

8剂，日1剂，水冲服，服4日休息3日。

5月7日二诊：大便1～2日一解，皂块减少，仍伴泡沫，黏液，余症消失。停上药4天，近1日大便稀，腹胀（+）。舌红苔白厚腻，心肺常。泄泻日久易伤脾阳，故酌加葛根以升提脾阳，炮姜以温中散寒、暖脾助运。

处方　亚康颗粒加　葛根10g　炮姜6g　炙甘草3g

8剂，服法同前。

6月27日三诊：泄泻之症愈，夜眠欠安，二便可，口臭，腹胀（++），手心热。舌淡苔白腻，心肺常。热象显著，故调方以清热导滞，后随访数剂而安。

处方　消积颗粒加　焦神曲 10g　连翘 10g　白茅根 15g

　　8 剂，服法同前。

　　小儿泄泻临床常见多发，病程长，疗效差，患儿临床上多变见为脾阳虚兼有湿热之虚实夹杂之象，风寒外感，调护失司，久则脾阳虚弱，胃伤则受纳腐熟之功能减弱，以致清浊不分，湿热稽留，积滞与泄泻并见，故临床中应辨证施治，消补并用。

"通因通用"疗肺炎合并腹泻案

　　女孩，3 岁。11 月 30 日初诊。

　　腹泻 3 天，大便稀，日 2 ~ 3 次，现高热，咳嗽甚，少涕，腹胀（+++），咽红。舌淡苔白厚腻，双肺喘鸣音（++）。家属诉其已静脉滴注 3 日，仍高热不退，大便稀且酸臭，考虑其为抗生素相关性腹泻，脾伤食滞，另其有高热、咳嗽甚、双肺喘鸣音等症状，故诊断为支气管肺炎。

方一　消积颗粒加　苍术 6g　蝉蜕 6g　枳壳 6g　茯苓 10g　焦神曲 10g

　　3 剂，加量服，分 2 日服尽，日 1 剂半。

　　羚羊角粉 3g，分 3 次顿服。

方二　咳嗽颗粒加　紫苏子 10g　射干 6g　枳壳 6g　甘草 3g

　　6 剂，日 1 剂，水冲服。

　　消咳散 6 包，日 1 包。

　　嘱先服羚羊角粉以清热解毒，并予消积颗粒去其胃肠积滞，缓其腹胀、腹泻之候，随后予消咳散及咳嗽颗粒服用以祛肺之疾。

　　12 月 7 日二诊：家属颇为感激，诉患儿症状好转明显，热退，咳喘减轻，腹胀（++）。舌淡苔白，心肺常。

处方　亚康颗粒加　大黄3g　桑白皮10g　枳壳6g　炒麦芽10g　生薏苡仁6g

6剂，日1剂，水冲服，用以健运脾胃，调理防复。

抗生素的使用可导致肠道有益菌群平衡破坏，其解毒抗炎当属"苦寒类"药物，历代医家认为苦寒药物有伤中之弊，可清热泻火，亦可损伤阳气，故久用抗生素会致命门火衰不暖脾土，导致运化失司，继而引起腹泻，因其腹泻为运化障碍所致，为"热结旁流"之象，此为用消积颗粒"通因通用"之意也！

运脾化湿疗泄泻案

男孩，6岁。6月22日初诊。

腹泻5天，日2～3次，水样，量多，伴呕吐，腹痛，腹胀（++），消瘦（++），面色萎黄（++），尿少。舌红苔白厚剥，心肺常。诊断为泄泻；证属脾虚湿盛；治以运脾理气、渗湿导滞。

处方　消积颗粒加　苍术6g　炒白术10g　葛根10g　焦神曲10g　木香6g

6剂，日1剂，水冲服。

6月29日因外感二诊：随访初诊泄泻，诉服上药当天吐泻止，大便转常，余症消失，心肺常。此因空调受凉，现痰咳，清涕，舌红苔白腻。

方一　咳嗽颗粒加　槟榔10g　白豆蔻3g　干姜3g　枳壳6g　甘草3g

5剂，日1剂，水冲服。

方二　亚康颗粒加　炒白术10g　炒麦芽10g　枳壳6g　白茅根15g

12剂，日1剂，水冲服。

予前方以温中理气止咳，后继服亚康颗粒以补脾和中，调护后天脾胃之运化。

小儿泄泻，一般以伤食、脾虚、湿热、外感风寒为多见。该患儿腹泻，呕吐，伴有腹痛、腹胀，舌红苔白厚剥，实为伤食兼湿热之象，"脾虚湿盛"为其病机关键，故以健脾胜湿为治疗原则；又因该患儿尿少，主症中有小便不利、大便溏泄之状，故于运脾之中佐以车前子渗湿利尿，分利阴阳，以达利小便实大便之意。

《本草崇原》："凡欲补脾，则用白术；凡欲运脾，则用苍术。"《本草求真》中谓白术为"脾脏补气第一要药也"，清代黄元御在《长沙药解》中记载白术："入足阳明胃、足太阴脾经，补中燥湿，止渴生津，最益脾精，大养胃气，降浊阴而进饮食，善止呕吐，升清阳而消水谷，能医泄利。"故吾调脾虚之泄泻，常配炒白术、苍术以健脾运脾，效如桴鼓。运脾之法，旨在运转脾气，舒展脾胃，脾运则健，腹泻可止。

痢疾愈后久泻案

男孩，2岁6个月。7月22日初诊。

腹泻3天，日2~3次，泡沫，腹痛，发热，中低热，丘疹样荨麻疹，腹胀（+），平素大便量多。舌红苔白腻，心肺常。血常规：白细胞 13.45×10^9/L。大便常规：白细胞（++）；红细胞（RBC）3~5个/HP。该患儿发热、白细胞高，腹痛、腹泻泡沫状，镜检有红细胞，可诊断为痢疾，兼见有丘疹样荨麻疹、平素大便量多，起病较急伴腹胀等症状，证属湿热，此暴泻先以燥湿消导为法，予消积颗粒酌加藿香芳香化浊、解表和中，苍术燥湿运脾，茯苓健脾渗湿，姜半夏温中降逆，木香缓解肠胀气。再予亚康颗粒酌加炒白术补气健脾止泻，炮姜温中止痛，补骨脂温脾止泻，葛根升阳止泻，共奏健脾和胃、温补升提之效。

方一　消积颗粒加　藿香10g　苍术6g　茯苓10g　姜半夏6g　木香6g

　　　5剂，日1剂，水冲服。

方二　亚康颗粒加　炒白术10g　炮姜6g　补骨脂10g　葛根10g　甘草3g

　　　12剂，日1剂，水冲服，服4日休息3日。

8月20日二诊：诉服上药后大便成形，热退。近2日大便稀，黏腻，水样，日2～3次，腹不适，腹胀。舌红苔白厚腻，心肺常。患儿泻下清稀，腹满疼痛，诊断为风寒泄泻。

处方　亚康颗粒加　苍术6g　葛根10g　高良姜6g　木香6g　炙甘草3g

8剂，日1剂，水冲服，服4日休息3日。

上方于健脾和胃中配伍苍术健脾，葛根升阳止泻，高良姜温胃止呕、散寒止痛，木香行气止痛。

9月7日三诊：现大便日2～3次，体重未增，面色萎黄（++），汗多。舌淡苔白腻，心肺常。患儿腹泻反复，伴有发育欠佳之体重未长、面色萎黄及气虚自汗等症状，故予婴泻颗粒加减以补气运脾、渗湿止泻，配伍五味子敛汗止泻，淫羊藿补肾温阳，补骨脂温脾止泻等。

处方　婴泻颗粒加　五味子6g　淫羊藿10g　炒麦芽10g　补骨脂10g　焦神曲10g

12剂，服法同前。

9月28日四诊：家长代述服上药大便日1次，面色萎黄基本消失，喜饮。舌红苔白，心肺常。患儿腹泻愈，久泻易伤脾肾之阳，前方佐以温补脾肾之品，则运化来复，泄泻自止。

处方　婴泻颗粒加　淫羊藿10g　制附子3g　白茅根15g　葛根10g　焦神曲10g　桂枝6g

12剂，服法同前，巩固治疗。

该患儿泄泻易反复，并以虚寒为主，久泻更易损及脾肾之阳，运化功能易紊乱。轻则采用健脾益气、升阳止泻之法；久则以温阳补泻、补火固肾为纲。

婴儿风寒泻案

男孩，5个月。5月18日初诊。

腹泻5天，加重2天，大便日5～6次，含泡沫，黏液，鼻塞，喉痰，喷嚏多，发细，腹胀（+）。舌淡苔白，心肺常。诊断为风寒泻。此为婴幼儿常见疾病之一，小儿脏腑柔嫩，肌肤薄弱，冷暖不知自调，易为外邪侵袭而发病。此即为感受风寒之邪所致，外感风寒，寒邪客胃，湿盛于内，脾失健运，清浊不分，故见大便清稀、多泡沫、臭气不甚而为泄泻。

处方　消咳散6包，以助消化及止泻，配合热奄包敷脐疏风散寒，内外兼治。

6月1日随访：患儿3日后泄止。

《幼幼集成·泄泻证治》说："若饮食失节，寒温不调，以致脾胃受伤，则水反为湿，谷反为滞，精华之气，不能输化，乃致合污下降而泄泻作矣。"临床可知，治疗婴儿之泻常较难取效，而且由于小儿稚阳未充、稚阴未长，患泄后较成人更易于损阴伤阳发生变证，故应有未病先防、已病防变之理念。

赤痢案

· · · · · · · · · · · ·

女孩，2岁。7月20日初诊。

腹泻3天，伴中热，腹痛，大便日5～6次，量少，色红，含脓液，纳可，腹胀（++），面色萎黄（++）。舌红苔剥，心肺常。某医院大便常规示：稀便；潜血：阳性（+）；红细胞（+++）；白细胞（+）；余未见明显异常。诊断为赤痢、湿热痢。痢疾是以大便次数增多，腹痛，里急后重，痢下赤白黏冻为主症，为夏秋季节常见肠道传染病。早在《黄帝内经》即称本病为"赤沃"。患儿腹痛，大便日5～6次，量少、色红、夹有白色黏冻，结合大便常规检查，可诊断为痢疾。赤多白少，故为赤痢。《丹溪心法·痢病》认为本病的病因以"湿热为本"，提出了通因通用的治痢原则。刘河间则提出了"调气则后重自除，行血则便脓自愈"的调气和血之法。初痢多实证，当通之；久痢多虚证，当补之。患儿发病3天，故而效法朱丹溪，以通因通用之法。

处方　消积颗粒加　藿香10g　苍术6g　焦神曲10g　木香6g　炒薏苡仁10g

6剂，日1剂，水冲服。

以上方化湿清热、行气导滞。此外，嘱服药期间控制患儿饮食，多饮水，多食小米、山药、碱面粥，纯奶少喝，酸奶、工厂化食品宜忌之。因大便次数较多，故水果亦应限量，且宜餐后食之。

8月5日随访：患儿母亲诉，患儿服药2天后大便次数即明显减少，排出大量矢气，腹胀减轻。服药第5天大便即转为日1次，腹痛消失，腹软。未再反复。嘱继续粥疗及生活护理。

本案之精在于粥疗，何也？痢疾者，病在肠胃，肠胃病三分治疗，七分调养。患儿年幼，胃肠素弱，生病期间则更易损伤胃肠，故于中药治疗同时，予以粥疗以顾护脾胃之气，此乃养生调养之法也。

"通因通用"治痢疾案

女孩，1岁4个月。5月18日初诊。

腹泻3天，脓液便，日2次，10天前肠套叠1次（此前已有1次肠套叠病史），在某医院空气灌肠治愈，腹软，夜眠欠安，哭闹，少清涕。舌淡苔白。诊断为痢疾，证属湿盛于热。此患儿反复肠套叠，盖因大肠的通降功能失调，传导阻滞，导致肠道气血不通而致。肠胃素弱，又逢暑湿之季，则致儿痢，见脓液便。小儿脾常不足，故暑湿之邪，易侵小儿，痢疾常发。患儿腹泻，湿热内蕴，然舌淡苔白，可见虽为湿热，然以湿为主。治当运脾消积、行气利湿。湿热除，则痢疾可止。

处方　消积颗粒加　藿香10g　苍术6g　焦神曲10g　生薏苡仁10g　木香6g

5剂，日1剂，水冲服。

大青盐500g，炒热外敷神阙以益气健脾。

5月23日二诊：服药4天，脓液消失，大便糊状，嘱其食疗。

本为痢疾，不以收涩，反以消导，何为之效？此乃通因通用是也，《丹溪心法》云"初得之时，元气未虚，必推荡之"，即在初病、体实之时可用下法，初痢宜通。

患儿反复肠套叠2次，此次腹泻3天，脓液便，夜眠欠安，哭闹来诊，何以区分肠套叠与痢疾？盖痢疾为病，患儿必腹痛，里急后重，痢下赤白脓血便且脓多于血。患儿年幼，尚未能用言语表达，故而里急后重不能言语，腹痛亦以夜眠欠安，哭闹不宁来体现；唯脓液便可直观察觉，此亦为肠套叠与痢疾差异之所在。"哑科"之难，可见一斑。粪便常规为痢疾首选检查，镜下可见大量白细胞，细菌培养阳性可确诊。而肠套叠为病，多以患儿突发阵发性腹痛或阵发性哭闹、呕吐乳食、便血和腹部叩诊触及腊肠样肿块，大便为果酱色黏液，粪少血多为特征。B超为肠套叠首选检查，见"同心圆征""套筒征"等即可确诊。治疗上，二者亦有不同。痢疾为病，当"活血则便脓自愈，调气则后重自除"。空气灌肠、盐水灌肠、钡餐灌肠为治疗肠套叠常用之法，临床空气灌肠较为普遍，然有研究认为盐水灌肠首次成功率更高，副作用更小等优势。痢疾多与饮食不洁或饮食生冷有关。肠套叠病因尚未明确。肠套叠与痢疾病位相同，症状相似，然其治法相差远矣。临证不可不明辨也。

湿热蕴脾便秘案

女孩，9个月。2月5日初诊。

便秘，色绿，不成形，2～3日一解，体重增长慢，腹胀（＋），清涕。舌淡苔白，心肺常。此患儿证属湿热蕴脾。《素问·至真要大论》云："太阴司天，湿淫所胜……大便难。"湿热停聚中焦，气机运行受阻，运化失司，腑气不降而大便色绿，不成形；感受外邪，鼻窍不利则流清涕；湿热蕴脾，脾失运化，水谷精微不得输布四肢肌肉则体重增长慢；阻滞中焦，脾胃气机不利，气滞则腹部胀满；故治之应先运脾行气，清热燥湿。

处方　亚康颗粒加　炒麦芽 10g　陈皮 6g

12剂，日1剂，水冲服，服4日休息3日。

同时配服调节肠道菌群的消咳散12包。

4月29日因便干二诊：大便日1次，色常，现大便干，少涕，轻咳，睡眠少。舌淡苔白，心肺常。患儿便秘好转，但仍有脾胃不和及外邪犯表之证，故治以健脾和胃、祛风解表。

处方　消积颗粒加　蝉蜕 6g　紫苏叶 10g　荆芥 10g

4剂，日1剂，水冲服。

2个月后随访，其间便秘未再反复。

湿热便秘由多种原因导致脾胃受损，湿热内生肠道而成，治当健运脾胃为主。便秘者，切不可不究其因而妄用寒凉通下之品，误下最易损脾伤胃，使脾气难以升腾化湿，湿反乘虚下陷则便秘更加难愈。正如《兰室秘藏·大便结燥门》云："大抵治病，必究其源，不可一概用巴豆、牵牛之类下之，损其津液，燥结愈甚，复下复结，极则以至导引于下而不通，遂成不救。"因此，在治疗湿热便秘，应以健运脾胃为基础，清热化湿、条达气机为辅。同时，嘱家长合理喂养，增加蔬菜、水果的摄入，适当增加户外运动，注意养成小儿定时的排便习惯，在生活起居方面注意调护脾胃，使机体升降出入有序则湿热便秘自除。

湿蕴中焦便秘案

男孩，7个月。3月12日初诊。

便秘2个月，夜啼，易腹胀，体重增长慢，大便黏腻，2～3日一解。舌淡苔白，脉沉。此患儿乃脾失健运、湿蕴中焦。脾虚肠道失润，则便秘，水湿不化故大便黏腻；食滞中焦，阻滞气机，则夜啼、易腹胀。脾胃健运则气机升降如常，津液得下而大便出焉，因此，针对湿热便秘脾失健运、湿热蕴结肠腑传导失司的病因病机，其治疗当健运脾胃为先，条达气机为要。脾胃得运，升降之能得复，水谷得化，气机条达，亦可兼达清热利湿之效。治疗上故应健脾消积为主，兼清热利湿、条达气机。

处方　消积颗粒加　连翘10g　生薏苡仁10g

8剂，日1剂，水冲服，服4日休息3日。

3月30日二诊：停药大便仍2～3日一解，但黏腻消失，夜眠好转，体重增长0.15kg。舌淡苔白，心肺常。诸症减轻，但脾虚之便秘仍显，湿热之邪缠绵难除，清热太过，易寒凉而助湿邪；燥湿太过，易温燥而助热邪。上方清热之力有余，而化湿之力略显不足，故大便虽不黏腻，仍2～3日一解。故予亚康颗粒调和脾胃以善其后，佐以炮姜以温阳，葛根以生津，以求清热而不助湿，祛湿而不助热，使湿去热清，气机通畅，脾气健运，清浊自调，则大便通利，脏腑各得其养。

处方　亚康颗粒加　炮姜6g　葛根10g　大黄3g

7剂，日1剂，水冲服。

9月7日三诊（调理体质）：家长代诉服上药后二便转常。

便秘为小儿常见病，便秘之中尤其以湿热秘较为难治。难治之处在于治疗湿热之邪，法当清热利湿，或清热化湿，或清热燥湿。清热当用苦寒，利湿当用淡渗之品，化湿当用运脾之药，燥湿当以温中为主。本案湿热之邪蕴结中焦，当以化湿、燥湿为主。然化湿、燥湿之品多偏温燥，温燥易助热邪；清热之药多偏苦、寒，苦寒之药易助湿邪，湿热之邪胶结难除，便秘难愈。临证宜审其主次，湿邪为主，治以祛湿为主，佐以清热；热邪为主，治以清热为主，佐以祛湿；湿热并重者，则清热祛湿并重。临证当审慎之。

肺脾同治便秘案

· · · · · · · · · · · ·

女孩，3 岁 10 个月。3 月 7 日初诊。

便干 2 年，大便干而少，易患支气管炎，每月 1 发，易腹痛，汗多，口臭，手足不温，皮肤高敏，面色萎黄(+)，手心萎黄，心肺常。此患儿证属肺脾不和。脾胃为阴阳气机升降之枢纽，在水谷运化和吸收、糟粕排出方面至关重要；肺与大肠相表里，肺气失于肃降则影响大肠之传导，加之小儿"脾常不足、肺常不足"，则更易致便秘。脾虚津液乏源，肠道失于濡润则便干而少；肺气虚易感外邪则易咳嗽，每月 1 次；肺脾气虚不能摄津则汗多；脾虚胃肠积热，上蒸于口则口臭，外透于表发于肌肤则皮肤高敏，积滞内停，阻滞气机则腹痛，气血无以上荣肌肤则面色萎黄，手心萎黄。肺脾症状皆显，故应肺脾同治。

　　方一　消积颗粒加　生黄芪 10g　桑白皮 10g　苍术 6g　青蒿 10g

　　10 剂，日 1 剂，水冲服。

　　方二　咳嗽颗粒加　炒白芍 10g　大黄 3g　枳壳 6g　炒莱菔子 10g

　　10 剂，日 1 剂，水冲服。

　　两方交替服用，服 5 日休息 2 日。健脾和胃兼止咳平喘。

4 月 10 日二诊：便软，腹胀减轻，夜眠欠安，手足不温，其间未咳嗽，手心萎黄、面色萎黄消失。舌红苔白，心肺常。便秘将瘥，咳愈，诸症减轻，故继予调和脾胃以善其后。

处方　消积颗粒加　桂枝 6g　生黄芪 10g　枳实 6g　焦神曲 10g

20 剂，日 1 剂，水冲服，服 5 日休息 2 日。

9 月 7 日因便干三诊：家长代诉服上药后二便可，未咳嗽，1 个月前发热，查白细胞高，应用抗生素后便干至今，仍皮肤高敏，口臭，咽稍红，腹胀（++），手足不温。舌红苔白腻，心肺常。诸症均轻，但脾虚食滞化热之口臭、腹胀、皮肤高敏等症仍显，小儿体禀纯阳，然久用抗生素等苦寒之品，易伤阳气，故继以健脾消积清热，佐以温阳之药。

处方　消积颗粒加　青蒿 10g　淫羊藿 10g　桂枝 6g　当归 10g　焦神曲 10g

20 剂，服法同前。

中医认为便秘病位在大肠，系大肠传导功能失常所致，但与肺、脾等脏亦密切相关。肺燥热移于大肠，使大肠传导失职而便秘，脾虚运化失常，糟粕内停，大便难行。因此，此类便秘应肺脾同治，大肠的传导，需赖津液濡润，脾脏输布津液功能正常，肺气正常宣降，则大肠气血通调。

"提壶揭盖"法愈便干案

男孩，8 个月。12 月 24 日初诊。

患儿便干，体胖，痰多，双肺音粗糙。虽见便干症状，但以上焦肺部痰湿壅盛为主要病机，故此以清肺化痰止咳为主。

处方　咳嗽颗粒加　蝉蜕 6g　葶苈子 10g　枳壳 6g

7 剂，日 1 剂，水冲服。

同时给予消咳散 7 包，以加强化痰止咳。

翌年 1 月 12 日二诊：患儿一般情况可，少鼻涕，二便可，心肺常。病情好转，便干症状消失，咳嗽后期以调理脾胃为主，复脾胃健运之功，以杜生痰之源，同时佐以化痰之药。

处方　亚康颗粒加　桑白皮 10g　炒紫苏子 10g　葶苈子 10g

8 剂，日 1 剂，水冲服。

同时给予消咳散 8 包，以健脾消食。

此案患儿以咳嗽为主症，病位在肺部，虽见便干，考虑到病机在于痰湿壅盛肺部，以清肺化痰止咳为主，不必画蛇添足应用通泄之品。正应"提壶揭盖"之理。深究其理，肺为水之上源，主通调水道，肺失宣降，津液运行不畅则聚为痰饮之邪出现痰多、咳嗽，进而津液不能下行濡润则便干。此法一施，上焦得通，津液得下，便干不通得愈。

抗生素伤脾案

女孩，3岁7个月。6月17日初诊。

父母诉患儿手足口病初愈，现反复发热5天，中低热，体温38.2℃（最高体温），虽输液仍控制不佳，偶咽部不适，清涕，平素食欲欠佳，纳呆，输抗生素后舌苔增厚显著，食欲尤差，腹胀（++），二便可。舌红苔白厚腻，心肺常。

此为病后邪祛滞留，抗生素致脾伤食滞也。西医治疗方案正确，用药对症，却仍反复发热，舌苔愈厚、食欲愈差，此中道理何在？小儿素体脾常不足、肺常不足，容易出现脾系、肺系疾病。查阅患儿往日病历，细究其理，患儿素为积滞体，此其一也！现恰手足口病初愈，体内病邪残留未尽，正气未复，脾胃尚虚，必受影响，此其二也！西医予抗生素对症治疗，仍久不愈，因其于中医而言属苦寒之品，重用久用，必伤脾胃，致纳运失健，则显舌苔愈厚、食欲愈差，此其三也！患儿素为积滞体，腹胀明显，手足口病、发热等的治疗均宜优先考虑消积导滞为基础治疗，积滞得消，则诸症易愈。然西医忽略患儿脾胃症状，一味讲究对症治疗，犹如隔靴搔痒，不治其本，此其四也！积滞不消，郁于中焦，久而化热，则仍反复发热；久用大量苦寒之品，愈伤脾胃，则食欲愈差。

处方　消积颗粒加　苍术6g　焦神曲10g　枳壳6g　射干6g　连翘10g

　　6剂，前2日，加量服，3剂分2日服尽，日1剂半，余药日1剂。

　　羚羊角粉2g，下午3～5点，水煎，顿服。以求清热解毒，增加解热作用。

7月6日随访患儿母亲：诉患儿服药1天后拉出大量粪便，矢气较多，当晚热退。服药2天后食欲渐佳，精神逐渐好转。嘱其生活饮食调护。

《温病条辨·解儿难》云："其用药也，稍呆则滞，稍重则伤，稍不对证，则莫知其乡，捕风捉影，转救转剧，转去转远。"小儿素体脏腑娇嫩，形气未充，不耐药物克伐，用药当审慎精准，中病即止，不可久用，抗生素乃苦寒之品尤应慎重，久用多伤脾胃。

小儿诸疾百病，饮食所伤者众，而饮食无常首伤脾胃，除常发之吐、泄、滞、疳外，其有因于饮食而致外感者，或因于饮食而夜啼者，或因于饮食而哮喘者、而易感冒者、而久咳者、而汗证者、而多动抽动者、而天癸早至者、而癔病者、而嗜异症者，因于饮食而诱发之疾更众，不胜枚举。

小儿脾胃归属中焦，乃上下焦之中枢，其上下焦之常之恙均赖中焦之健之畅。如肺系之诸疾，可因于积滞而诱发，也可食积化热蕴痰，上贮于肺，令痰热咳嗽。热闭于肺则痰热哮喘。积滞易如感六淫之犯，为小儿医者常识也。

积滞实证腹胀案

············

女孩，1岁9个月。7月10日初诊。

腹胀2个月，纳可，体重增长慢，便干。舌淡苔白厚，心肺常。此皆为积滞之脾胃实证之候，病因则为饮食不节，过食肥甘厚味生冷之品，日久损伤脾胃，使得饮食停而不消，积而成滞。

处方　亚康颗粒加　大黄3g　炒麦芽10g　炒枳壳6g　白豆蔻3g

　　　10剂，日1剂，水冲服，服5日休息2日。

方中槟榔、炒枳壳行气利水；黄芩、栀子清热利湿；神曲、炒麦芽消食和胃；炒白扁豆、白豆蔻、茯苓补脾和中化湿；大黄、炒牵牛子攻下去积，全方共奏理气化湿导滞之功。

7月24日二诊：腹仍胀，体重略增长，口涎，多梦，便略干。舌淡苔白，心肺常。口涎乃是小儿脾常不足，水津输布障碍所致，便干、腹胀、多梦等乃心脾积热之象，积滞不消，诸症不解。故更前方以消积健脾之重剂。

处方　消积颗粒加　苍术6g　木香6g　连翘10g　生薏苡仁10g

　　　10剂，服法同前。

上方以消积颗粒为基础方以增强消积导滞之力，并佐以苍术、木香以行气运脾，连翘、生薏苡仁以清热运脾。

8月26日三诊：纳食明显进步，腹胀（++），二便可。舌红苔白，心肺常。

此时腹虽胀，但二便调，纳食亦好转。故予健脾消食之轻剂。

处方　亚康颗粒加　苍术 6g　炒麦芽 10g　木香 6g　炒白术 10g

6剂，日1剂，水冲服。

并配合消食西药口服，以平衡肠道菌群，以资巩固。

患儿体重增长缓慢，多由脾常不足导致。积滞致脾胃实证患儿，表面身体壮实、纳虽尚可，但常有口渴、便干、大便秘结、手足心热等，是"食积化热"的表现。然脾胃虚证患儿，多表现为身体瘦弱，面色萎黄，大便稀溏，进食后排便，乏力懒动等。两者均会导致小儿纳食欠佳，身高、体重增长缓慢，应以资鉴别，辨证施治。

积滞兼外感案

············

男孩，2岁半。2月26日初诊。

患儿反复发热4天，中高热，轻咳，无痰，少涕，纳少，腹稍胀，大便偏干。舌红苔白厚腻，心肺常。诊断为积滞兼外感。

处方　消积颗粒加　苍术 6g　青蒿 10g　生薏苡仁 10g　连翘 10g

6剂，日1剂，水冲服。

羚羊角粉 2g，顿服。消咳散 6包。

患儿以发热为主诉就诊，不予疏风解表之剂，却予姜厚朴、大黄、炒牵牛子等泻下类药物；炒牛蒡子、生栀子、车前子、青蒿、连翘等清热药物；白豆蔻、苍术、生薏苡仁等健脾燥湿药物，何也？细辨患儿诸症，纳少、腹稍胀、大便偏干，脾胃积滞症状更为明显；虽咳嗽，而为轻咳、无痰，积滞内停中焦，中州不运，肺失宣肃，气逆而咳也。反复发热4天，虽为中高热，而以积滞症状为主，外感症状为次，故诊断积滞兼外感，积滞为本，外感为标。

本证之治，初以解表退热为主，效欠佳，体温易反复，何故？积滞不除，肠腑不通，邪热有所依托，故体温易反复。当釜底抽薪，标本兼治，清热泻下为主，兼以解表，予泻下类药以消积滞、排宿便，使在内之邪热失去依托；予清热类药以清热兼以解表，使在内之热邪得清，在表之邪得以透发；予燥湿健脾类药以燥湿健脾，使攻邪而不伤脾，且苍术、生薏苡仁兼以解表清热之功。诸药合用，旨在清热通便兼以解表，表里双解而取效。患儿年幼，体温反复，热势较高，恐其热势高引动肝风，故予羚羊角粉，取其清热镇惊、平肝息风之用。

3月4日二诊：患儿服上药后热退，不咳，纳食好，大便量多。舌淡苔白腻。服药6剂，诸症尽消，取效甚捷。虽大便量多而未有泄泻，舌淡而苔仍白腻，或为服药后体内积滞、宿便外排之功，故继予消积颗粒为主方，以巩固疗效，然恐一味攻伐损伤脾胃，故佐以炒白术、葛根、焦神曲以健脾和胃，顾护后天之本；甘草调和诸药，缓解药性。

处方　消积颗粒加　炒白术10g　葛根10g　焦神曲10g　甘草3g

8剂，日1剂，水冲服，服4日休息3日。

感冒以发热为主症者，多从疏风解表治之，此治疗感冒之常法。然引起发热之病因众多，或为外感，或为内伤，或为饮食不当所致，不可不察，当因时、因地、因人而辨之。

积滞外感互兼案

男孩，1岁。7月6日初诊。

发热1天，中低热，不咳，鼻涕，咽红（++），腹胀（++），便干，量少，日一解。舌红苔白，心肺常。该患儿腹胀、便干等积滞之象，兼有中低热、鼻涕等外感表证，咽红为肺有蕴热之征象，故诊断为积滞兼外感。

处方　消积颗粒加　桑白皮10g　射干6g　炒紫苏子10g　蝉蜕6g

5剂，日1剂，水冲服。

羚羊角粉2g，顿服，取其清热解毒之功效以退热。

服上药当日患儿热退，二便调，诸症大减。本方于消积运脾之中佐以桑白皮清热泻肺、射干利咽消肿,取炒紫苏子既能行气宽中疗其脘腹胀满,又可解肌发表疗其外感表证,为《本草正义》中"风寒外感灵药"。

10月29日二诊:3天前发热1次,中热,家长自予蒲地蓝消炎口服液等清热解毒药物后治愈,现鼻涕,喷嚏多,咽红(++),腹胀(++),夜眠欠安,大便稍稀。舌红苔白厚腻。因风寒袭表,致中发热,予蒲地蓝消炎口服液等清热解表之药以清热解毒,然寒凉药物必伤及脾胃,故而出现腹胀、咽红、大便少稀、苔厚腻等脾虚积滞化热之象,兼有喷嚏、鼻涕等外感病未愈之状,诊断为外感兼积滞。

处方　消积颗粒加　苍术6g　藿香10g　焦神曲10g　射干6g

6剂,日1剂,水冲服。

本方于消积运脾之时,配伍藿香解表化湿,神曲消食兼以解表之功,射干以消痰利咽。

11月19日三诊:家长诉服上药后未发热,诸症消失,神清气爽,状态好。近1周鼻涕多,喉痰,便稍干,舌红苔白腻,双肺痰鸣音。

处方　消积颗粒加　炒紫苏子10g　射干6g　苍术6g　焦神曲10g

12剂,日1剂,水冲服,服4日休息3日。

本方消积运脾与清热化痰共行,用以防控兼备。

此患儿两次就诊均为积滞兼外感,然其有先后侧重之不同。初诊为两者并重,食滞发热也,故宜清热攻下、消积化滞;二诊为外感病过用寒凉,致脾胃损伤,出现外感未愈兼有积滞之证,唯消积中兼有健脾,运脾中不忘解表也。此案贵在,于病情转化之中辨肺脾之先后轻重也。

积滞兼外感伴白细胞高案

男孩,5岁6个月。6月1日初诊。

发热1天,中热,少涕,轻痰咳,鼻衄,左耳疼,腹胀(+),便稍干。

舌红苔白腻，心肺常。血常规：白细胞 17×10^9/L。诊断为积滞兼外感。食停腹中则腹胀，便干，郁久化热，随经上行则鼻衄，耳痛，加以风邪内入，不能四达，则上有少涕，痰咳，表有发热。

处方　苍术10g　茯苓10g　炒白扁豆10g　黄芪10g　姜半夏10g　生栀子10g　连翘10g　青蒿10g　槟榔8g　川厚朴8g　炒牵牛子6g　生甘草6g

7剂，日1剂，水煎服[2]。

6月6日二诊：服上药中热退，时低热，咳加重，眼屎多，腹软，大便软。舌红苔白腻，心肺常。血常规：白细胞 11.7×10^9/L。积滞已消，表证未解，肺气未复，故以宣肺止咳、清热解表为法。

处方　紫苏叶8g　桔梗8g　黄芩8g　姜半夏8g　桃仁8g　白前8g　紫菀8g　槟榔8g　僵蚕10g　青蒿10g　川厚朴10g　生甘草6g

5剂，日1剂，水煎服[1]。

6月15日三诊：咳已轻，时夜咳，继服上方6剂，以善其后。

本案患儿初诊时白细胞即高，规范治疗常予抗生素之品，然此案仅予中药疗之，白细胞亦降，理之为何？缘由本病之根在于脾胃运化功能减弱，不能及时消化所纳食物，积滞日久往往化热，内热由生，肺胃热盛，稍感外邪即发病。病有主次，治有缓急，本病治疗虽有违"表不解不可攻里"之原则，但却抓住了发病之根本，故效果更佳，积滞除，表证解，治病求本，则诸症减，白细胞亦降。

疳泻案
·············

男孩，1岁8个月。1月15日初诊。

反复腹泻1年余，患儿自3月龄开始易腹泻，后因其引发抽搐2次，某医院住院治疗期间查脑部CT无异常。现患儿身高、体重均不达标，发细，面部湿疹、渗出、瘙痒，尿频，大便日2～4次，量多，不成形。舌淡苔白。诊断为疳泻；证属脾肾两虚。

处方　婴泻颗粒加　补骨脂10g　葛根10g　升麻10g　焦神曲10g　炒麦芽10g

20剂，日1剂，水冲服，服5日休息2日。

嘱米粥自养。

此患儿3个月始腹泻，住院治疗，效仍欠佳，何也？脾胃为后天之本，儿童生长发育全赖脾胃化生之水谷精微濡养。本为稚阴稚阳之体，久泻脾阳已虚，加之大量抗生素、激素等苦寒之品，犹如雪上加霜，脾阳更虚。脾胃不健，生化乏源，气血不足，故出现形体消瘦、发细、大便不调等疳证之象。腹泻日久，脾胃虚弱，形见于外而责之于内，故面部湿疹、渗出严重，瘙痒难耐。《素问·阴阳应象大论》言："清气在下，则生飧泄，浊气在上，则生䐜胀，此阴阳反作，病之逆从也。"小儿疳泻，脾虚气陷，治疗必升陷下之脾阳，以健运脾胃，取吴鞠通《温病条辨·解儿难》治疳九法中之三"升陷下之脾阳"也，故佐以葛根、升麻以升举阳气。肾为先天之本，可促进人体生长发育，先天资后天，后天助先天，患儿腹泻日久，脾虚不能制水，损及脾阳，脾病及肾，致肾阳亦虚，一则生长发育的功能低下，可见身高、体重生长低下；二则二便功能失司，可见小便频，大便溏。故治疗应佐以温阳补肾之品补骨脂。诸症合参，患儿因久泻而致脾肾阳虚疳证症状显著。治以健脾止泻、温肾固涩。

其次，患儿因抽搐2次住院治疗，乃由于暴泻久泻所致，虚极而生内风，是为"慢脾风"之证。

4月6日二诊：患儿母亲代诉体重增加2kg，服上药5天后，二便转常，现仍湿疹反复，咳嗽，急躁，近期易惊，怯弱，舌淡苔白，大便再次糊状。诊断为脾虚兼外感。

患儿服药后很快二便转常，何也？久泻虚极，不可峻补，予婴泻颗粒及米粥"甘淡养胃"是也，即吴鞠通《温病条辨·解儿难》治疳九法之四。甘能补，脾气健运，气血生化有源，脏腑组织得以濡养，故身高体重较前增长。淡能渗，清气得升，浊气得降，清浊分流，故而大便实，小便利。唯患儿湿疹仍反复，咳嗽，急躁，易惊。

处方　亚康颗粒加　炮姜6g　补骨脂10g　桂枝6g　生龙骨30g　焦神曲10g

20剂，服法同前。

以健脾和胃、温肾镇惊。

5月10日随访：患儿未再腹泻，二便可，体重增加0.6kg，湿疹仍时有反复，可自愈。急躁、易惊症状亦较前明显好转。

乳食不节，喂养不当，饥饱无度，过食肥甘厚腻之品，生冷不洁之物，以致食积内停，积久成疳，是疳证最常见的病因。若小儿长期患病，反复感染，或经常呕吐，慢性腹泻，或病后失调，津液受伤，均可导致脾胃虚弱，化生不足，气血俱虚，阴液消耗，久则亦可致成疳证。疳者干也，疳者甘也，泄泻不防，久则亦可成疳也！

疳积案

女孩，3岁。10月15日初诊。

其母诉患儿平日夜眠欠安，易乏力、烦躁，口臭，大便略干。症见：形体消瘦（++），面色萎黄（++），发黄，腹胀（+++），舌红苔白厚腻。

此为疳证的典型临床表现。详询患儿有饮食不节史，小儿脾常不足，若饮食无度，过食肥甘厚味、生冷坚硬之物，则易致食积内停，积久成疳，正所谓"积为疳之母""无积不成疳"也。证属脾虚夹积，治以消补兼施。

处方　消积颗粒加　蝉蜕6g　苍术6g　神曲10g　枳壳6g

10剂，日1剂，水冲服，服5日休息2日。

苍术性味微苦，芳香悦胃，功能醒脾助运，开郁宽中，疏化水湿，正合脾之习性。枳壳疏肝和胃，理气解郁，李杲言枳壳"利气……消痞胀……利肠胃"，恰合疳证之病机。此取吴鞠通《温病条辨·解儿难》治疳九法之一"疏补中焦"之意。

10月29日二诊：大便软，少矢气。腑实已通，消积勿过攻伐，以免伤正，故应健脾运脾，但应注意补脾须佐助运，使补不碍滞，并佐以温阳补肾之品，脾肾互资。

处方　亚康颗粒加　大黄3g　白术10g　炮姜6g　补骨脂10g

10剂，服法同前。

次年2月27日随访：患儿后服前方数剂，现体重增长，情绪好转，状态进步，舌红苔白，心肺常。

《小儿药证直诀·诸疳》所说："疳皆脾胃病，亡津液之所作也。"言明其病位与病机。故应以健运脾胃为主，通过调理脾胃，助其纳化，以达气血丰盈、津液充盛、脏腑肌肤得养之目的。此外，尤应注意饮食调护，纠正其不良的饮食习惯。吃饭寒温适宜，少食或尽量避免油腻煎炸及辛辣的食品，多食面食及易消化的食物，同时特别强调应限制流质蛋白饮食如牛奶、酸奶等的摄入量以免导致体内营养过剩，助湿生热，更加重脾胃负担；还强调广食谱饮食，培养不偏食不挑食的习惯，有助于调节脾胃功能。

骨疳案

男孩，5岁半。8月12日初诊。

齿枯明显、断齿不长，重度消瘦，面色萎黄，发枯，口臭，中度腹胀，纳少，大便干。舌红苔白。诊断为骨疳，证属脾肾两亏。

处方　亚康颗粒加　炒白术 *10g*　生龙骨 *30g*　炒麦芽 *10g*　枳壳 *6g*　生甘草 *3g*

20 剂，日 1 剂，水冲服，服 5 日休息 2 日。

以健脾和胃、行气消积为法，嘱多食米面为主，水果少食为助，肉奶慎之，平素饮食规律，辅以粥疗，不可强迫、催促进食，餐时情遂，食欲启开，日渐恢复脾运，养后天以资先天。

9 月 2 日二诊：纳食进步，面色萎黄好转，腹胀减轻，齿枯，手足不温，大便软，日一解。舌红苔白腻。

处方　亚康颗粒加　炒白术 *10g*　补骨脂 *10g*　葛根 *10g*　桂枝 *6g*　炙甘草 *3g*

15 剂，服法同前。

11 月 20 日三诊：诸症改善，效不更方，稍作加减。

处方　亚康颗粒加　炒白术 *10g*　附子 *3g*　五味子 *6g*　升麻 *6g*　神曲 *10g*

16 剂，日 1 剂，服法同前，服 4 日休息 3 日。

次年 3 月 9 日四诊：齿枯明显好转，纳食进步，体重亦增。守二诊方，去桂枝，加炒麦芽。

处方　亚康颗粒加　炒白术 *10g*　补骨脂 *10g*　葛根 *10g*　炒麦芽 *10g*　炙甘草 *3g*

16 剂，服法同前。

此患儿长期水谷摄入不足，气血生化乏源，不足以濡养脏腑肌肤，日久成疳，则见形体消瘦、面色萎黄、腹胀之症，脾失健运，日久及肾。小儿之体，肾本虚，其主骨，齿为骨之余，其藏精，发为肾之华，先天不固，后天不足，气血亏耗，无以濡养，则齿枯明显，断齿不长，发枯，《颅囟经·病证》云："齿焦是骨疳。"患儿纳少，不思饮食，故嘱吴鞠通《温病条辨·解儿难》治疳九法之六"食后击鼓"，以营造愉悦就餐环境促食、促化，鼓舞脾阳；治疳九法之七"调其饮食"，食养为先；辅以粥疗，治疳九法之四以"甘淡养胃"是也。善用葛根、升麻以"升陷下之脾阳"，此为治疳九法之三也。佐以附子、补骨脂以温肾助阳，予运脾之品枳壳以利气运脾；全方在四诊合参、辨证论治的基础上紧扣病机，故而收效甚捷。

齿枯之解：①如今饮食之品，精细、美味、种类多，小儿不知自节，贪而多食甘味，齿为户门，食甘而损之。②脾胃失运，气血津液不荣，外现齿枯。③肾主骨，齿为肾之余，肾精不足，故齿枯不荣。然许多医者多以补肾、补钙为其治则，苟与之不同，《黄帝内经》上明确指出齿与胃、大肠二经密切相关，如"大肠手阳明之脉……其支者，从缺盆上颈，贯颊，入下齿中……胃足阳明之脉，起于鼻，交颊中，旁纳太阳之脉，下循鼻外，入上齿中"。治齿不独取之肾，乃为正治也。

消补合法疗脾疳案

男孩，7岁。8月21日初诊。

呕吐2次，干呕，喷嚏，鼻涕，乏力，面色萎黄（++），消瘦（+++），纳差，夜眠欠安，大便干。舌淡苔白厚腻，心肺常。

此患儿面色萎黄、消瘦、纳差，伴有干呕、乏力，皆为脾疳之征，多由哺食无度，损伤脾胃所致，便干、夜眠欠安为脾胃不和食积化热之象，喷嚏、鼻涕为体虚外感之征，诊断为脾疳，治疗上偏补则壅碍气机，峻消则损脾伤正。

处方　亚康颗粒加　大黄3g　苍术6g　炒枳壳6g　炒麦芽10g　白茅根15g

20剂，日1剂，水冲服，服5日休息2日。

于健脾理气、消食和胃之中，配伍泻下之大黄及清肺胃热之白茅根。

12月4日二诊（调理体质）：家长诉体重增加显著，其间发热2次，已治愈，现少涕，轻咳，舌淡苔白，心肺常。

处方　亚康颗粒加　炒紫苏子10g　大黄 3g　苍术 6g　枳实 6g　连翘10g

　　20 剂，服法同前。

　　予健脾理气药中配伍炒紫苏子、枳实以止咳化痰，连翘以疏散风热，以善其后。

　　小儿疳证，多由饮食失节，肥甘无常，生冷无度，伤及脾胃，致脾胃运化无力，食积停滞，而致一系列虚弱干枯之候，此非气血虚弱也，而为虚实夹杂之症，故治疳之法，必当时时顾护胃气，视患儿体质强弱、病情浅深，合理运用消补二法调理为要。

从脾胃论治小儿嗜衣案

男孩，4岁。3月23日初诊。

纳少，消瘦（++），嗜衣，发黄，面色可，夜眠欠安，常夜啼，腹不适，易感冒，月月发作，二便可。舌红苔白，心肺常。诊断为厌食；嗜异症。此患儿乃脾运不健、胃纳不化。脾虚运化失健，食滞中焦，则纳少，腹不适，夜眠欠安，嗜衣，常夜啼；脾虚气血生化乏源，无以滋润、濡养四肢肌肉、毛发，则消瘦，发黄；脾肺为母子之脏，久则母虚及子，必然引起肺气虚，外邪侵袭，则易感冒。舌红示胃中有热。治以健脾益胃、消积清热。

处方　消积颗粒加　苍术6g　青蒿10g　生龙骨30g　白茅根15g

15剂，日1剂，水冲服，服5日休息2日。效则继服15剂。

另嘱配合饮食、起居调理，当患儿出现嗜衣行为时，严忌打骂，可采取运动疗法以转移其注意力，拿开异物，同时多关心孩子，不应过分责罚，否则反而加重病情。

4月27日二诊：未感冒，嗜衣消失，纳食明显增加，夜啼减少，腹胀（+），二便可。舌红苔白，心肺常。患儿服药1月余，嗜衣瘥，诸症减轻，效不更方，故继予调和脾胃以善其后。

处方　消积颗粒加　补骨脂10g　炒麦芽10g　焦神曲10g　枳壳6g

11剂，日1剂，与上方余药交替服用，服4日休息3日。

9月14日三诊（调理体质）：患儿嗜衣未再发，嘱继续调理。

临床常见患儿异食已久，然其父母却未在意，自诩幼儿皆如此。非也！嗜异症又称异食癖，乃小儿在开始能够主动选择食物时，有意识地挑选非食品的异物，如泥土、衣物、纸张等，进行难以控制的咀嚼或吞咽，并往往不接受父母的劝阻，甚至违背家长，暗暗偷吃。本症的描述，散见于中医古籍"虫积""疳证"等。如沈金鳌《幼科释谜》云："爱吃生米面、炭、砖瓦，是脾胃疳。"

龚廷贤《寿世保元》："好食生米或好食壁泥，或食茶、炭、咸、辣等物者，是虫积。"幼儿无知，乳食不知自节，故而时常食积，积久成疳；卫生不能自理，食入不洁之物自是常事，虫卵入口易矣。然余认为此病既非疳证，也非虫积所致，系胃内有热，胃热者善饥，饥不择食，误食异物，食久成癖而成；又因异物积滞不化，脾胃受损，运化失常，积滞日久，郁结生热。所以治疗上予健脾和胃、消积清热。同时，现代医学认为，嗜异症的发生与肠道寄生虫病和铁、锌等微量元素缺乏有关。然临床仅予驱虫或补充微量元素，症状改善并不明显，吾常用健脾和胃之中药调理脾胃，脾胃健运，纳化有常，则可改善体内微量元素缺乏，恢复和增进食欲，纠正偏嗜异物的行为，常用消积颗粒等健脾助运中药外，含铁、锌较多的生龙骨、补骨脂、白茅根等中药，可配入辨证方中应用，从而提高临床疗效。

第三章 心系疾病

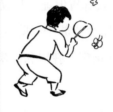

脾胃不和夜啼案

女孩，6个月。3月30日初诊。

夜眠不安，夜啼5天，轻咳，清涕，口唇轻湿疹，大便2～3日一解，糊状，双肺痰鸣音。此患儿素易咳喘，肺脾不和之故也；大便常干，伤乳得之；口唇湿疹，则源于内热熏蒸；素有"胃不和则卧不安"，"脾为生痰之源，肺为贮痰之器"，肺脾不和，加之痰热上扰，故见夜眠欠安，夜啼。《幼科发挥·喘嗽》曰："初伤乳者，未得顺气化痰，以致脾胃俱虚，乃成虚嗽。宜健脾补肺，消乳化痰。"故予亚康颗粒健脾消积，加炒紫苏子以降气化痰，生薏苡仁、生甘草以清热健脾，全方健脾和胃、消食化痰。脾胃和，痰浊消，则夜眠安，夜啼可止，咳嗽可愈。

处方　亚康颗粒加　炒紫苏子*10g*　生薏苡仁*10g*　生甘草*3g*

8剂，日1剂，水冲服，服4日休息3日。

5月7日因感冒再次就诊时追诉病史，服药4天，啼止，咳嗽痰多止，后4剂未服，可见正中病机。

"胃不和则卧不安"，大凡小儿夜眠不安，夜啼不止，多责之于脾胃，脾胃不和，胃肠积滞，腑气不通，究其本源，乃脾胃虚弱，运化不及，乃至于积，当健运脾胃可也。

脾虚食滞夜啼案

男孩，1岁4个月。4月16日初诊。

夜啼5个月，每晚数次，体重增长慢，混合喂养，腹胀（+），大便不化，日1～2次。舌淡苔白，心肺常。此患儿乃脾虚食滞夜啼也。脾虚食滞中焦，气机阻滞，则易腹胀；脾虚气血无以化生，则体重增长缓慢；脾虚清浊不分，合污而下，则大便不化，日1～2次；小儿乳食不知自节，脾胃运化力弱，故混合喂养儿更易食滞中焦。故予亚康颗粒健脾消积，生龙骨重镇安神，白茅根清热除烦，桂枝温阳益卫，诸药合用，共奏健脾和胃、调和阴阳、镇静安神之功。

处方　亚康颗粒加　桂枝6g　生龙骨30g　白茅根15g

12剂，日1剂，水冲服，服4日休息3日。

5月13日二诊：服药期间夜啼基本消失，近一周夜啼稍反复，体重稍增长，二便可。舌淡苔白，心肺常。此夜啼症状较前好转，但仍稍反复，继予健脾消积导滞之剂，方中亚康颗粒有健脾消积之功，炒白术健脾和胃燥湿，枳壳化滞行气，蝉蜕调肝平惊止啼。如此则积滞去，脾胃和，心神宁，则夜啼自除。

处方　亚康颗粒加　炒白术10g　蝉蜕6g　枳壳6g

12剂，服法同前。

3个月后随访，夜啼无发作。

夜啼俗称"夜哭郎"，多因脾寒、心热、惊恐、食积等原因所致。心主神明，心血不足，神明失养，神无所主，暴受惊恐，则生夜啼。然而在临床观察中发现夜啼患儿以混合喂养儿及人工喂养儿为主，除夜啼外，还有腹部胀满、大便不化等乳食积滞证表现。中医有言"胃不和则卧不安"，故治疗夜啼时重视健脾消食。方中药物经临床经验及药理研究证明具有增强机体免疫功能，抗惊厥，调整胃肠功能，调整神经功能，从而改善并解除小儿夜啼。治疗同时要嘱家属合理护理，孩子衣被舒适，不要过厚或太薄，不要喂凉乳或剩乳，乳母不要过食寒凉、辛热、泻下之品，给孩子养成良好的睡眠习惯，才可使治疗效果迅速有效，治疗痊愈后病症不反复。

导滞化湿治夜啼案

男孩，1岁3个月。9月7日初诊。

诉夜啼14天，夜眠欠安，夜啼每小时1次，体重增长慢，纳一般，腹胀（+），近1个月发际易疖肿，大便稍黏腻，日一解。舌淡苔白腻。诊断为夜啼，证属湿热蕴胃。夜啼常分为寒、热、虚、实、惊五大类，而本案患儿大便黏腻，腹胀，发际疖肿，苔白腻，司外揣内，见微知著，当为湿热蕴郁胃肠所致。小儿脾常不足，脾虚则生湿，湿邪留恋，又小儿饮食不知自节，食滞不化，酿成痰湿，郁而化热，湿与热邪互结，内扰心神，湿为阴邪，阴邪自旺于阴分，夜为阴，故夜啼而昼安。治当消积导滞、清热化湿。常言道，脾胃之病三分治疗，七分调养，调养之品以粥类为佳，故嘱粥疗调养。

处方　消积颗粒加　苍术6g　青蒿10g　蝉蜕10g　生薏苡仁10g

8剂，日1剂，水冲服，服4日休息3日。

辅以粥疗。

11月17日二诊（调理体质）：诉服上药4天后夜啼消失，继服4天后至今未发，发际疖肿未发，手足口病（未发热）1次，治愈，现急躁，汗多，体重增长缓慢，腹胀（+），纳可，肛门红，大便量多、黏腻。舌红苔白。其病愈大半，然肛门红、大便黏腻，提示患儿内热仍存，湿热蕴结胃肠。热当清之，湿当祛之，然湿性黏腻，不易祛除。又知阳能胜湿，故予清热消积导滞药中加入温阳之品，温阳药之中又以附子为最，故加制附子以温阳化湿；患儿急躁、汗多提示肝火较旺，故加煅龙骨以平肝潜阳、收敛止汗。祛邪有时，调养有度，调治结合，以达最佳疗效。

处方　消积颗粒加　焦神曲10g　连翘10g　制附子3g　煅龙骨30g

12剂，服法同前。

夜啼是婴幼儿时期一种常见病症，有时也是反映小儿需求的一种方式，正如《育婴家秘》所述："小儿啼哭非饥则渴，非痒则痛。为父母者，心诚求之，渴则饮之，饥则哺之，痛则摩之，痒则抓之，其哭止者，中其心也。如哭不止，当以意度。"临证当仔细区分。

食伤食滞夜啼案

．．．．．．．．．．．．．．．．．．．．

男孩，11个月。3月21日初诊。

夜眠欠安，夜啼，急躁，晨起咳嗽，咽红（+），纳少，发穗，面色萎黄（++），消瘦（++），大便稀，酸臭，日一解。舌红苔白，心肺常。此属喂养不当饮食积滞所致，胃不和则卧不安，若积滞郁而化热，热循胃络扰心，心烦不安，则啼哭更甚。

处方　亚康颗粒加　苍术6g　炒枳壳6g　炒白术10g

　　5剂，日1剂，水冲服。

3月28日二诊：夜啼好转，余症皆减轻，大便日2～3次。舌淡苔白，心肺常。中药暂不予，嘱饮食调护。

本证以夜啼兼有不思乳食、面色萎黄、消瘦、咽红为辨证要点。脾在志为思，乳食积滞中焦，积久不化，而致夜啼、不思乳食。积久更易损伤脾胃，脾胃运化失职，精微不布，则面色萎黄、消瘦。积滞郁而化热，下热上蒸而见咽红。

运脾消积治夜惊案

．．．．．．．．．．．．．．．．．．．．

女孩，1岁2个月。3月19日初诊。

夜惊时作，大便少。舌红苔白，心肺常。患儿大便少，思之肠胃失常，乃为夜惊之源。调胃和腑、健脾消积，佐以理气导滞，"六腑者，以通为顺"，通便导滞，健脾以运水谷。

处方 亚康颗粒加 大黄3g 炒麦芽10g 炒枳壳6g 甘草3g

　　8剂，日1剂，水冲服，服4日休息3日。

　　4月2日二诊：夜惊好转，然大便未明显改善。药证相应，吾思之是理气之功不够，改以枳实增强理气之力，加白芍以柔肝脾之阴、缓急之功，苍术以运脾。

处方 亚康颗粒加 白芍10g 枳实6g 苍术6g

　　8剂，服法同前。

　　夜惊多为受惊吓引起，如小儿突闻怪声、乍见异物等均可导致夜惊。古医籍关于小儿夜惊的记载多见于"客忤"范畴。然小儿脏腑娇嫩，尤脾常不足，且饮食不知自节。饮食失常，壅滞胃肠，气机不畅，故腹不适而夜惊。脾胃失常，影响气机升降，进而影响肝之疏泄，脾病及肝。小儿生理上心气怯弱，肝气未充，易惊好动，病理上"肝常有余"，肝气失疏，易于化火、化风，扰动心神，至夜寐惊啼。

清热运脾疗小儿夜惊案

　　男孩，5岁半。12月27日初诊。

　　易咳嗽，腹不适，二便可，鼻塞，口臭，晨起轻痰咳，皮肤痒，夜惊，多梦。舌红苔白腻，心肺常。该患儿咳嗽，伴有口臭、夜惊、皮肤痒等症状，为食积化热，脾失健运，稍感外邪，湿热上蒸于肺所致，肺宣降失常，发为咳嗽；小儿夜惊多由其脾胃不和有热所致，为"胃不和则卧不安"的表现之一；脾失健运，加之饮食不节，又复感外邪，湿热蕴洁，内外相互搏结，浸淫肌肤而易发为皮肤瘙痒，故从脾胃论治。

处方　消积颗粒加　桑白皮10g　蝉蜕6g　炒紫苏子10g　苍术6g

15剂，日1剂，水冲服，服5日休息2日。

方中姜厚朴、栀子、车前子、白豆蔻、苍术等清热燥湿药物中配伍大黄攻下泻火；炒牵牛子去积杀虫；炒牛蒡子、蝉蜕疏散风热、利咽透疹、息风止痉；桑白皮清泻肺热及炒紫苏子止咳化痰。

次年3月7日因咳嗽二诊：诉原夜惊、多梦症状消失，皮肤痒症状减轻，现鼻塞，偶咳1周，腹不适，咽红（+），大便少稀，日一解。舌红苔白腻，心肺常。此为复感外邪所致，故予亚康颗粒加减，以运脾燥湿，并取焦神曲消食和胃，炮姜温中止泻之功。

处方　亚康颗粒加　大黄3g　苍术6g　枳壳6g　炮姜6g　炙甘草3g

15剂，服法同前。

小儿夜啼及夜惊由食滞化热所致者，应从清热化滞，调理脾胃入手。同时，调理脾胃运化功能，对其皮肤瘙痒等症状的改善也有肯定的疗效。

调脾止啼案

女孩，1岁1个月。10月26日初诊。

夜啼，夜眠欠安，伴见消瘦（++），面色萎黄（+），嗜指，纳可，腹胀（+），大便量多。心肺常，舌淡苔白。此患儿夜啼属脾虚，婴儿时期由于脏腑娇嫩，形气未充，加之饮食不能自调，易损伤脾胃，而使脾胃运化失常，胃失和降。脾虚不能运化水谷精微，全身筋脉肌肉失养，故见消瘦；脾虚不能升达清阳，水谷津液趋向下行，则大便量多；面部失去气血濡养，则见面色萎黄；舌淡苔白均是由于脾虚，失去血液的滋润濡养所致。《素问·逆调论》指出："胃不和则卧不安。"脾为至阴之脏，喜温而恶寒，夜则阴盛阳衰，脾脏虚寒，阴得阴助，则夜啼不安。故予亚康颗粒健脾和胃，炒白术健脾固中，葛根升达清阳，煅龙骨重镇安神。诸药合用，共奏健脾和胃、调和阴阳、镇静安神之功。

处方　亚康颗粒加　炒白术10g　葛根10g　煅龙骨30g

10剂，日1剂，水冲服，服5日休息2日。

配服消咳散10包调节肠道菌群，促进消化吸收。

11月23日二诊：夜啼减轻，体重增加，现10.5kg，发细，便干。舌淡苔白腻，心肺常。此脾虚症状较前好转，但患儿出现便干、苔腻，积滞于中焦的症状明显，治以健脾消积导滞，积滞去，脾胃枢机健运，则诸症自除。

处方　消积颗粒加　炒白术10g　焦神曲10g　补骨脂10g　蝉蜕6g

10剂，服法同前。

肺脾气虚致头汗案

男孩，4岁。7月29日初诊。

头汗1年，易咳嗽，冬甚，腹胀（+），二便可。舌淡苔白，心肺常。此患儿乃肺脾气虚证。《景岳全书·汗证》曰："汗之太多者，终属气分之虚。"头为诸阳之会，头汗多因表虚、里热，或阳热上蒸，小儿汗证多属虚证，肺脾气虚为多。肺主皮毛，脾主肌肉，肺脾气虚则卫表不固、不能摄津、津液外泄而汗出，此时易感冒、咳嗽又加重汗出，形成恶性循环；脾虚气滞则腹胀。故治之应先健脾和胃，脾胃调和，则肺气自盛，汗证易解。

处方　消积颗粒加　五味子6g　生黄芪10g　浮小麦10g　炙甘草3g

15剂，日1剂，水冲服，服5日休息2日。

方中消积颗粒调和脾胃，黄芪益气止汗，五味子敛阴止汗，浮小麦收敛止汗。

9月24日二诊：其间咳嗽1次，已愈，现入睡晚，头汗显少，二便可。舌红苔白腻，心肺常。咳嗽瘥，头汗好转，但苔白腻明显，故继续行健脾和胃消积之剂。

处方　消积颗粒加　生黄芪10g　桑白皮10g　蝉蜕6g　枳壳6g

16剂，日1剂，水冲服，服4日休息3日。

小儿肌肤嫩薄，腠理疏松，清阳发越，较之成人易于出汗。常见入睡之时，头额汗出，又无他症者，不属病态。若在日常环境下，全身或局部出汗过多，甚则大汗淋漓则为病症。肺为水之上源，主通调水道，脾主运化水液，故肺脾在汗液的形成和排泄中具有重要的调节作用，且小儿脾常不足、形气未充、腠理疏松的生理特点，加之现今儿童饮食不节等易致脾胃损伤的生活习惯，当从调理肺脾入手，以调脾助运，补肺益气为要旨，辅以固表敛汗等治标措施，方获良效。

健脾清热疗血证案

女孩，6岁。5月29日初诊。

特发性血小板减少性紫癜（ITP）反复发作1年余，血小板（PLT）显著降低，激素治疗中，感冒为因，体胖，鼻涕，时咳，口臭，汗多，皮肤高敏，手心热，便干。舌红苔白厚腻，心肺常。

> 处方　消积颗粒加　青蒿 10g　地骨皮 10g　黄芪 10g　射干 6g　生薏苡仁 10g
>
> 15剂，日1剂，水冲服，服5日休息2日。
>
> 嘱其激素减量。

ITP属于中医"血证"的范畴，《景岳全书·血证》言："血本阴精，不宜动也，而动则为病；血主营气，不宜损也，而损则为病。盖动者多由于火，火盛则逼血妄行；损者多由于气，气伤则血无以存。"该患儿盖以正气亏虚兼外感风热时邪为因，以致血热妄行，溢于皮下，又因小儿为纯阳之体，在激素治疗逐渐减量过程中易护理不当感受外邪从阳化热，故而有鼻涕、咳嗽之外感表证兼便干、口臭、舌红苔白厚腻、手心热等内热症状，其体胖为其长期激素治疗所致。故以消积颗粒加青蒿、地骨皮调其脾胃泄其内热，生薏苡仁健脾利湿，射干清泻肺火、降气祛痰，黄芪固表止汗。

6月17日二诊：激素减量中，血小板 46.4×10^9/L，白细胞 8.62×10^9/L。时腹不适，心肺常，二便可。舌红苔白厚腻。热症减少，其血小板下降多与其激素减量阶段小儿脾常不足，肾常虚的生理特性有关，故补其脾胃后天之本为主，兼清内热。

> 处方　黄芪 10g　炒白术 10g　黄芩 10g　槟榔 8g　姜半夏 8g　栀子 8g
>
> 地骨皮 10g　连翘 8g　苍术 8g　车前子 10g　枳壳 8g　甘草 6g
>
> 10剂，日1剂，水煎服[2]，服5日休息2日。

7月1日三诊：血小板 68.4×10^9/L，停用激素，一般情况可，腹不适，咽不适，皮肤高敏，少许荨麻疹。舌红苔白腻，脉数。此为该患儿病情迁延日久，致气虚阴伤，血液不循常道而溢于脉外的表现，继续补脾和胃调养正气，继服上方，去苍术加生薏苡仁，强其清热之力。

处方　黄芪10g　炒白术10g　黄芩10g　槟榔8g　姜半夏8g　栀子8g

地骨皮10g　连翘8g　生薏苡仁15g　车前子10g　枳壳8g　甘草6g

15剂，服法同前。

后2个月内复诊4次，停用激素后血小板介于（90~136）×10^9，其间均以补脾胃兼清内热为法调护。

10月16日八诊：血小板115×10^9/L，咳2周，痰咳，汗多，满月脸基本消失，大便稍干。舌红苔白厚腻，心肺常。停用激素3月余，其体胖好转、满月脸症状消失。由于大剂量激素的应用，使其正虚防御无力，外邪易侵，故而外感表证兼夹湿热之症候，缠绵黏腻，难以祛除，故以补脾兼清热之法调理为要。

处方　消积颗粒加　苍术6g　黄芪10g　青蒿10g　生薏苡仁10g　射干6g

20剂，服法同前。

消咳散6包，以达急则治其标之意。

3个月后随访，其母诉体质明显增强，复查血小板未见明显异常。

调后天补先天治癫病案

女孩，4岁。4月8日初诊。

患儿平素体质虚弱，于2年前开始在门诊调理，现癫病发作1天，呕吐1次后好转，时见胡言乱语、循衣摸床，某医院诊断为脑炎，抗炎治疗1天后，热平，神志正常，继来就诊，平素易惊恐、忧虑，时常有被迫伤害妄想症，偶胡言乱语，手足不温，消瘦明显，咽红（+）。舌红苔白厚腻，心肺常。吾思之为癫病。其为试管婴儿，其母曾行4次试管婴儿术，才获一女孩，心喜望之，然生后多疾，忧患未断。此儿胎弱也，如《活幼心书》指出："苟或有生，譬诸阴地浅土之草，虽有发生，而畅茂者少。又如培植树木，动摇其根，而成者鲜矣。由是论之，婴孩怯弱，不耐寒暑，纵使成人，亦多有疾。"母血气虚，胎失所养，先天禀赋不足，致阴阳两虚，小儿肾常虚，肾中之真阴真阳较为稚弱，故常易惊恐、害怕，先天精气未充，脑髓未充，脏气虚弱，筋骨失养而成。体弱不耐邪，热病之后极易痰火上扰，蒙蔽清窍，元神无主，神知不明，发为癫病。遂给予培补脾肾、益气养血，养后天以补先天，后天之精以充肾精。

处方　苍术10g　茯苓12g　炒白扁豆10g　黄芩10g　姜半夏10g　槟榔10g

白豆蔻6g　枳壳10g　生栀子10g　炒莱菔子12g　炒白术10g　生甘草3g

12剂，日1剂，水煎服[②]，服4日休息3日。

5月17日二诊：癫病未发作，手足温，轻感冒，眼袋重，汗多，手心热，乏力，口涎。舌红苔白厚腻，心肺常。继予中药调之，补脾肾，精血同源，脾为气血生化之源，后天之本，血充神安，故以调脾胃为治病之本。

处方　亚康颗粒加　太子参10g　生地黄5g　炒麦芽10g　枳壳6g　生甘草3g

15剂，日1剂，水冲服，服5日休息2日。

后期继续行调脾补肾以治之，患儿体重缓慢增长，癫病未现，身体亦逐渐康复，母甚喜之。一直随诊至今，调理脾胃，助其生长，生肌长肉，效果显著。

此案是癔病之现，鬼神之言，不可尽信，望与众人共习之。

癔病表现为神经过敏，易激动，言语错乱，哭笑无常，情绪激动，举止失常，狂喊乱叫，是一种常见的精神障碍，其表现多种多样，故有人称为"疾病模仿家"。多见于青年女孩，但是儿童亦可见之。其多有特殊的性格特点，即癔病性性格特点，是发病的重要基础，而急剧持久的精神刺激是发病的重要原因，如惊恐、悔恨、忧虑等。

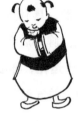

第四章 肾系疾病

下病上取遗尿案

女孩，4 岁。11 月 24 日初诊。

尿频 1 年余，近期频作，睡沉遗尿，现咳嗽，鼻塞，汗多，大便可。舌红苔白，心肺常。此患儿辨证乃肺虚易感体质，肺气不足，卫外不固，外邪易侵，又有《灵枢·本神》："肺气虚则鼻塞不利，少气；实则喘喝，胸盈仰息。"故见鼻塞。肺主皮毛，气血津液敷布皮毛，皮毛润泽，汗孔开合有度，肺虚不固则多汗。肺主气，为水之上源，具有宣通肃降的功能，肺失宣降，水液运行失常致膀胱失约而尿频，自遗。脾为后天之本，气血生化之源，脾阳健旺，自可制水，升清降浊，脾阳虚失于运化，脾虚下陷且后天之本不能涵养先天之本，致肾虚而遗尿。治以止咳化痰、益气温阳。

处方　咳嗽颗粒加　桃仁 10g　桂枝 6g　白芍 10g　黄芪 10g

20 剂，日 1 剂，水冲服，服 5 日休息 2 日。

次年 1 月 16 日二诊：白天无尿频，夜眠沉睡轻，现晨起轻咳，清涕，易患荨麻疹，遇冷明显。舌红苔白，心肺常。此为复感风寒，治以止咳化痰、健脾温肾。

处方　咳嗽颗粒加　苍术 6g　制附子 3g　蝉蜕 6g　甘草 3g

15 剂，服法同前。

历代医家多认为，遗尿的发生是由于肾与膀胱虚冷所致。故多从肾虚、膀胱失约论治，采用温肾固涩之法。但遗尿不能盖用温肾之法，本案以调理肺脾为主，稍佐温肾之品，而获良效，可见遗尿的发生与肺脾也有着密切关系。肺主治节，为水之上源，具有上调水道，下输膀胱之职，肺虚则治节失司，令膀胱失约而发病。脾主固摄，为水液运化之枢纽，脾虚则固摄无权，令水湿不化，直趋下焦而自遗。肺脾气虚所致遗尿为上虚不能制下，治疗上以健脾补肺为主，即下病上治。

遗尿案

女孩，2岁。11月14日初诊。

夜眠欠安，口臭，消瘦（++），易乳蛾，发黄，纳少，尿频，遗尿，二便可。舌红苔白厚腻，心肺常。此患儿脾胃素虚，纳化无力，脾运失司，故见纳少，久致消瘦；"胃不和则卧不安"，故见夜眠欠安；《素问·六节脏象论》曰"肾者……其华在发"，肾气虚，故见发黄，然肾为先天之本，脾为后天之本，中州之源匮乏，先天亦失养，故究其本源，发黄亦赖于脾胃之虚；脾胃不和，纳化失常，脾胃气虚，脾运失司，气机停滞，郁而化热，故见口臭、舌红苔白厚腻；虚热上蒸，故见乳蛾；虚热下达于小肠，故见尿频，遗尿。故此患儿症状虽多，究其本源，皆可归之于脾胃气虚，当益气健脾、养阴清热可也。

处方　亚康颗粒加　炒白术10g　葛根10g　白茅根15g　炒麦芽10g

12剂，日1剂，水冲服，服4日休息3日。

消咳散12包以助消化。

12月19日二诊：患儿遗尿及尿频愈，易暗哑，体重增长0.25kg，舌淡苔白腻。可见脾胃稍和，气虚渐愈，热蕴肺脾，治以健脾和胃、清热通腑。

处方　亚康颗粒加　薄荷6g　射干6g　生薏苡仁10g　枳壳6g

12剂，服法同前。

配合消咳散及小儿推拿，渐序调理。

次年9月5日因咳嗽三诊：诉未再遗尿、乳蛾，现咳嗽2天，阵咳，伴低热1次，消瘦（++），咽红（+），二便可。舌淡苔白，心肺常。患儿脾气不足，乃病之根本也，故见消瘦，防御不力，必受外扰，邪气外侵，首先犯肺，故见咳嗽。急则治其标，故治之当清肺通腑、化痰止咳。

处方　咳嗽颗粒加　桃仁10g　射干6g　炒紫苏子10g　枳壳6g

　　6剂，日1剂，水冲服。

　　小儿之遗尿，医者多以肾为主，温肾固涩，然统观之，辨其整体，此遗尿之儿，伴脾胃不和，气虚不固，虚热之象，故治之不可局限于肾，当整体论治，以补益中焦为主，中州得固，先天得养，遗尿自愈。

脾虚湿盛致遗尿案

　　男孩，3岁。2月26日初诊。

　　易积滞，易发热，纳少，口臭，面色萎黄（+），汗多，常尿裤，大便可。舌淡苔白。辨证为脾虚湿盛、气虚失摄。

处方　消积颗粒加　苍术6g　黄芪10g　桂枝6g　炒麦芽10g

　　15剂，日1剂，水冲服，服5日休息2日。

　　3月21日二诊，纳食进步，喉痰，少涕，大便软，汗多好转，仍尿裤，遗尿，鼻干，咽红。舌红苔白。湿盛纳少等积滞症状渐减，肺脾同治兼调和营卫。

处方　亚康颗粒加　大黄3g　桂枝6g　五味子6g　炒枳壳6g　桑白皮10g

　　15剂，服法同前。

　　4月14日三诊，尿裤减轻，纳少，呕吐1次，大便好转。舌红苔白，心肺常。

处方　亚康颗粒加　苍术6g　炒紫苏子10g　炒麦芽10g　炒枳壳6g　甘草3g

　　10剂，服法同前。

　　遗尿，虽责之为膀胱不能约束，但其根本原因在于肾、脾、肺、肝的脏腑功能失调，小儿尤以脾脏虚弱所致遗尿多见。脾为中土，性喜燥恶湿而能制水，治疗以健脾利湿、脾气固摄为大法，每获良效。

第五章

五官疾病

脾胃湿热鼻渊案

女孩，4 岁。5 月 16 日初诊。

浊涕 2 年，反复鼻塞，黄涕，现轻痰咳，口臭，汗多，咽红（+），便干。舌淡苔白腻，心肺常。此患儿乃脾胃积热证。《医学正传·卷五》曰："面为阳中之阳，鼻居而之中，一身之血运到面鼻，皆为至清至精之血。"脾胃积热，循经上蒸鼻窍，故鼻涕黄浊；积热滞鼻，壅阻脉络，故鼻塞反复；热结脾胃，浊气上蒸则口臭，咽红；肠道失于津液濡润，则便干，鼻渊日久，耗伤肺脾之气，肺失宣降，故轻痰咳；肺卫不固，故汗多，舌红苔白腻亦为脾胃积热之征。故应以健脾和胃、消积清热为法。

方一 消积颗粒加 连翘 10g 苍术 6g 当归 10g 生黄芪 10g

10 剂，日 1 剂，水冲服。

方一 消积颗粒加 桑白皮 10g 薄荷 6g 生薏苡仁 10g 生黄芪 10g

10 剂，日 1 剂，水冲服。此两方交替服用，服 5 日休息 2 日。

6 月 25 日二诊：服上药后浊涕消失，家长代诉近日少清涕。浊涕将瘥，诸症减轻，效不更方，继予上 2 方健脾和胃、消积清热，以善其后。后期电话随访，浊涕消失，近期未再犯此疾。

《医学摘粹·杂证要诀·七窍病类》："如中气不运，肺金壅满，即不感风寒，而浊涕时下者，此即鼻渊之谓也。而究其本原，总由土湿胃逆，浊气填塞于上，肺是以无降路矣。"鼻渊病在鼻，脏属肺，但与脾胃也有关系。阳明胃经循行于鼻部，胃经有热，可循经上犯于鼻。脾胃互为表里，脾主升清，胃主降浊，若脾胃不健，清气不升，浊气不降，热毒之邪上犯鼻窍，蒸灼鼻窦而致病。鼻为清窍，以通为用，治疗应以健脾和胃为要，脾主升清，胃主降浊，清气升，浊阴降，脾胃和，鼻通涕止。

补脾益肺疗鼻渊案

·····················

男孩，5岁8个月。12月11日初诊。

浊涕5个月，平素易感冒，现喉痰，时咽痛，鼻塞明显，张口呼吸，汗多，面色萎黄（+），唇红，便稍干。舌红苔白腻，心肺常。诊断为鼻渊，即西医之鼻窦炎。因浊涕扰窍，故鼻塞明显、张口呼吸；心脾热盛，脾开窍于唇，心开窍于舌，故患儿唇红、舌红苔白腻；热灼伤阴则咽痛、便干；辨证为心脾积热。患儿以正虚为主，肺卫不固，风寒外袭，入里化热或与里热相合，引发夙疾，发为鼻渊。治以清热祛湿、通鼻窍为标，培土生金、补脾益肺为本。

处方　生黄芪12g　苍术10g　茯苓10g　炒白扁豆10g　黄芩10g　槟榔8g　姜半夏8g　生栀子10g　连翘10g　桑白皮10g　车前子12g　生甘草8g

10剂，日1剂，水煎服②，服5日休息2日。

次年4月1日再次浊涕二诊：患儿于3月8日发病，服初诊方10剂，服药后效果未见明显减轻，遂来面诊。其母诉：服上药（50剂）加小儿推拿辅助调理，鼻渊明显减轻，其间未复发。但近日咽不适，轻痰咳，浊涕再现，病程20天余，再服上药无效，舌红苔白腻。长时间服同一种药，效不佳。其一：患儿病情随时间而改变，不可同病同证同治。其二：中药的相对耐药性，中药是否会耐药也需考究。吾认为中医之本是辨证论治；中医之观是整体观念。鼻渊病位虽在鼻窍，而非仅于鼻，唯有从整体调之，体质增强，鼻窍乃不受邪，正如《黄帝内经》言："正气存内，邪不可干。"故调上方以健脾益气、清透郁热为主，清解之力强于上方，以观后效。

处方　苍术10g　生黄芪12g　炒白扁豆10g　黄芩10g　姜半夏10g　白前10g
紫菀10g　连翘10g　青蒿10g　薄荷10g　枳壳10g　生甘草8g

16剂，日1剂，水煎服②，服4日休息3日。

2个月后特意随访，鼻塞愈。

《素问·气厥论》："鼻渊者，浊涕下不止也。"小儿素有阳虚或气虚，遇寒邪侵袭，肺卫不固，鼻为肺窍，肺受寒邪，鼻窍不利，津液不布，经久不愈，形成败浊之物，则先见于鼻；内有湿热，风寒外袭是鼻渊发病的重要病机，体内湿热素盛，受外邪引动，内外合邪，郁蒸而蒙蔽于上，清窍为之壅塞，气血凝涩，积久则臭败而秽恶，色味如脓，则发为鼻渊。如《杂病源流犀烛·鼻病》所谓："又有鼻渊者，即脑漏也。由风寒凝入脑户，与太阳湿热交蒸而成，或饮酒多而热炽，风邪乘之，风热郁而不散而成。"中医认为，鼻为清窍，以通为顺，鼻窍通顺，湿浊邪毒排出，鼻渊自愈，健脾为除湿之本，补脾气，实肺卫为固表之本。鼻为肺之外窍，呼吸出入之门户，故受气味和气候的变化易反复发病，余邪不清，滞留鼻窍，可由鼻入肺经，肺经伤，肺气失宣，脾失运化，津液清化不利，邪毒湿浊停聚窦窍，腐败化脓而引起该病。另一方面，究其本源，总由"正气不足"，肺卫不固，外邪引发凤疾，浊气填塞于上，肺无降路，津液不布。故以补脾肺之气为治鼻渊之本。

固本祛邪疗鼻渊案

男孩，6岁。6月17日初诊。

鼻渊1年，浊涕，易咳嗽，鼻鼾，汗多，消瘦（++），面色萎黄（+），腹软，便干。舌淡苔白厚。患儿鼻渊1年，浊涕与肺热之邪为患日久，肺热属阳邪，易伤津耗气，致肺卫不固，咳逆上气，故易咳嗽；肺与大肠互为表里，肺失宣降，津液不得下达，故易出现便干等症状；浊涕属阴邪，其性黏腻，易阻遏阳气，入脾经后使健运受损，则出现消瘦、面色萎黄等脾胃受损之象，此阶段病邪为湿、热、瘀之邪，病性为虚实夹杂，故予消积颗粒加减，方中姜厚朴、生栀子、大黄、车前子、白豆蔻等清热化湿行气；并配伍苍术燥湿健脾，川芎活血行气；射干消肿利咽，生薏苡仁燥湿利水，炒麦芽消食和胃。

处方　消积颗粒加　苍术6g　川芎6g　射干6g　生薏苡仁10g　炒麦芽10g

20剂，日1剂，水冲服，服5日休息2日。

7月29日二诊：服上药月余，现未咳，鼻塞止，少鼻衄，喉痰，便略干。舌红苔白厚，心肺常。仍有少许鼻衄、喉痰等肺卫不和及便干之少津之症，上方易川芎、射干、生薏苡仁、炒麦芽为枳实、白芍、桑白皮、薄荷，取枳实化痰消积之意；又因时处中伏，取薄荷之凉性用以疏散风热。

处方　消积颗粒加　苍术6g　枳实6g　白芍10g　桑白皮10g　薄荷6g

20剂，服法同前。

11月11日三诊：诉鼻涕时轻时重，多自愈，纳食进步，鼻干，磨牙，咽略红。舌淡苔白，心肺常。该患儿外感表证多能自愈、纳食进步，提示其卫外之力及脾胃运化功能得以改善；仍有鼻干、磨牙、咽略红等脾胃积热之症状。故予消食和胃、健脾利湿之品中酌加木香行气，连翘、射干消肿利咽。

处方　亚康颗粒加　大黄3g　苍术6g　木香6g　连翘10g　射干6g

20剂，服法同前。

小儿鼻渊之本，责之肺脾两虚，营血难以上布鼻窍，加之肺卫虚弱难以祛邪外出，并易受风热痰湿侵袭，久则损伤脾土，使湿痰内阻，风热痰邪易于滞留，肺脾之虚及风热痰湿等相互为病，虚实夹杂。故鼻渊之治，当以固本祛邪，用疏风清热、燥湿化痰之法祛肺脾之标，健脾之法补其本，方可见效。

宣上温下愈肺寒鼻塞重咳案

男孩，7岁。6月17日初诊。

鼻塞少涕，痰白黏，夜咳甚1周，时吐，二便可。此为风寒外感，肺失宣降所致。鼻塞及咳嗽乃患儿主要疾苦，鼻塞甚则必张口呼吸，又易咽干口燥，使外邪叠加，咳嗽更甚，必立方疏风散寒、宣肺利窍方应病机。

处方 咳嗽颗粒加 大黄 3g 炒紫苏子 10g 炒枳壳 6g 槟榔 10g 苍术 6g

7剂，日1剂，水冲服。

配合三叶足浴方，每晚足浴至微汗出。

6月24日1周后二诊：鼻通咳止，舌红苔白，心肺常。立方调脾和胃，以善其后。

处方 亚康颗粒

8剂，日1剂，水冲服，服4日休息3日。

此案贵在宣上温下之法，中药以宣肺气，配合足浴温通足部经络，以达温下通上之目的，上以宣散，下以温通，功效则倍。

从脾胃论治鼻窒案

· ·

女孩，9岁。8月27初诊。

发作性鼻塞3年，每年秋冬季明显，少涕，鼻眼痒，二便可。舌红苔白腻，心肺常。《素问玄机原病式·六气为病》曰："鼻窒，窒，塞也。"鼻窒则指经常性鼻塞为主要特征的慢性鼻病。其病机多与肺、脾二脏功能失调有关。《黄帝内经》云："九窍不利，肠胃之所生也。"此患儿舌红苔白腻，乃脾胃运化失健之象，故其标在肺，实与脾密切相关，脾虚湿浊滞留鼻窍而为病。所谓脾虚则肺亦虚，肺气虚弱，卫外不固，风寒等邪乘虚入侵，伤及鼻窍，鼻塞反复发作，屡犯不已而致此疾。故以健脾和胃、益气疏风为法。

处方 亚康颗粒加 大黄3g 苍术6g 蝉蜕6g 生黄芪10g 桑白皮10g

15剂，日1剂，水冲服，服5日休息2日。

9月2日二诊：服药5日仍鼻塞，时咳，二便可。舌红苔白，心肺常。此次就诊兼见咳嗽，继以调理脾胃为法，培土生金，酌加宣肺止咳之品，辅以足浴温下通上，兼中药蒸汽熏鼻，直达病所，内外兼治。

处方 苍术10g 生黄芪12g 炙杏仁10g 桔梗10g 黄芩10g 姜半夏10g 槟榔10g 桑白皮10g 炒牵牛子6g 车前子12g 枳壳10g 生甘草8g

5剂，日1剂，水煎服[②]。

9月14日三诊：鼻塞减轻，咳嗽加重，喉痰，舌红苔白，心肺常。本次就诊患儿以咳嗽为主诉，故本次治疗以宣肺止咳化痰为主。

处方　紫苏叶 10g　桔梗 10g　黄芩 10g　姜半夏 10g　桃仁 10g　僵蚕 12g

　　　白前 10g　紫菀 10g　炒紫苏子 12g　炒牵牛子 6g　枳壳 10g　生甘草 8g

　　　8 剂，日 1 剂，水煎服[①]，服 4 日休息 3 日。

12 月 1 日因咳嗽 5 日四诊：鼻塞消失，愈。现痰咳，晨起少涕。舌红苔白，心肺常。守上方去僵蚕加苍术，以宣肺止咳。

处方　紫苏叶 10g　桔梗 10g　黄芩 10g　姜半夏 10g　桃仁 10g　苍术 10g

　　　白前 10g　紫菀 10g　炒紫苏子 12g　炒牵牛子 6g　枳壳 10g　生甘草 8g

　　　8 剂，服法同前。

《东垣试效方·卷五》："若因饥饱劳役损伤，脾胃生发之气既弱，其营运之气不能上升，邪害空窍，故不利而不闻香臭也。宜养胃气，使营运阳气、宗气上升，鼻则通矣。"若因脾胃虚弱，运化失常，则易湿浊滞留鼻窍而为病，健运脾胃之气当为之要。

培土生金治鼻窒案

男孩，8 个月。5 月 28 日初诊。

反复鼻塞 6 个月，喉痰，轻咳，浊涕，面色萎黄，大便色绿。舌红苔白厚腻，心肺常。脾虚不运生痰湿，阻遏气机，肺气失宣，故反复鼻塞，喉痰；脾虚失运，故大便不化伴色绿。遂诊断为鼻窒，证属肺脾气虚，立法为培土生金、宣肺开窍。

处方　亚康颗粒加　葛根 10g　苍术 6g　甘草 3g

　　　8 剂，日 1 剂，水冲服，服 4 日休息 3 日。

予上方以健脾助运、升清水谷，恢复气机之升降，益助肺气之宣发，以疗鼻窒。因脾为肺之母，故补益脾气、健脾助运，使土旺金充，肺气得宣。

6月13日二诊：鼻塞明显好转，大便少绿，现偶咳，余症减轻。舌淡苔白，心肺常。效不更方，继续运脾补肺、培土生金、补益肺气。

处方 亚康颗粒加　蜜枇杷叶 6g　白豆蔻 3g　陈皮 6g

8剂，服法同前。

肺开窍于鼻，鼻塞多因肺气不宣而致。肺气不宣，一可因外邪犯肺，卫气郁闭，肺气不宣。二可因肺气不足，肺气宣发不及，或者肺气肃降不及而至。鼻塞反复发作，日久伤脾，故而培土生金、益脾补肺，补脾气以助肺气宣发之功，以疗鼻窒，每每用之，疗效显著。吾思之其虽小疾，但往往影响患儿睡眠，难以痊愈，医家多按鼻炎治，或以辛夷之类，或以洗鼻之术，虽能一时取效，但易反复不愈，此必内调肺脾方可理之。

鼻窒调治案

············

男孩，6岁。12月5日初诊。

反复鼻塞3年，易感冒，咳嗽，现鼻衄，二便可，舌红苔白，心肺常。诊断为鼻窒，肺开窍于鼻，久病于肺，其气必虚，故易感冒、咳嗽，现复感热邪，则舌红苔白，鼻衄，脾肺相关，故肺虚常致脾虚，脾虚又可影响肺之宣发，故治以调脾为主，脾和则肺自愈，方可长治久安。

处方 苍术 10g　茯苓 10g　炒白扁豆 10g　桔梗 10g　黄芩 10g　槟榔 10g　白豆蔻 5g　生栀子 10g　桑白皮 10g　车前子 12g　枳壳 10g　生甘草 8g

16剂，日1剂，水煎服②，服4日休息3日，控防兼具。

翌年1月20日二诊：距初诊1月余，外感1次，治愈，鼻衄1次，现腹胀（＋），口臭，大便稀，舌红苔白厚腻。大便虽稀亦属积热，故调上方易白豆蔻、桑白皮为炒牵牛子、连翘，以健脾和胃、清热化积。

处方　苍术 10g　茯苓 10g　炒白扁豆 10g　桔梗 10g　黄芩 10g　槟榔 10g　炒牵牛子 6g　生栀子 10g　连翘 8g　车前子 12g　枳壳 10g　生甘草 8g

16 剂，服法同前。

3月23日因轻咳2日三诊：经调理未感冒，鼻塞愈，未衄，现轻咳，喉痰，舌淡苔白，心肺常。患儿脾胃稍和，久病易虚，虽有轻咳，亦不治肺，健脾和胃，兼宣肺化痰，标本兼顾，使气血生化有源，则可长治久安。

处方　生黄芪 12g　苍术 10g　茯苓 10g　炒白扁豆 10g　黄芩 10g　姜半夏 10g　槟榔 10g　生栀子 10g　桑白皮 10g　炒紫苏子 10g　枳壳 10g　生甘草 8g

16 剂，服法同前。

肺开窍于鼻，肺气不宣则鼻塞，久病鼻塞则致肺虚，肺脾相关，久病于肺，必致脾虚，脾虚又致久病，故治以培土生金、益脾补肺，补脾气以助肺气宣发之功。

易乳蛾案

············

男孩，11岁。1月29日初诊。

患儿反复乳蛾多年，近期复发2次，乳蛾I度，汗多，磨牙，面色萎黄（++），二便可。舌淡苔白，心肺常。乳蛾常发，恶性循环，久病致虚，而热盛于内，卫气不固则汗多，脾气不足则面色萎黄，小儿磨牙因热盛。治以健脾益气、消食清热，标本同治，控防兼具。

处方　生黄芪12g　茯苓12g　炒白扁豆12g　黄芩10g　青蒿10g　生栀子10g　姜半夏10g　槟榔10g　车前子12g　炒牵牛子6g　枳壳10g　生甘草8g

16剂，日1剂，水煎服^②，服4日休息3日。

5月7日二诊（调理体质）：其间未乳蛾，纳食进步，面色好转，仍见咽不适，故上方去车前子加炒白芍，滋阴养血。以达健脾益气、滋阴清热之功。

处方　生黄芪12g　茯苓12g　炒白扁豆12g　黄芩10g　青蒿10g　生栀子10g　姜半夏10g　槟榔10g　炒白芍12g　炒牵牛子6g　枳壳10g　生甘草8g

16剂，服法同前。

清代杨龙九《重订囊秘喉书·乳蛾》曰："在右者为喉，肺病，因气而得；在左者为咽，胃病，因食热毒而生。"小儿体禀纯阳，"咽喉为肺胃之门户"，饮食失常，常易化热，熏蒸咽喉，发为乳蛾，久病必致气虚。其常复发，标为实证，然气虚热盛为其本，治之宜除其因，方可长治久安。然何称之为易乳蛾？一则乃古代医家所谓慢乳蛾是也，其因急乳蛾反复发作，经久不愈，以喉核常溢少量脓液，微红微肿，咽部不适为主要表现的咽喉疾病。二则指平素容易急乳蛾反复发作者，发则或红，或肿，或溃烂等，消时亦可如常。临床吾常将二者统称为易乳蛾，以辨证施治。

上病下取乳蛾案

女孩，9岁。1月13日初诊。

2个月内反复乳蛾发作5次，现高热，轻咳，黄痰，面色萎黄（++）。舌淡苔白，双肺音粗。咽喉为肺胃之门户，小儿阳常有余，脾常不足，阳热内盛体质，加之饮食不节，热积胃腑，复因感受外邪郁而化热，循经上攻咽喉，发为乳蛾。

处方　消积颗粒加　射干6g　葶苈子10g　桑白皮10g　生薏苡仁10g　生黄芪10g

20剂，日1剂，水冲服，服5日休息2日。

予上方以清热泻下、解毒利咽。其中大黄、姜厚朴、炒牵牛子以通腑泄下；生栀子、生薏苡仁、车前子以清解蕴热；炒牛蒡子、射干解毒利咽；葶苈子、桑白皮清泻肺火；小儿脾常不足，故佐以生黄芪以顾护脾胃，补气健脾，防止攻伐伤正，另取其托毒生肌之效。

1月30日二诊：偶咳，面色萎黄（+），二便可。舌淡苔白。

处方　消积颗粒加　桑白皮10g　炒紫苏子10g　陈皮6g　焦神曲10g　当归10g

20剂，服法同前。

3月5日三诊：其间乳蛾未发作，未感冒，二便可。舌红苔白厚，心肺常。

处方　亚康颗粒加　大黄3g　青蒿10g　白茅根15g　枳壳6g　生薏苡仁10g

16剂，服法同前。

予上方以增强健脾和胃之功，四季脾旺则不受邪，以提高自身免疫力。

本案患儿属气虚热盛之体，火热之邪循经上炎，热毒壅结，阻滞气血，灼腐肌膜，发为乳蛾，采用中医釜底抽薪之法，上病下取，初期消积导滞以攻下，大便一通，火热下行，则上部火热征象顿消。小儿脾常不足，故后期应固护脾胃为主。

烂乳蛾验案

女孩，4岁7个月。8月1日初诊。

发热1天，中高热，腹胀（+），右侧乳蛾脓点。舌红苔白厚腻，心肺常。诊断为积滞致烂乳蛾。因患儿平素易积滞，此次患病实乃积滞日久不化，郁久化热，热性炎上，灼伤咽喉，血壅肉腐，发为烂乳蛾。积滞为本，烂乳蛾为标，积滞不除，乳蛾难愈，体温难降，故当标本兼治。

处方　苍术8g　茯苓10g　炒白术8g　炒白扁豆8g　黄芩8g　姜半夏8g

白豆蔻4g　厚朴6g　木香8g　青蒿10g　生薏苡仁10g　甘草6g

3剂，日1剂，水煎服[②]。

予羚羊角粉2g×2剂，日1剂，以清热解毒。

8月22二诊（调理体质）：患儿父亲诉服上药次日热退，其间体温反复1次，服上药2天治愈。现一般情况可，舌淡苔白，心肺常。因患儿平素易积滞，病发于脾胃，此乃脾虚失运，饮食积而不化，停聚中焦，积滞日久易于化热化火，化痰化湿，故而引发诸多变症。中医治病讲究未病先防，已病防变。当此未病之机，治以健脾和胃、消积清热。

处方　茯苓8g　炒白扁豆8g　炒白术8g　桔梗8g　黄芩8g　姜半夏8g　槟

榔8g　生栀子8g　焦神曲10g　炒莱菔子10g　炒麦芽10g　甘草8g

8剂，日1剂，水煎服[②]，服4日休息3日。

并嘱患儿平日做小儿推拿，如摩腹、捏脊等辅助治疗，增强体质。

乳蛾是指咽部喉核肿大疼痛，状如蚕蛾，故名乳蛾，甚则化脓溃烂者，又称为烂乳蛾，《灵枢·痈疽》中言："热盛则肉腐，肉腐则为脓。"此患儿乃积滞化热，咽喉为肺胃之门户，热毒炽盛攻喉而发。现代医学称之为"急性化脓性扁桃体炎"，认为多由细菌感染后导致局部炎症病变。许多患儿家长不知中医学之神奇，思想观念仍停留在"中医治慢病""中医为巫术"的思想阶段，认为烂乳蛾必须使用抗生素，且必须用"优质"抗生素，如此方可治愈，此乃谬误也。本案即为实例，患儿未输液，未使用任何抗生素，服药3天即热退脓消，中药力雄而神也。

乳蛾Ⅲ度治愈案

男孩，10岁。9月19日初诊。

患儿母亲诉其反复乳蛾多年，每半月复发一次，长期使用抗生素，现T39.7℃，乳蛾Ⅲ度，咽红（++），咽不适，喉痰，口臭，面色萎黄（++），爪甲白点，二便可。舌红苔白腻。本为脾虚胃弱，脾失健运，久则生痰，痰积久则生热，热攻咽喉，则咽红，乳蛾。抗生素的过度使用，致患儿脏腑功能障碍，症状易反复。故应健脾益胃、清热化痰。嘱其调摄饮食，忌食工厂化食品。

处方　生黄芪12g　茯苓12g　炒白扁豆12g　桔梗10g　槟榔10g　姜半夏10g

　　　黄芩10g　生栀子10g　青蒿12g　射干10g　生薏苡仁15g　生甘草8g

　　　6剂，日1剂，水煎服[②]。

9月26日二诊：热退，咽不适，晕车，二便可。舌红苔白，心肺常。服上方，热清痰消，故以恢复脾胃健运为要。易上方茯苓、青蒿、射干、生薏苡仁为苍术、炒莱菔子、炒牵牛子、焦神曲。

处方　苍术10g　生黄芪12g　炒白扁豆10g　黄芩10g　姜半夏10g　槟榔10g

　　　桔梗10g　生栀子10g　炒莱菔子12g　炒牵牛子6g　焦神曲12g　生甘草8g

　　　10剂，日1剂，水煎服[②]，服5日休息2日。

10月10日三诊：其间发热1次，已愈，易积滞，汗多，大便软。舌红苔白厚腻，脉弱，心肺常。食滞不消，日久成积。虚则脉弱，故应以健脾助运、消补兼施为主。上方去苍术、生黄芪，加连翘、焦山楂。

处方　炒白扁豆10g　黄芩10g　姜半夏10g　槟榔10g　桔梗10g　生栀子10g
　　　炒莱菔子12g　炒牵牛子6g　焦神曲12g　连翘12g　焦山楂10g　生
　　　甘草8g

12剂，日1剂，水煎服②，服4日休息3日。

10月31日四诊：发热3天，已愈，现喉痰，口臭，乏力。舌红苔白腻。继续以健脾化痰为主。易一诊方姜半夏药量，并改茯苓、桔梗为当归、枳壳。

处方　生黄芪12g　炒白扁豆12g　黄芩10g　生栀子10g　青蒿12g　姜半
　　　夏12g　射干10g　槟榔10g　当归10g　枳壳10g　生薏苡仁15g　生
　　　甘草8g

10剂，日1剂，水煎服②，服5日休息2日。

11月21日五诊：咽不适，汗多，咽红（＋），二便可。舌红苔白。脉缓。病久多虚多瘀，故更上方槟榔、当归药量，并易生薏苡仁为炒白芍以活血补血。

处方　生黄芪12g　炒白扁豆12g　黄芩10g　生栀子10g　青蒿12g　姜半
　　　夏12g　射干10g　槟榔12g　当归12g　枳壳10g　炒白芍10g　生
　　　甘草8g

10剂，日1剂，水煎服②，服5日休息2日。此方效继取备方8剂，日1剂，服4日休息3日。

12月19日六诊：鼻塞，咽不适，唇炎，手心蜕皮，大便2日一解，黏腻。舌红苔白腻，脉数，心肺常。湿重则大便黏腻，故应健脾化湿。

处方　生黄芪 *12g*　茯苓 *12g*　炒白扁豆 *12g*　桔梗 *12g*　黄芩 *12g*　生栀子 *12g*

青蒿 *12g*　槟榔 *12g*　大黄 *6g*　车前子 *12g*　焦神曲 *12g*　生甘草 *8g*

12剂，日1剂，水煎服②，服4日休息3日。

次年1月16日七诊：乳蛾轻发作1次，自愈，稍鼻塞，口唇干。舌红苔白厚腻，心肺常。上方去焦神曲加桑白皮以清泻肺火。

方一　生黄芪 *12g*　茯苓 *12g*　炒白扁豆 *12g*　桔梗 *12g*　黄芩 *12g*　生栀子 *12g*　青蒿 *12g*　槟榔 *12g*　大黄 *6g*　车前子 *12g*　桑白皮 *10g*　生甘草 *8g*

8剂，服法同前。

方二　亚康颗粒加　大黄 *3g*　苍术 *6g*　连翘 *10g*　生薏苡仁 *10g*　青蒿 *10g*

8剂，日1剂，水冲服，服4日休息3日。嘱其服中药汤剂后，继服备方巩固疗效。

4月2日因调理八诊：不咳，二便可，舌红苔白厚腻，心肺常。

处方　生黄芪 *12g*　茯苓 *12g*　苍术 *10g*　炒白扁豆 *10g*　桔梗 *10g*　黄芩 *10g*　槟榔 *10g*　姜半夏 *10g*　青蒿 *12g*　炒牵牛子 *6g*　枳壳 *10g*　生甘草 *8g*

12剂，日1剂，水煎服②。

12月1日九诊：诉其间乳蛾未再溃烂，偶发咽痛，未脓点，自服上药4天消失，乳蛾消失，晕车减轻，未发热。现舌红苔白。继以调理脾胃为主。

处方　生黄芪 *12g*　生白术 *10g*　炒白扁豆 *10g*　黄芩 *10g*　姜半夏 *10g*　生栀子 *10g*　连翘 *10g*　槟榔 *10g*　厚朴 *10g*　车前子 *12g*　炒牵牛子 *7g*　生甘草 *8g*

12剂，服法同前。

此患儿乃肺胃热盛，火热上蒸，灼腐喉核而为乳蛾，近8个月虽未来就诊，其间若有不适，自服上方，且可获效。其治疗期间严格遵医嘱，饮食有节，以免脾胃蕴热，配合中药调理，脾胃功能得以恢复，且得以摆脱使用抗生素，避免抗生素损伤胃肠功能。经调理，脾胃运化有常，积热得消，乳蛾愈且不复。

肺脾同治反复乳蛾案

男孩，4岁。7月3日初诊。

反复乳蛾3次，每2个月1发，现咳嗽，汗多，纳呆，手足不温，入睡困难，夜惊，肛门红，便干2～3日一解。舌红苔白厚腻，心肺常。积滞郁结大肠，日久化热则汗多，肛门红，大便干。热随经络上行于胃，胃不和则卧不安，故而纳呆，入睡困难，夜惊；郁热上行于肺则反复乳蛾，肺失宣降则咳嗽日久难愈。故以清热消积止咳为法先治其标。

处方　消积颗粒加　桑白皮10g　射干6g　蝉蜕6g　煅龙骨30g

20剂，日1剂，水冲服，服5日休息2日。

8月14日二诊：咳止，纳食进步，汗多好转，仍有入睡困难，咽红，大便好转。舌红苔白。患儿反复乳蛾，为平素过食辛辣炙煿之品，脾胃蕴热日久，热毒上攻喉核，引发此病，故以健脾清热为法疗其本。

处方　亚康颗粒加　大黄3g　炒白术10g　龙骨10g　枳壳6g　青蒿10g

20剂，服法同前。

《重楼玉钥·诸风秘论》云："咽主地气，属脾土。"又云："喉主天气，属肺金。"咽喉为经脉循行交会之处，亦是饮食呼吸之门户，乳蛾为病，病位在咽喉，故与肺脾密切相关。

同病异治疗咽红案

男孩，11岁。2月11日初诊。

发热 1 天，中高热，乳蛾Ⅱ度，咽红（++），头痛，急躁，二便可。舌红苔白厚，心肺常，此患儿急性起病以发热、咽红、乳蛾Ⅱ度肿大为主，故诊断为乳蛾。急性起病，多为外感，治以疏风解表、清热解毒为主。

处方　藿香12g　桔梗10g　黄芩10g　柴胡12g　姜半夏9g　生栀子12g

　　　苍术12g　连翘12g　赤芍10g　炒牵牛子10g　枳壳10g　生甘草8g

　　　4剂，日1剂，水煎服①。

2月27日二诊：服上方药后热退，乳蛾消，现咽不适，咽红（++），鼻涕，咳止，二便可。舌红苔白，心肺常，此时热已退，虽仍有鼻涕、咽红等类似感冒症状，但考虑长期处于轻微感冒状态，应以内调为本，以观后效。

处方　生黄芪12g　生薏苡仁15g　茯苓12g　桔梗12g　黄芩12g　连翘12g

　　　射干10g　防风12g　煅龙骨15g　生栀子10g　车前子12g　生甘草8g

　　　10剂，日1剂，水煎服②，服5日休息2日。

3月11日三诊：轻鼻塞，咽红（++）。舌淡苔白，心肺常。诸症较前好转，调理巩固。

处方　生黄芪12g　生白术12g　桔梗12g　黄芩12g　炒牵牛子12g　防风12g

　　　连翘12g　蝉蜕8g　生龙骨15g　虎杖10g　车前子10g　生甘草8g

　　　10剂，服法同前。

此患儿突出症状之一咽红（++），在不同时期应给予不同处理，正体现中医"同病异治"理念。不能一味见咽红就清热解毒为主，应在分清阶段的同时把握整体给予干预措施。

消积导滞法疗乳蛾案

女孩，4岁6个月。2月18日初诊。

腺样体增生，左侧乳蛾Ⅱ度，鼻鼾，有中耳炎史，听力降低，音哑，喷嚏，手心红赤，尿频。舌淡苔白厚。患儿突出症状为扁桃体肥大、腺样体增生，伴见手心红赤、舌淡苔白厚等积滞征象，诊断为乳蛾。整体辨证内有积滞，继而化热，其治而非见乳蛾唯清热解毒，则应消积导滞为主，佐以疏风清热。

处方　消积颗粒加　连翘10g　白鲜皮10g　防风10g　三七1.5g

14剂，日1剂，水冲服。

3月11日二诊：诸症状好转，乳蛾好转，少鼻涕，咽略红，舌红苔白，二便可。据其本为积滞之体，予消食运脾之法，加强调理肠胃、消积导滞之力。

处方　亚康颗粒加　生大黄3g　炒牵牛子10g　防风10g　连翘10g　麦冬10g

14剂，日1剂，水冲服。

乳蛾为幼儿常见疾患，局部腺体为人体第一道防线，此案治则类于感冒夹滞之证，正应异病同治之理，于消积导滞基础上不忘疏风清热以解外感之因。再者，乳蛾常见局部溃脓之象，不宜见此就一味清热解毒，正应整体辨证之机，如此案以内有积滞为主，内里积滞不除，犹如扬汤止沸不见疗效，且清热解毒之品用之过多两大不益：一者，此类药物多是苦寒之品易伤肠胃；再者，外有表证，清热过之引邪入里，临床常见咽喉肿痛的感冒患者给予清热解毒后出现咳嗽之象，即为病情渐里之据，不可不察。

小儿鼻鼾从脾论治案

· ·

男孩，1岁7个月。6月29日初诊。

反复鼻鼾6个月，张口呼吸，时有屏气，易痱子，易感冒，鼻塞，少涕，体重增长慢，肌肉软，易跌倒，纳可，大便日2～3次。查CT示腺样体增生。小儿年幼，正气不足，肺为娇脏，外邪侵袭，首先犯肺，可见鼻塞，少涕，鼻为肺之门户，邪留鼻咽，痰气结聚，气血瘀阻，脾主肌肉，加之小儿脾常不足，脾虚则运化失司，易聚湿成痰，聚于鼻咽，凝结不散，则为腺样体增生，可见屏气、鼻鼾等症，治以清肺化痰、健脾益气。

处方　亚康颗粒加　射干6g　炒紫苏子10g　生黄芪10g　制附子3g

10剂，日1剂，水冲服，服5日休息3日。

7月13日二诊：屏气，鼾不减，未感冒，肌肉软好转，跌倒少，腹软，大便稍稀，日3次，夹泡沫。舌红苔白厚，心肺常。患儿脾虚而寒湿初见，故大便稍稀，夹泡沫。然腺样体增生乃肺脾不和、痰瘀互结之象，治以清肺健脾、消痰化瘀。

处方　消积颗粒加　苍术6g　炒紫苏子10g　炮姜6g　生薏苡仁10g　丹参10g

15剂，服法同前，渐序调理。

8月15日三诊：屏气、鼻鼾减轻，肌肉软明显好转，偶有跌仆，未感冒，二便可。舌红苔白厚，心肺常。患儿肺脾稍和，痰瘀渐解，正气渐复，化生之源渐充，其间其自行佩戴艾绒肚兜以暖肚护胃。

处方　亚康颗粒加　生黄芪10g　炒白术10g　炒麦芽10g　生甘草3g

7剂，与上方余药交替服用，服4日休息3日。

以健脾益气、消食清肺，调理巩固。

小儿鼻鼾多由于反复上呼吸道感染所致的腺样体增生所致，其次也可因扁桃体肥大等，《伤寒论·辨太阳病脉证并治法上第五》曰："风温为病，脉阴阳俱浮，自汗出，身重，多眠睡，鼻息必鼾，语言难出。"《证治准绳》录成无己曰："风温则鼻鼾。"中医认为因小儿反复感邪，风邪热毒蕴积于内，肺宣降失调，治节无权，津液输布失常，聚液成痰而致。治疗则发时治标以宣降肺气、燥湿化痰为主，平时治本以健运脾胃、益气固表为要。

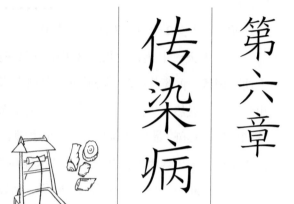

第六章 传染病

夏月麻疹案

· · · · · · · · · · · ·

男孩, 2岁2个月。7月25日初诊。

发热5天, 中热, 发热第3天全身散在皮疹, 咽红(+), 腹胀(++), 大便少糊状。舌淡苔白腻, 心肺常。典型麻疹的临床过程可概括为"发热三天, 出疹三天, 退热三天"。皮疹, 往往是耳后先现, 经头面部按序透发红色斑丘疹和麻疹黏膜斑, 最后蔓延及全身甚至手脚心, 热盛出疹, 疹透热平, 皮疹渐消。然本案患儿未见典型麻疹黏膜斑及"卡他症状", 但根据其发热、皮疹及疹出特点, 可诊断为麻疹, 辨证为邪入肺胃, 治以消积清热、透疹达邪为要。

处方 消积颗粒加 苍术6g 焦神曲10g 蝉蜕6g 荆芥10g

3剂, 日1剂。

另予羚羊角粉2g, 顿服。

7月27日二诊: 热已退, 皮疹减退, 家长代诉患儿未接种麻疹疫苗, 纳可, 二便可。舌淡苔白厚。此为麻疹收没期, 故以调脾和胃, 以扶正气为主。

处方 亚康颗粒加 蝉蜕6g 生薏苡仁10g 生白术6g 枳壳6g

12剂, 日1剂, 水冲服, 服4日休息3日。

古之麻疹典型者多, 然今得者, 不可苟同前者, 不典型者渐增, 易扰医误诊。其因如下: 一者, 接种疫苗而后患之; 二者, 感疫毒后用丙种球蛋白以致者; 三者, 疾病初起予抗生素或退热剂者; 四者, 初生即感者。此案者, 非其时感其气, 其症状亦不典型也。

麻疹是一种主要经呼吸道传播, 感受麻疹病毒引起的急性出疹性传染病, 临床以发热、咳嗽、鼻塞流涕、眼泪汪汪, 口腔近臼齿处可见麻疹黏膜斑, 周身皮肤按序泛发麻粒样大小的红色斑丘疹, 疹退时皮肤有糠麸样脱屑和色素沉着斑为特征。本病四季均可发病, 好发于冬春季节, 但现在往往改变了以往冬春季流行的发病规律, 其临床表现也不典型, 多为轻症, 这些都给麻疹的诊断造成了困难。一般根据临床皮疹特点即可做出诊断，确诊需做血清学抗体 – 麻疹病毒 IgM 检测。

幼儿急疹异病同治案

男孩，1岁7个月。6月22日初诊。

反复咳嗽8个月，发热2天，中高热，偶咳，咽红（++），腹胀（++），二便可。舌淡苔白，心肺常。诊断为感冒夹滞。

处方　消积颗粒加　炒紫苏子10g　射干6g　桑白皮10g　生薏苡仁10g

12剂，日1剂，水冲服，服4日休息3日。

另予羚羊角粉2g，顿服。

7月30日二诊（调理体质）：服上药3天后热退，全身出现红色小丘疹，现咳止，纳呆，腹胀（++），二便可。舌淡苔白腻。纵览病程，更前诊为幼儿急疹。

处方　亚康颗粒加　苍术6g　生白术10g　青蒿10g　枳壳6g

12剂，日1剂，服法同前。

幼儿急疹虽为自限性疾病，予健脾和胃之剂，以顾护脾胃之气，则可促其速愈。前诊虽误，辨证用药并无差池，邪郁肌表而内有积滞，予消积颗粒消积导滞，属对症处理，取异病同治之义。

幼儿急疹在发病初期尤难鉴别，疹前除持续高热外，缺乏特异的症状和体征，临床往往难以确诊。遇热高而全身症状轻微应考虑之，再而热退疹出，可以诊断。本病常骤起高热，持续不退，而全身症状轻微，3～4日后身热始退，而后疹出，躯干、腰部、臀部为主，面部及肘、膝关节散见，1～2日疹退，无脱屑，无色素沉着斑。本病一年四季均可发生，以冬春季节发病者居多，2岁以下婴幼儿多见。

疱疹性咽峡炎调愈案

男孩，2 岁。8 月 10 日初诊。

发热 6 小时，中热，口涎，咽腔散在出血点，腹胀（++），二便可。舌红苔白。询其小朋友近患疱疹性咽峡炎，与之玩耍，今而得之。《素问·气交变大论》曰"岁金不及，炎火乃行……民病口疮"，可见其传染性，咽喉乃肺之门户，脾开窍于口，外邪侵袭首先犯肺，风热乘脾，心脾积热，虚火上浮，故见口涎，发热，治当清肺脾积热。

> 处方　藿香8g　桔梗8g　黄芩8g　姜半夏8g　槟榔8g　柴胡8g　青蒿8g
>
> 　　　生栀子8g　生薏苡仁10g　车前子10g　枳壳8g　甘草6g
>
> 3 剂，日 1 剂，水煎服①。
>
> 另予羚羊角粉 2g，顿服，以清热解毒。

方中藿香、青蒿、柴胡清热，桔梗载药上行，黄芩清肺热，姜半夏、生栀子、生薏苡仁、枳壳、槟榔合用健脾化湿，清脾经湿热。

8 月 13 日二诊：追诉病史服上药 1 天后热退，疱疹减少。现口腔 3 ~ 4 个溃疡点，大便稀。舌淡苔白。诸症虽轻，余邪未尽。当健脾以养后天，助其痊愈。

> 方一　茯苓8g　生薏苡仁10g　炒白扁豆8g　炒白术6g　黄芩6g　姜半
>
> 　　　夏6g　槟榔6g　生栀子6g　炒牵牛子5g　枳壳6g　焦神曲10g　生
>
> 　　　甘草8g
>
> 4 剂，日 1 剂，水煎服②。

疾病后期，当扶助正气。

方二　亚康颗粒加减　补骨脂 10g　当归 10g　生地黄 5g　甘草 3g

　　12 剂，日 1 剂，水冲服，服 4 日休息 3 日。

以养脾益肾、滋阴养血，渐序调理，则诸症可愈。

半个月后随诊，患儿口腔疱疹已愈，无不适。

清热解毒祛湿法疗疱疹性咽峡炎案一

男孩，2 岁 9 个月。6 月 6 日初诊。

发热 1 天，中高热，咽红（++），可见疱疹，轻咳，二便可。舌红苔白厚，心肺常。此患儿骤起高热伴有咽红，望诊其口腔上腭黏膜有灰白色疱疹伴有红晕，诊断为疱疹性咽峡炎。

处方　感热颗粒加　连翘 10g　射干 6g　生薏苡仁 10g　赤芍 10g　薄荷 6g

　　6 剂，前 2 日，加量服，3 剂分 2 日服尽，日 1 剂半，余药日 1 剂。

　　另予羚羊角粉 2g，顿服。

　　嘱其当日日晡之时顿服羚羊角粉 2g，取其清热泻火之意，方中黄芩、生栀子、连翘解毒祛湿；赤芍凉血清热；藿香、柴胡理气清热；薄荷、射干疏风利咽透疹；生薏苡仁健脾除湿等，共奏清热凉血、解毒祛湿之功。

　　7 月 6 日因咳嗽就诊时追诉病史：服上药后当日热退，现咳 2 天，痰咳，少涕，伴发热 1 天，中热，咽红（+），无疱疹，腹胀（++）。舌红苔白腻，心肺常。此因内生积热，复感外邪，肺气清肃失职所致，故见发热、痰咳、腹胀，苔白腻之象。

处方　消积颗粒加　桑白皮 10g　射干 6g　枳壳 6g　焦神曲 10g

　　7 剂，日 1 剂，水冲服。

　　另包消咳散 6 剂，羚羊角粉 2g。

　　本方中桑白皮清肺热、射干清热利咽；焦神曲、厚朴、大黄、炒牵牛子理气去积；并予羚羊角粉 2g 于日晡之时顿服，以清热泻火，消咳散应急咳之需。

　　疱疹性咽峡炎为感受时邪病毒（柯萨奇病毒）所引起的急性发疹性传染病，

患儿常骤起高热，伴有咽痛，婴儿拒乳、流涎、哭闹，口腔黏膜内可见少许灰白色疱疹，周围绕以红晕，多见于扁桃体前部或上腭、扁桃体、舌部等，初期症似感冒，口腔内疱疹可辨别。积食、纳眠欠佳、偏爱膏粱厚味、易便干的小儿易受此类病毒侵袭发病。

清热解毒补虚法疗疱疹性咽峡炎案二

男孩，8 岁。6 月 29 日初诊。

发热 1 天，中热，咽红（+++），口腔疱疹，不咳，头痛头晕，纳呆，大便少。舌红苔白，心肺常。根据口腔疱疹及发热等症可诊断为疱疹性咽峡炎。

处方　藿香 10g　桔梗 10g　黄芩 10g　姜半夏 10g　槟榔 10g　青蒿 10g　柴胡 10g　连翘 10g　射干 10g　大黄 5g　枳壳 10g　生甘草 8g

3 剂，日 1 剂，水煎服[①]。

取方中藿香、青蒿、柴胡之理气清热；连翘、黄芩之解毒消肿；桔梗、射干之利咽等，共奏解毒消肿之功。

7 月 6 日二诊（调理体质）：诉服上药 1 剂后当日热平，后 2 剂未服，平素易晕车。

处方　亚康颗粒加　连翘 10g　炒麦芽 10g　白茅根 15g　生薏苡仁 10g

6 剂，日 1 剂，水冲服。

晕车属于"眩晕"的范畴，《灵枢·口问》云："上气不足，脑为之不满，耳为之苦鸣，头为之苦倾，目为之眩。"故晕车多与内伤虚损，气血亏虚有关，方用亚康颗粒健脾消积，调养后天之本以固体质。

本案与案一比较，案一患儿高热伴舌红苔白厚，轻咳，偏重于实证，故加赤芍、薄荷等寒凉之品；本案患儿头晕、纳呆、大便少，偏重于虚证，二诊中又提及晕车史，为体质虚弱亚健康的表现之一，故从后天之脾胃出发以巩固治疗，调其体质。

肺脾同治手足口病案

女孩，11个月。9月1日初诊。

发热2天，中热，咽红（++），伴散在疱疹，下肢红色丘疹，下唇周边丘疹，不咳，便稍干。舌红苔白腻。诊断为手足口病，证属邪犯肺脾。肺为娇脏，不耐邪扰；脾常不足，易受损伤。肺主皮毛，开窍于鼻；脾主肌肉，开窍于口。手足口病之时邪疫毒由口鼻而入，蕴蓄肺脾，致肺气失宣，脾失健运，水湿内停，与毒相搏，外透肌表，而见发热、疱疹，发为手足口病。故应肺脾同治。

处方　藿香6g　苍术6g　茯苓8g　生薏苡仁10g　生栀子6g　青蒿8g　连

翘6g　生黄芪10g　黄芩6g　车前子10g　槟榔6g　生甘草10g

3剂，日1剂，水煎服[①]。

另予羚羊角粉1g凉血解毒退热，嘱其下午3时左右水煎服。

9月7日二诊：服上药当日热退身凉，现仅见咽部疱疹1个，余消失，体表结痂，汗多，二便可。

处方　消积颗粒加　生薏苡仁10g　连翘10g　生黄芪10g　生甘草3g

4剂，日1剂，以善其后。

手足口病在西医认为是柯萨其病毒A组感染所致，发病急，病情凶险，具有一定传染性。中医认为本病为感染时邪所致，主要的病变部位是肺脾两经。在治疗上应紧抓肺、脾两经，一祛脾湿，二清肺热，则会达到满意效果。

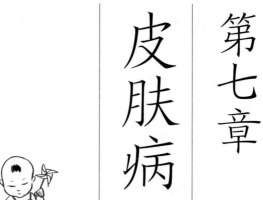

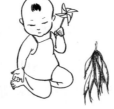

第七章

皮肤病

积滞化热致皮疹案

男孩，2岁2个月。3月11日初诊。

发热4天，全身红色皮疹，色猩红，痒，口臭，咽红（++），腹胀（+）。舌红苔白厚。患儿虽发热，然口臭，腹胀，舌红苔白厚，可知此乃积滞郁久化热，热入营卫，致全身皮疹。当以消积导滞、透疹解毒为主。

处方　消积颗粒加　青蒿 10g　连翘 10g　射干 6g　蝉蜕 6g　柴胡 6g

　　　4剂，日1剂，水冲服。

　　　辅以羚羊角粉 3g 水煎，顿服以清热解毒。

3月16日二诊：热退，皮疹消失，纳可。舌淡苔白，心肺常。患儿诸症痊愈，然恐其病情反复，故予亚康颗粒加减以消积清热、透疹解毒，巩固疗效而收功。

处方　亚康颗粒加　蝉蜕 6g　白茅根 15g　生薏苡仁 10g

　　　4剂，服法同前。

本病看似起病急，病情重，然审查病机，积滞化热为根本病因，故消积导滞、透疹解毒为正治之法。积滞得消，郁热得清，皮疹自愈。

脾虚湿滞皮疹案

女孩，1岁2个月。9月9日初诊。

发热1天，中高热，皮肤高敏，右侧下肢、上肢、耳郭可见片状红色斑疹，瘙痒明显，疑2天前蚊虫叮咬（发热前先小红点，后片状），腹胀（+），夜眠可，大便稀。舌淡苔白腻，心肺常。此证乃脾虚湿滞、脾失健运；脾胃与皮肤病之间看似并无联系，然"有诸于内，必形之于外"，《三因极–病证方论·疮疡证治》有"或饮食不节，积滞肠胃，致气血凝留，发于肌肉皮膜之间"。《诸病源候论·疮病诸侯》有"脾主肌肉。气虚则肌腠开，为风湿所乘；内热则脾气温，脾气温则肌肉生热也。湿热相搏，故头面身体皆生疮"。这些均明确指出脾胃失调与皮肤病之间的关系。小儿脾常不足，"脏腑娇嫩，形气未充"，抵抗力弱，易于邪气所犯，邪正相争，故发热，以中高热为主；湿热蕴于肌腠，外透于表则见右侧下肢、上肢、耳郭少许片状红色斑丘疹，瘙痒明显；食滞中焦，气机不畅则腹胀；湿邪下注，肠道清浊不分则大便稀；舌淡苔白腻皆提示湿邪内蕴。治以燥湿健脾、消食化积，兼清热透疹。

处方　消积颗粒加　蝉蜕 6g　生薏苡仁 10g　苍术 6g

4 剂，日 1 剂，水冲服。

另服羚羊角粉 2g，以清热凉血。

9 月 12 日二诊：患儿局部皮疹消退，躯干散在粟粒疹，大便稀。舌淡苔白。内热除，皮疹退，缓则治其本，当健脾和胃，兼清热透疹。

处方　亚康颗粒加　蝉蜕 6g　柴胡 6g　葛根 10g

4 剂，日 1 剂，水冲服。

并配服消咳散。控防兼具。

次年 4 月 6 日因夜啼就诊时追诉病史，近 7 个月皮疹未发，可见其效！

李杲在《脾胃论》中指出："内伤脾胃，百病由生。"说明在人体机能中，脾胃是导致人体发病的主要原因，脾胃健康与否决定患者身体状况，脾胃乃后天之本，气血生化之源。故临床辨证论治运用调理脾胃法不仅在内科脾胃疾病治疗中行之有效，在其他科如皮肤科疾病治疗中也一样药到效佳。

调脾愈湿疹案

男孩，7岁。4月11日初诊。

面部湿疹，双下肢皮肤粗糙伴瘙痒，易感冒4个月，每月均作，久服顺尔宁，便干，2～3日一解。舌淡苔白，心肺常。脾健则水谷得以运化，脾弱则湿浊内生，湿热熏蒸，故而面部湿疹，双下肢皮肤粗糙伴瘙痒，湿聚成痰犯肺，则伴有咳痰喘鸣，再加长期抗生素、激素疗法，更伤脾胃。"中央生湿，湿生土"，脾为后天之本，其性属土，喜燥而恶湿。脾失健运则为其主要病机，治脾当以健运为要。故治以运脾祛湿、消积和胃。

处方　苍术10g　茯苓10g　炒白扁豆10g　黄芩10g　姜半夏10g　槟榔9g

生栀子10g　生薏苡仁12g　连翘10g　大黄3g　枳壳8g　生甘草6g

12剂，日1剂，水煎服[②]，服4日休息3日。

并嘱其停用顺尔宁。

方中苍术其味微苦、芳香悦胃，功能醒脾助运、行气宽中、疏化水湿，正合脾之习性。张隐庵指出："凡欲补脾，则用白术；凡欲运脾，则用苍术。"枳壳味辛苦、性微寒，功能破气消积、利膈宽中，善治上中焦之气滞。故用苍术、枳壳之运脾之药，补中寓消、消中有补、补不碍滞、消不伤正，以解除脾困，舒展脾气，恢复脾运，达到脾升胃降、脾健胃纳的正常运化的目的。

5月7日二诊：4周药尽，患儿面部皮疹消失，双下肢皮肤明显好转，可见脾胃稍和，湿热渐去，可转攻他证，仍便干，此因脾胃不和已久，不能速愈，故上方去连翘，加焦神曲，减其清热，加强健脾消食之力。

处方　苍术10g　茯苓10g　炒白扁豆10g　黄芩10g　姜半夏10g　槟榔9g

生栀子10g　生薏苡仁12g　焦神曲10g　大黄3g　枳壳8g　生甘草6g

12剂，服法同前。

大凡小儿湿疹，多是内患之外候，长期使用抗生素、激素等，以及食用工厂化食品，致脾胃不和、湿热内蕴，故患湿疹的小儿往往伴有大便干、手足心热、汗多等症状，易感冒、易肺炎、易咳喘的小儿多发，故治之当循其原因，治病求本，方可药到病除。

健脾益肺疗湿疮案

男孩，5岁9个月。10月30日初诊。

双上肢湿疹，轻痰咳2天，鼻塞少涕，喷嚏多，发穗，便稍干。舌红苔白厚腻，心肺常。此患儿乃肺脾气虚证。肺虚则卫外不固，易为外邪入侵，致肺气宣肃失常，表现为咳嗽、鼻塞少涕、喷嚏多等肺系症状。肺与大肠相表里，肺失宣肃，大肠传导失常，故便稍干。肺病及脾，引起脾虚，脾虚运化失常，易致食积，在舌苔上表现为苔白厚腻。此患儿肺虚，卫表不固，故予桂枝、黄芪益卫固表；黄芩清肺热。肺之宣发肃降功能正常，气机升降正常，水道通利，则湿热互结蕴于皮肤之症得以缓解而病愈。

处方　消积颗粒加　桑白皮10g　苍术6g　蝉蜕6g　黄芪10g　桂枝6g

15剂，日1剂，水冲服，服5日休息2日。

11月27日二诊：湿疹减轻，运动后咳嗽剧烈，轻喘，舌红苔白，心肺常。患儿现运动后咳嗽剧烈，轻喘，故应益肺，以肃肺止咳为主，兼利湿、行气、化滞。肺脾之气得复，湿疹则去。

处方　黄芪12g　桂枝10g　防风12g　炒紫苏子12g　桔梗10g　苍术10g

黄芩10g　姜半夏10g　车前子12g　槟榔10g　枳壳10g　甘草8g

10剂，日1剂，水煎服②，服5日休息2日。

于次年4月12日电话随访，家长代诉近期无湿疹再犯。

《素问·痿论》云"肺主身之皮毛"，在生理上皮肤由肺所输布的卫气与津液所温养，此即《素问·阴阳应象大论》所说"肺生皮毛"。在病理上外邪犯肺常由皮毛侵入，反之，肺之有病亦常影响皮毛，即肺不能生养皮毛而皮毛发病。湿疹病位在肌表，其病机变化归咎于肺的功能失调。加之小儿多食膏粱厚味，且饮食不自节，容易劳伤脾胃，脾胃受损则运化不利，造成津液输布不利，易生湿邪，故在益肺的同时，还需健脾燥湿，使湿去疹消，以达肺脾同治之目的。

肺脾不和致湿疹案

男孩，1岁6个月。2月26日初诊。

咳嗽4天，夜咳重，痰咳，气喘，少涕，面部湿疹明显，二便可。双肺喘鸣音（++）。此患儿乃肺脾不和、脾失健运。外邪犯肺，肺失宣肃，则咳嗽、夜咳重、气喘，肺主通调水道，脾主运化水液，肺脾不和，则水液代谢失常，易聚津成痰生湿，则引起痰咳，湿邪蕴于肌表，则面部湿疹明显。《素问·阴阳应象大论》认为肺生皮毛，即肺不能生养皮毛而皮毛发病。湿疹离不开"湿"，湿邪是小儿湿疹的主要病因。湿邪致病黏滞缠绵，颇难治疗，且善动不居，致病多变。肺主皮毛，外邪易犯，碍其正常功能而发病，而治疗则通过宣肺祛邪，使水湿之邪从皮毛而宣散。

处方　咳嗽颗粒加　桂枝6g　生龙骨30g　苍术6g　生薏苡仁10g

10剂，日1剂，水冲服，服5日休息2日。

并予消咳散10包，取急则治其标之意。

4月25日二诊：面部湿疹消失，未咳喘，皮肤痒，汗多。舌淡苔白腻，心肺常。脾失健运是湿疹的主要病机之一，健脾是治疗湿疹的法则之一，治脾不重益气而在运化，尤其是肺脾不和致脾气失健的小儿湿疹。

处方　消积颗粒加　苍术6g　生黄芪10g　五味子6g

12剂，日1剂，水冲服，服4日休息3日。

配服消咳散6包，以调节肠道菌群。

半年后随访，家属代诉湿疹未再复发。

从肺脾论治小儿湿疹，宣肺健脾，能有效调节小儿内分泌系统和循环系统的功能，改善皮肤微循环，增强皮肤免疫力而恢复皮肤的正常生理功能和活力，收到较好的疗效。

然本病预防为要：一是饮食多样菜，有节制，健脾和胃，保持肺脾之气充盛不损；二是调摄精神情志，使心情舒畅，勿夜寐不安，耗伤气血；三是避免冒雨涉水，睡卧湿地，生活环境保持干燥，以防外湿。

从肺脾论治四肢湿疹案

女孩，1 岁 5 个月。2 月 20 日初诊。

咳嗽 4 天，痰咳，热退，鼻涕，纳少，眼泪多，四肢湿疹，二便可。舌淡苔白，双肺干啰音。此患儿乃肺脾不和、湿邪蕴肤之证。肺主气，外合皮毛，通调水道，下输膀胱，为水之上源，肺气不清则毛窍不利；脾主肌肉，运化水湿，故湿疹多责之肺脾。湿邪郁于肌表，阻滞气机，肺气不利，郁而发热，热郁肌肤，灼伤络脉，从而导致皮肤湿疹。小儿肺常不足，肺虚易感外邪，肺失宣肃、肺窍不利则出现咳嗽、痰咳、鼻涕、双肺干啰音；小儿脾常不足，易为乳食所伤，嗜食或不食，均伤及脾胃，脾失健运则纳少；土不生金，肺脾又可相互影响。因患儿现病咳重，故应宣肺止咳为主，兼健脾化滞。

方一　咳嗽颗粒加　蝉蜕 6g　炒紫苏子 10g　生甘草 3g

5 剂，日 1 剂，水冲服。

同时配服消咳散 10 包，取急则治其标之意。

方二　亚康颗粒加　苍术 6g　生薏苡仁 10g　白茅根 15g

12 剂，日 1 剂，水冲服，服 4 日休息 3 日。

待咳嗽将瘥，诸症减轻，继服亚康颗粒加苍术、生薏苡仁、白茅根。调理脾胃以善其后。

3月19日二诊：未感冒，未咳嗽，湿疹减轻，余手背少许，眼泪多消失。舌红苔白腻，心肺常。此次患儿咳嗽愈，湿疹减轻，余证均轻，但脾虚食滞之苔腻仍显，继予健脾消积、祛湿清热之剂。

处方　亚康颗粒加　苍术 6g　补骨脂 10g　青蒿 10g

12 剂，服法同前。

后期电话随访，咳嗽痊愈，湿疹未再发。

小儿肺、脾常不足，此案以健脾消积、益肺祛湿为治则，重消食通便，辨证加减，标本兼治，从病之根本治疗湿疹。"上工治未病"，为减少复发，亦应注重小儿湿疹的调护。

调脾胃疗湿疮案

女孩，1岁。2月11日初诊。

纳少，夜眠欠安，全身湿疹，有咳嗽史，二便可。舌淡苔白厚。诊断为积滞、湿疹。此患儿虽全身湿疹，不可仅重湿疹而治疗，应在中医整体观指导下总体把握病机，正应"有诸外必形于内"之理。其纳少、苔白厚，夜眠欠安，"胃不和则卧不安"，提示脾胃不和之机。

处方　亚康颗粒加　蝉蜕 6g　白茅根 15g

5 剂，日 1 剂，水冲服。

配合消咳散 5 包，加强消食之力。

2月18日二诊：湿疹减轻，皮肤粗糙，舌淡苔白。辨证准确，用药得当，疗效显著，续上方稍作加减。

处方　亚康颗粒加　苍术 6g　白鲜皮 10g

5 剂，服法同前。

消咳散 5 包。巩固治疗。

湿疹者，其内因多责之于脾胃，或脾胃虚弱、湿不运化；或心脾积热、湿热蕴蒸；或脾胃虚弱、气血不荣。荨麻疹、皮肤高敏反应、皮肤瘙痒、皮肤粗糙亦多因于此犯。

　　此患儿虽有局部皮肤湿疹情况，但人是一整体，正应中医"整体观"理念，应以调理内环境而达到从根本上治疗湿疹的目的。总结有二：见湿疹不是单一的湿热证型，过多应用苦寒燥湿之品，伤正败胃反而加重病情；再者，湿疹虽是局部皮肤之患，但要有整体观理念，有诸外必责之于内，从整体把握从根本上解决问题，切记患"隔靴搔痒"之弊。

风团案

女孩，10 岁 9 个月。1 月 27 日初诊。

反复荨麻疹 1 年，皮肤抓痕明显，西医抗过敏治疗有效，汗多，大便干，2 日一解。舌红苔白厚腻，脉数。人之皮毛乃营卫荣养护卫之处，邪气外束，搏击肌肤，可致皮肤诸疾。患儿汗多，多因阳气虚弱，卫外不固。营卫二气失调，则气血壅塞，不得宣泄于外，必郁滞于内而化热，故见大便干。正如《诸病源候论·风病诸候下·风痞瘰候》曰："夫人阳气外虚则多汗，汗出当风，风气搏于肌肉，与热气并，则生痞瘰。"中医诊断为风团；证属气虚热盛；治以益气健脾，兼清里热。

处方　生黄芪 12g　苍术 10g　生薏苡仁 12g　黄芩 10g　炒白扁豆 10g　桂枝 10g　生栀子 10g　槟榔 10g　车前子 12g　大黄 5g　厚朴 10g　甘草 8g

12 剂，日 1 剂，水煎服[②]，服 4 日休息 3 日。

3 月 9 日二诊：已停抗过敏药，荨麻疹未发作，皮肤抓痕明显减轻，大便干好转。舌淡苔白腻，脉缓。春天为过敏反应的多发季节，建议其继续调理以控防复，上方去车前子，生薏苡仁加量。

处方　生黄芪 12g　苍术 10g　黄芩 10g　炒白扁豆 10g　桂枝 10g　生栀子 10g　槟榔 10g　生薏苡仁 15g　大黄 5g　厚朴 10g　甘草 8g

10 剂，服法同前。

陈实功《外科正宗》言："内之症或不及其外，外之症则必根于其内也。"汪机《外科理例》亦言："外科必本于内，知乎内以求乎外，其如视诸掌乎。"凡皮疹虽属外科，治之亦不可局限于其外治之法，必当司外揣内，究其本因，内外合参，方可药到病除。

咳疹同治案

男孩，6岁。6月13日初诊。

反复咳嗽3个月，夜咳明显，易丘疹样荨麻疹，皮肤高敏，鼻痒，发黄，体胖，平素便干。舌红苔白厚腻，心肺常。患儿以咳嗽为主症来诊，虽平时易丘疹样荨麻疹，但咳嗽为急，荨麻疹为缓，依中医先急后缓、急则治其标的治病原则，当先止咳为主，立宣肺止咳、通腑泄热之法，予咳嗽颗粒先解外表咳嗽之急，配伍清热之青蒿、理气之枳壳、攻下之大黄，并予蝉蜕疏风止痒。

处方　咳嗽颗粒加　　大黄3g　蝉蜕6g　青蒿10g　枳壳6g　甘草3g

20剂，日1剂，水冲服，服5日休息2日。

11月14日二诊：家长诉患儿上次服药2周后咳嗽止，未复发。现仍反复丘疹样荨麻疹，较前减轻，皮肤痒消失，二便可，口涎，舌红苔白。口涎为患儿脾失运化所致，荨麻疹则因其脾胃不和，湿毒外溢肌肤之表现。中医称本病为"瘾疹"，与人体免疫功能关系密切，免疫功能太过，人体处于高敏状态，轻微刺激即可引起荨麻疹，反反复复，缠绵难愈。此外，免疫功能与中医学脾胃功能关系密切，临证当从调理脾胃着手，调节人体的免疫平衡，免疫功能恢复正常，则荨麻疹自愈。按照中医缓则治其本的原则，现证当以调理脾胃，恢复患儿免疫平衡治疗为主，治以消积运脾、清热除湿。

处方　消积颗粒加　　苍术6g　蝉蜕6g　青蒿10g　生薏苡仁10g　桑白皮10g

20剂，服法同前。

12月19日因咳嗽三诊：其母代诉服药至今未再出荨麻疹，现咳嗽1周，发热1天，中热，便干。舌红苔白腻厚。其荨麻疹明显好转，时值入冬，此次咳嗽，然发热、便干、苔厚腻为外感寒邪入里化热之症。

处方　咳嗽颗粒加　　大黄 3g　苍术 6g　射干 6g　生黄芪 10g　生薏苡仁 10g

　　20 剂，服法同前。

次年 4 月 2 日四诊（调理体质）：其母诉现咳嗽少发且易痊愈，荨麻疹至今未犯，二便可。舌红苔白腻，心肺常。时值春季，欲"未病先防"，前来调理，予健脾和胃之剂。

处方　亚康颗粒加　　苍术 6g　炒白术 10g　黄芪 10g　补骨脂 10g　生薏苡仁 10g

　　20 剂，服法同前。

小儿荨麻疹异于成人，常伴咳嗽、哮喘等并症。小儿处于不断"蒸化"之中，病理上易实易热。《育婴家秘》言："小儿有病，唯热居多。"此患儿反复荨麻疹伴有便干、苔白腻等脾胃积滞化热之状，并易感邪发为咳嗽等肺系疾病，是为小儿热盛、高敏体质之体现。其荨麻疹发病与脾胃湿热内蕴关系密切，故吾随症配伍苍术、厚朴、茯苓、生薏苡仁以燥湿运脾，黄芩、连翘、青蒿以清热，蝉蜕用以散风止痒。咳嗽与荨麻疹症状并重，此为其热盛、高敏体质所致，故用运脾和中之法加以调理，为釜底抽薪之意也。

巧治风团案

男孩，4 岁 5 个月。6 月 17 日初诊。

荨麻疹 3 天。患儿因急性中耳炎于 6 月 14 日夜间至某医院急诊科就诊，予口服药 2 种，外用滴耳药 1 种。次日腹部、背部、头面部及四肢依次渐肿，全身密布荨麻疹，色红成片，高出皮肤，扶之碍手，瘙痒（见彩图 1 风团）。疑药物过敏，肌内注射地塞米松针 2 天，口服氯雷他定片，外用丹皮酚软膏涂患处，荨麻疹退而复现，症状减轻不明显，喉痰，腹胀，二便可。舌红苔白厚，心肺常。《诸病源候论·小儿杂病诸候五·风瘙瘾疹候》言："风入腠理，与血气相搏，结聚起，相连成瘾疹。"荨麻疹起病急，骤然而生，迅速消退，游走不定，具有"风候"的特点，起病多与风邪有关，风邪又常兼挟热、寒、湿、燥等邪合而致病。患儿腹胀，舌红苔白厚，积滞症状明显，积滞化热，热极生风，风热为患而发本病，且起病急骤，疹色红赤，亦为风热之征象。积滞为本，风热为标，治病求本，故当消积导滞、通腑泄热。积滞得消，内热得泄，则诸症自平。

处方　消积颗粒加　生黄芪10g　制附子3g　苍术6g　蝉蜕6g　生薏苡仁10g

5剂，日1剂，水冲服。

消咳散6包，以求急则治其标，防病情反复。

患儿初诊一派"热象"，附子本为大热之品，何以用之？一则患儿平素体弱多病，西医诊治后常予抗生素、激素之苦寒邪毒也，苦寒伤阳；二则虽疹色红赤，然舌苔白腻，此乃体内无大热而热浮于体表之象；三则于大量苦寒清热药中加入制附子，巧用其大辛大热之性，防苦寒太过，伤及阳气，且巧用附子引火归原之功用，使浮游之火自熄也。正如《本草汇言》云："附子，回阳气，散阴寒，逐冷痰，通关节之猛药也……诸病真阳不足，虚火上升……附子乃命门主药，能入其窟穴而招之，引火归原，则浮游之火自熄矣。"

6月20日二诊：患儿母亲代诉服药后，荨麻疹次日完全消失，未再反复，仍喉痰，少黄涕。舌淡苔白腻，心肺常。现虽暂时痊愈，然积滞并未全消，当巩固疗效，以防病情反复，治以益气健脾、消积清热。

处方　亚康颗粒加　大黄3g　炒白术3g　生黄芪10g　白茅根15g　生甘草3g

8剂，日1剂，服4日休息3日。

7月15日随访，未见复发。

消咳散亦有抗敏之力，或问此乃其之效而非中药之功也？非也！患儿地塞米松针连用2天，加之口服氯雷他定片，外用丹皮酚软膏涂抹，效仍欠佳，今停用激素，加之以少量抗过敏药替代，收获良效。一则以防骤停激素更易病情反复加重；二则"形见于外而责之于内"，治病求本，使之中药荡涤肠道，积滞得消，而外之风团亦消。由此观之，中药之功大也！

瘾疹案

·············

女孩，9岁半。9月14日初诊。

荨麻疹反复2周，某医院予盐酸西替利嗪等药治疗不效。诊见（见彩图2瘾疹）面部、全身散在红色荨麻疹，手心红肿，低热，便稍干。舌淡红苔白厚腻，心肺常。诊断为荨麻疹；证属气虚热郁；治以健脾益气、清热导滞。

处方　生黄芪12g　苍术10g　当归12g　桔梗10g　黄芩10g　姜半夏10g

槟榔10g　大黄5g（另包）　车前子12g　蝉蜕10g　青蒿12g　生甘草8g

6剂，日1剂，水煎服[2]。

9月21日二诊：服上药后患儿荨麻疹消失，未再发作。现大便日2次，不成形。舌红苔白厚腻，心肺常。

处方　茯苓10g　炒白扁豆10g　苍术10g　黄芩10g　姜半夏10g　槟榔10g

生栀子10g　连翘10g　生薏苡仁12g　炒牵牛子6g　厚朴10g　生甘草8g

8剂，日1剂，水煎服[2]。

荨麻疹是临床常见病，中医称为"瘾疹"，俗称风团，是由于皮肤黏膜小血管扩张及渗透性增加而出现的一种局限性水肿反应。临床表现为大小不等的风疹块损害，骤然发生，迅速消退，瘙痒剧烈，愈后不留任何痕迹。既往中医观点认为，荨麻疹此起彼伏的特征与风善行数变的特征相似，瘙痒也是风的特征，故认为其病机为血虚生风，并常用养血祛风药。"治风先治血，血行风自灭"的观点也为广大中医学者所认同。

然中医治病讲究辨证论治，同病异治，异病同治，不可过于拘泥，墨守成规。虚者当补其不足，实者当泻其有余，寒者热之，热者寒之。本证患儿平素体质虚弱，纳少，消瘦，诊见全身散在红色荨麻疹，手心红肿，低热，便稍干，舌淡红苔白厚腻。故当健脾益气、清热导滞。服药6剂，未用活血祛风之药，顽固之荨麻疹竟药尽病退，此乃辨证施治之功也！

清热消积调荨麻疹案

男孩，3岁8个月。3月14日初诊。

反复荨麻疹3个月，易咳嗽，咽不适，咽红（+），口臭，夜眠欠安，急躁易怒，体重增长缓慢，爪甲不荣，手足不温，便干，2~3日一解。舌淡苔白。其夜眠欠安，口臭，实为饮食停聚中焦，郁久蕴热；热扰心神，故急躁易怒；气血不足，爪甲外现不荣。手足不温，非其虚，实为阳气被遏也；郁热在里，风热相搏，发于肌肤为瘾疹。证属热盛兼积滞，治以消积清热并用，使积消热除、脾胃和、营卫调、气血充、肌肤荣。

处方　消积颗粒加　青蒿 *10g*　蝉蜕 *6g*　当归 *10g*　生薏苡仁 *10g*

20剂，日1剂，水冲服，服5日休息2日。

4月23日二诊：荨麻疹显著减少（见彩图3荨麻疹），偶发，仍便干。卫气固表，防御外邪，黄芪为固表之要药。予上方加减继以调之，治疗与巩固结合，以防反复。

处方　消积颗粒加　枳实 *6g*　生黄芪 *10g*　苍术 *6g*　炒白芍 *10g*

20剂，服法同前。

荨麻疹发病的原因不外二大类：一是各种致病因素的刺激超出了机体的调节适应能力；二是机体内部抵抗外界各种病因的能力降低。多责之于内热与外感，脾胃积滞，滞久化热，热熏肌腠，营卫失和，夹遇外风，搏于营血，充盈于肌肤络脉之间，亦可使营卫不和发为瘾疹。尤风为春之主气，故春冬季常发。

脾胃积热风团案

······················

女孩，8岁半。11月4日初诊。

反复荨麻疹1年余，日日均见，全身性散在分布，多种食物易过敏，口臭，纳少，面色萎黄（++），消瘦（++），大便干，2日一解。舌红苔白厚腻，脉数。此系免疫功能紊乱之体现，本于脾虚，脾虚不运，蕴积化热故见舌红苔白厚腻，口臭，脉数。脾运乏力，则大便干，2日一解，纳少，皮肤失润则面色萎黄，久致消瘦。此系风团，属脾胃积热之证。治以消积清热、健脾和胃。中焦得运，气血和调，则热无存，积得消，病必愈。

处方　苍术10g　茯苓12g　炒白扁豆10g　黄芩10g　姜半夏10g　槟榔10g

白豆蔻5g　生栀子10g　生大黄5g　枳壳10g　连翘10g　甘草8g

15剂，日1剂，水煎服②，服5日休息2日。

12月9日二诊：荨麻疹未发，少鼻塞，口臭，仍便干。舌红苔白厚腻，心肺常。脾胃稍和，皮肤得润则面色萎黄消失，故治之宜加强消积清热之力，守前方，去白豆蔻，加炒莱菔子。

处方　苍术10g　茯苓12g　炒白扁豆10g　黄芩10g　姜半夏10g　槟榔10g

炒莱菔子12g　生栀子10g　生大黄6g　枳壳10g　连翘10g　甘草8g

15剂，服法同前。

次年1月6日三诊：现荨麻疹明显减少，咽不适，大便量少。舌红苔白厚腻。久病必虚，治以健脾益气、消积清热，渐序调理。

处方　生黄芪12g　苍术10g　炒白术10g　茯苓10g　炒白扁豆10g　姜半夏10g

槟榔10g　黄芩10g　青蒿10g　炒莱菔子12g　炒牵牛子6g　甘草8g

16剂，日1剂，水煎服②，服4日休息3日。

4月6日四诊：近3个月，短暂4次荨麻疹，1天后自行消退，可见其病渐去，正气渐复，现偶咽不适，大便2日一解，舌红苔白腻，心肺常。守上方，去炒牵牛子、青蒿，加连翘、大黄，以健脾益气，清热消积，继调中焦，以养化源，则可长治久安。

处方　生黄芪12g　苍术10g　炒白术10g　茯苓10g　炒白扁豆10g　姜半夏10g　槟榔10g　黄芩10g　大黄4g　炒莱菔子12g　连翘10g　甘草8g

20剂，服法同前。

服药后随访3个月，诉现食用多样食物均不再过敏，二便转常。

大凡小儿皮肤反复荨麻疹，虽属外证，然《丹溪心法》曰"有诸内者必形诸外"，故应责之于内，脾为后天之本，气血生化之源，脾胃得固，则抗病力强，诸症可愈。况脾胃不和，常为食积，积久化热，内热熏蒸，必现于外，或为风，或为肿，常须消积清热，则可病愈。

反复荨麻疹调治案
· ·

女孩，3岁。3月12日初诊。

反复荨麻疹2年，多种过敏源，易感冒，湿疹史，鼻塞，偶咳，雾化治疗中，夜眠欠安，手心热，腹胀（＋），便稍干，2～3日一解。舌淡苔白。此患儿反复荨麻疹2年，多种过敏源，湿疹史，其乃高敏之体，免疫功能紊乱，张仲景曰"四季脾旺不受邪"，脾胃和调，则免疫功能正常，抵抗力强，纵感邪而不易病，免疫之伤，当调脾胃，以固后天之本，所谓"正气存内，邪不可干"。便稍干，2～3日一解，手心热，可见此中患儿兼热盛之体，"胃不和则卧不安"，故见夜眠欠安。治以健脾和胃、清热消积，酌加蝉蜕以疏散肺经之热。

处方　消积颗粒加　苍术6g　黄芪10g　生薏苡仁10g　蝉蜕6g

15剂，日1剂，水冲服，服5日休息2日。

4月2日二诊：其间发荨麻疹1天，自愈，易鼻塞，偶咳，气雾剂减量，大便软。舌淡苔白，心肺常。患儿高敏之体好转，减其调理，加清肺止咳之力，兼顾他证。治以健脾和胃、清热消积、清肺止咳。

方一　消积颗粒加　青蒿10g　苍术6g　黄芪10g　白茅根15g

　　　10剂，日1剂，水冲服。

方二　咳嗽颗粒加　生薏苡仁10g　蝉蜕6g　炒白芍10g　当归10g

　　　10剂，日1剂，水冲服。两方交替服用，服5日休息2日。

5月7日三诊：未咳喘，未鼻塞，复查肺功能已恢复正常，气雾剂减量，荨麻疹1天自愈，汗多，便软。舌红苔白腻，心肺常。继予消积颗粒加减，以健脾和胃、清热消积。

处方　消积颗粒加　苍术6g　黄芪10g　生薏苡仁10g　葛根10g　当归10g

　　　16剂，日1剂，水冲服，服4日休息3日。

小儿脾胃功能薄弱，常不能御邪于外，从现代医学来讲，即免疫功能紊乱，此乃小儿荨麻疹常见之缘由，张仲景曰"四季脾旺不受邪"，"正气存内，邪不可干"，此乃问题之根本，故治之当先健运脾土，脾胃调和，则正气昌盛，邪气不扰，则可病愈。

益气健脾疏风疗瘾疹案

男孩，2岁2个月。6月29日初诊。

荨麻疹2天，全身分布，1年前有类似病史。舌红苔白腻，心肺常。其母诉该患儿未满月时有湿疹史，去年荨麻疹间断反复发作1年，平素易感冒易喘。荨麻疹，中医称为"瘾疹"，论其致病主因乃风邪，如《诸病源候论·风瘙身体瘾疹候》曰："邪气客于皮肤，复逢风寒相折，则起风瘙瘾疹。"此患儿平素体弱，肺脾气虚，加之风邪外袭，内不得疏泄，外不得透达，郁于皮肤，邪正相搏而发病。治病必求于本，治以益气健脾、清热疏风。

处方　黄芪 8g　苍术 8g　茯苓 8g　姜半夏 8g　黄芩 8g　连翘 8g　蝉蜕 6g

荆芥 8g　车前子 10g　生薏苡仁 10g　厚朴 6g　大黄 4g　甘草 6g

3 剂，日 1 剂，水煎服[②]。

方中黄芪补气为君药；苍术、茯苓健脾；黄芩、车前子、生薏苡仁清热祛湿；蝉蜕、荆芥祛风透疹等，并嘱清淡饮食，适温调护。

7 月 11 日因咳嗽二诊：其母诉服上药 1 天后荨麻疹停止加重，至二诊前荨麻疹完全消失，现咳嗽 1 天，夜咳，痰咳。舌淡苔白，心肺常。此为复感风寒外邪之咳嗽。

处方　紫苏叶 6g　桔梗 8g　黄芩 8g　姜半夏 8g　桃仁 6g　僵蚕 8g

白前 8g　紫菀 8g　干姜 5g　枳壳 8g　蝉蜕 5g　生甘草 6g

6 剂，日 1 剂，水煎服[①]。

荨麻疹病程缠绵反复发作，小儿脾常不足，饮食不慎易伤脾胃，脾虚则卫外无力，易复感外邪使之客于肌肤发病。此患儿正气虚衰复感风邪，因而急性发作之时，清热疏风而不忘补气健脾、调和营卫，故愈而不发也。

"整体观"下"误"愈寻常疣

男孩，5岁。4月2日初诊。

患儿咳嗽2周，平素易感冒，后发咳嗽，鼻浊涕，口臭，腹胀（++），便干。舌红苔白厚腻。双侧指端扁平疣数十目，尤为突出（见彩图4寻常疣）。诊断为咳嗽；辨证为脾胃积滞，久而蕴热。辨证施治，未于寻常疣下药，但以整体之观，以见后效。

处方　消积颗粒加　苍术6g　炒白术10g　紫苏子10g　焦神曲10g　生薏苡仁10g

15剂，日1剂，水冲服，服5日休息2日。

另予消咳散6包，达急则治其标以止咳之意。

4月16日二诊：服上药后咳嗽渐平，近2日咳重，汗多，双侧指端扁平疣同前。舌红苔白厚腻，心肺常。此期之咳，体弱又受于寒，调和止咳为要。

处方　咳嗽颗粒加　生黄芪10g　桂枝6g　生龙骨30g　青蒿10g

10剂，服法同前。

其间于5月27日及6月22日两次就诊，以调理脾胃，增强免疫力，辨证下药，以作调理。吾常思寻常疣，皮肤之疾，责之于内。

7月29日五诊：不咳，仍腹胀（+），纳少，二便可。舌红苔白厚。其母诉寻常疣显著减轻，十去其七。辨体质虽较前改善，仍遗积与热存内，运脾兼以清热，以作调养。

处方　亚康颗粒加　炒白术10g　苍术6g　炒紫苏子10g　大黄3g　炮姜6g

10剂，服法同前。

治疗未以疣为先，吾亦未试法于疣，疣却显著减轻。回顾之，脾胃积滞，积久蕴热，热现于肤，疣而发。然蕴热发肤所现多不同，不畏其鲜，应以整体观治。

寻常疣乃病毒性皮肤病，西医为人乳头瘤状病毒引发，好发于青少年，多见于手指、手背、足缘等处。其与细胞免疫有关，冷冻法最为常用。吾认为其与体内蕴热之毒阻于肌肤相关，内治为治本，多发者应治病求本。其虽可自然清除，但患儿病发多年，近而显效，且效著，亦为调理之效。如《圣济总录·面体门》云："论曰风邪入于经络，血气凝滞，肌肉弗泽，发为疣目，或在头面，或在手足，或布于四体，其状如豆如结，筋缀连数十，与鼠乳相类，故谓之疣目。"吾思于其有相同之理，疣为"内患"，治病求本。

调肺脾愈扁平疣案

男孩，15岁。6月22日初诊。

鼻塞，张口呼吸多年，易感冒，夜眠欠安，扁平疣散在分布，咽红（+），乳蛾Ⅱ度。舌红苔白厚，脉滑。此患儿乃肺脾不和、肺气失宣，则鼻塞，易感冒，张口呼吸；脾失健运，则夜眠欠安；积热熏蒸，则咽红（+），乳蛾Ⅱ度，苔白厚。"肺主行水""肺为水之上源"，肺失宣降，通调受阻，必致湿邪产生，"脾主运化"，运化失司，则易水湿停聚，肺脾失和，湿邪熏蒸肌肤而发扁平疣。故治以健脾益肺、清热祛湿。

处方　生黄芪12g　茯苓12g　苍术12g　炒白扁豆12g　黄芩12g　姜半夏12g　生栀子12g　生薏苡仁15g　连翘12g　射干12g　厚朴10g　生甘草8g

10剂，日1剂，水煎服②，服5日休息2日。

7月25日二诊：鼻塞轻，喉痰，扁平疣少，夜眠欠安，舌淡苔白厚腻，脉缓。肺脾稍和，守上方，去射干，加槟榔，渐序调理。

处方　生黄芪12g　茯苓12g　苍术12g　炒白扁豆12g　黄芩12g　姜半夏12g

　　　生栀子12g　生薏苡仁15g　连翘12g　槟榔12g　厚朴10g　生甘草8g

　　　12剂，日1剂，水煎服[2]，服4日休息3日。

8月15日三诊：未鼻塞，张口呼吸消失，扁平疣减轻，凸起较前显著好转，仍夜眠欠安。舌红苔白厚腻，脉缓。诸症好转，可见正中病机，仍夜眠欠安，苔厚腻，予消积健脾之剂，以愈余症。

处方　苍术12g　茯苓12g　生黄芪15g　白术12g　黄芩12g　桂枝12g　槟

　　　榔12g　姜半夏12g　青蒿12g　炒牵牛子8g　厚朴10g　甘草8g

　　　12剂，服法同前。

扁平疣，中医称"扁瘊"，常见于青年人的颜面、手背、颈项等处，其状扁平隆起丘疹，表面光滑、质硬如芝麻大或粟粒大，浅褐色或正常肤色，少则数个，多至上百个。中医认为其乃风热之邪搏结肌肤或怒动肝火，或因血虚肝失所养，以致气滞血凝而成。然本案仅以调和肺脾、健脾益肺之法而获效。吾认为其病因病机，不单与气滞血凝有关，湿热为患亦不容忽视。盖肺主皮毛，脾主肌肉，扁平疣的发病部位在皮肤，《四圣心源》言"皮毛者，肺金之所生也，肺气盛则皮毛致密而润泽；肌肉者，脾土之所生也，脾气盛则肌肉丰满而充实"，肺主通调水道，脾为水液升降输布之枢纽，肺脾与津液的生成输布密切相关，而扁平疣一般病程长，反复性强，符合湿邪致病之特点，故治以健脾益肺、清热祛湿，明察病机，巧妙施治，而获良效。

从脾胃论治小儿痱子案

男孩，4岁。4月22日初诊。

夏季易发湿疹，现鼾，喷嚏多，轻晨起干咳，汗多，面色萎黄（++），大便干。舌红苔白，心肺常。该患儿鼾，喷嚏多，晨起易干咳，并伴有大便干等症状，为小儿感邪后调理欠佳，邪郁肺卫时间过长，肺失宣降，肺与大肠相表里，则易致大肠津液不布，故有大便干之症状；汗多、面色萎黄，为其肺虚日久，肺伤及脾，形成肺脾两虚，卫外无力、后天失养之症状；夏季易发湿疹，乃为脾失健运、湿邪中阻，易化生湿热之邪。

处方 消积颗粒加 当归10g 生黄芪10g 枳壳6g 苍术6g

30剂，日1剂，水冲服，服5日休息2日。

本方在消积颗粒清热除湿运脾的基础上，配伍生黄芪、苍术补气健脾，当归活血通便，枳壳理气消积。

5月25日二诊：初诊代诉夏季易发湿疹，追诉应为痱子，其间未发，鼻鼾减轻，汗多减轻，仍口臭，便干。舌红苔白，心肺常。该患儿服药月余后，多汗、痱子、鼻鼾症状明显好转，仍有口臭、便干等积热症状。故予亚康颗粒以健脾和胃，同时继予当归、大黄活血通便，炒白芍敛阴止汗，枳壳理气消积。

处方 亚康颗粒加 大黄3g 当归10g 炒白芍10g 枳壳6g

20剂，日1剂，服法同前。

9月21日三诊：诉今夏易痱子症状消失，疱疹性咽峡炎1次，服上药后大便稀、口臭、面色萎黄基本消失，体重增长，夜眠好转。舌红苔白，心肺常。患儿易痱子症状消失，体重增长明显，面色萎黄消失，夜眠好转，仍诉有口臭及大便稀症状，上方去寒凉攻下之大黄，通便之当归，敛阴之炒白芍，加桑白皮清肺热，炒麦芽消食和胃等，巩固疗效。

处方　亚康颗粒加　桑白皮 10g　枳壳 6g　炒麦芽 10g　生甘草 3g

12 剂，日 1 剂，水冲服，服 4 日休息 3 日。

痱子又称为"热痱"，为外邪袭表，腠理闭塞，玄府不通致汗液失于排泄所致，患儿汗出不畅为脾胃湿热郁结所致，故予消积颗粒加味以除食积郁热，运脾理气，则湿热可除，汗出可畅，痱子可消。同时，调理脾胃运化功能，补其后天之本，亦有"补土生金"之效，治疗卫外不固，肺系所伤之咳嗽亦有奇功。

调脾缩瘢痕案

· · · · · · · · · · · · · · · · ·

女孩，2岁10月。7月29日初诊。

入睡难，时腹不适，腹软，口臭，舌红苔白，心肺常。1年前热油烫伤，下颌部瘢痕增生明显。专科医生视其为瘢痕体质，故而增生明显，今为调治来诊。整体审察，其口臭、时腹不适、入睡难，乃饮食积滞之象，加之小儿脾常不足，治以消积导滞、健脾益气。

> 处方　消积颗粒加　苍术6g　炒白术10g　黄芪10g　生薏苡仁10g　生龙骨30g
>
> 16剂，日1剂，水冲服，服4日休息3日。

8月29日二诊：其母诉心中重石终于落地，就诊以来，瘢痕改善显著（见彩图5缩瘢痕），予其外用药之某医院烧伤科大夫亦感惊讶，问之孩子服何神药，用何方法，仅其外用之物，不可好转如此神速。现腹不适消失，睡眠改善，瘢痕状况明显减轻，质地稍软，二便可。舌红苔白。继以上方加减以调脾胃，酌加补血活血之当归，以助瘢痕处瘀滞消散。

> 处方　消积颗粒加　生黄芪10g　生薏苡仁10g　当归10g　生甘草3g
>
> 16剂，服法同前。

中医学历来重视"整体观念""脾胃乃后天之本""气血生化之源"，在《五十二病方》《太平圣惠方》《普济方》中就有关于瘢痕的记载，如其所述之蟹足肿、黄瓜痈、肉龟等。人是一个有机的整体，此患儿从整体辨证，以调理脾胃为线，脾胃为后天之本，气血生化之源，脾能运化水湿，主肌肉四肢，烫伤后皮肤受损，湿热毒邪蕴结，气血耗伤，又见饮食积滞之象，故以消积健脾为法，辅以益气之黄芪，活血补血之当归，健脾利湿之薏苡仁。脾健胃强，气血生化有源，正盛邪祛，瘢痕则逐渐消散。

第八章

亚健康

没有食欲

无精打采

脾虚纳呆案

女孩，9个月。1月15日初诊。

纳呆1个月，今日低热，口臭，体重增长慢，发黄，面色萎黄（+），汗多，夜眠欠安，大便不化，日1次。舌红苔白厚腻，心肺常。治疗原则为益气健脾、升清降浊，辅以消咳散助消化，增食欲。

处方　婴泻颗粒加　神曲10g　蝉蜕6g　葛根10g

5剂，日1剂，水冲服。

消咳散6包。

1月22日二诊：口涎，余症减轻。舌淡苔白，心肺常。继用上方加减调理巩固，以善其后。

处方　婴泻颗粒加　葛根10g　补骨脂10g　神曲10g　连翘10g

8剂，日1剂，水冲服，服4日休息3日。

消咳散6包。

纳呆食少，无不关乎脾胃。脾胃之气升降自如则能纳能化。患儿9个月，处于婴儿期，生机蓬勃，发育迅速，但由于脾脏娇嫩，形气未充，常出现脾胃运化失职，导致脾胃气机不畅的纳呆少食之症。婴泻颗粒由《太平惠民和剂局方》中的参苓白术散为主方化裁而来，全方药性平和，健脾气，渗湿浊，使脾气健运，湿邪得祛，则食欲增，大便不化自除。

消运合治纳少案

男孩，6岁。2月7日初诊。

纳少，消瘦（++），面色萎黄（++），口臭，便干。舌红苔白厚，心肺常。小儿脾常不足，失于调养，致脾胃不和，纳少、消瘦、面色萎黄，并有便干、口臭、苔白厚等内热积滞的症状。予亚康颗粒加减健运脾胃，脾胃健，则纳化有常，诸症自减。

处方　亚康颗粒加　大黄3g　炒麦芽10g　炒枳壳6g　白茅根15g　甘草3g

20剂，日1剂，水冲服，服5日休息2日。

3月14日二诊：纳食进步，大便仍干。舌红苔白，心肺常。大便仍干，内有积滞，然苔已不厚，脾胃之气渐复，故予消积颗粒加减以消积导滞为要。

处方　消积颗粒加　白芍10g　炒白术10g　炒麦芽10g　白茅根15g　淫羊藿10g

20剂，服法同前。

《医学心悟》论病之方，则以汗、吐、下、和、温、清、消、补八法尽之，然小儿有其生理特点，脏腑形气均大异于成人，其致病因素，四诊证候，发病之状亦异，故处方施治也异于成人。吾临证治疗小儿之疾，常以健、运、清、消四法以概之。有同于八法，而于小儿又异于八法。健，为益气健脾、温中暖胃之义，健法同中医八法之补、温二法；运，为助、行、理之义，运法同八法之和法；清，为清热泻火、清热利湿、清泻导下、清热凉血、清热解表、清热解毒、清热利尿之义，清法同八法之清、下二法；消，为消食导滞、消痰利水之义，消法同八法之吐、消、下三法。临证四法合参，或三法合参，或二法合参。该患儿有脾虚兼胃肠积滞之状，补脾运脾的同时不忘消食导滞，即"运""消"同用，对有形之邪逐渐消散，并补益患儿脾气之不足，增强抵抗力。

健脾疗食少案

男孩，2岁半。2月16日初诊。

纳少，口臭，干呕，腹胀（＋），夜眠不安，便干。舌淡苔白，心肺常。

长期纳少，肠胃有明显积滞之症，故时干呕、口臭、腹胀、便干，积滞于内，致使胃不和则夜眠不安，由症到证，反推亦是，内有积滞，属中焦脾胃升降失序，浊气不降则上呕、口臭，上熏舌苔白厚，滞而气不行则积，久则生热耗津便干，下通不畅，上为腹胀。因此复脾胃升降气机为首务，以运脾降胃、消积导滞为主。

处方　消积颗粒加　苍术6g　煅龙骨30g　焦神曲10g

　　　8剂，日1剂，水冲服，服4日休息3日。

　　　消咳散8包，以助消化。

　　3月2日二诊：纳食进步，便略软，夜眠好转，仍腹胀（＋），舌淡苔白。治疗大法同前，继用亚康颗粒加减调理巩固。

处方　亚康颗粒加　生大黄3g　白茅根15g　炒紫苏子10g

　　　10剂，日1剂，水冲服，服5日休息2日。

　　　消咳散10包。

　　健脾胃，应从广义上理解，恢复脾胃原有生理功能即是健脾胃，此间的措施可以益气、消导、和润等，总之以症推证，据证遣方用健脾胃之法来顺脾胃升降之序最佳。

脾虚口涎案

. . . .

男孩，1岁。2月7日初诊。

口涎多，下颌湿疹，便略干。舌淡苔白腻，心肺常。此为脾虚不能摄涎，加之脾虚水湿不运所致。下颌湿疹为口中涎液流出导致下颌潮湿，日久局部刺激所致。

处方　亚康颗粒加　白芍10g　炒麦芽10g　炒枳壳6g

12剂，日1剂，水冲服，服4日休息3日。

2月24日二诊：口涎减轻，湿疹轻，二便可。舌淡苔白腻，心肺常。继以上方加减，治以健运脾胃、清热消食。

处方　亚康颗粒加　苍术6g　蝉蜕6g　生薏苡仁10g

12剂，服法同前。

4月14日因夜眠欠安三诊：家长诉未再口涎，现夜眠欠安，二便可。舌淡苔白腻，心肺常。胃不和则卧不安，继以健运脾胃为法。巩固疗效。

处方　亚康颗粒加　蝉蜕6g　炒麦芽10g　炒枳壳6g

12剂，服法同前。

口涎一症，小儿患者甚多，因小儿脾常不足所致。《诸病源候论·滞颐论》："滞颐之病，是小儿多涎唾流出，渍于颐下，此由脾冷液多故也。脾之液为涎。脾气冷，不能收制其津液，故令涎流出，滞渍于颐也。"脾主运化，开窍于口，其经脉又"连舌本、散舌下"，故而脾虚湿留则聚而成涎。同时，湿疹亦为小儿脾胃不和，湿毒外溢肌肤的表现，方用亚康颗粒加减补其脾土，则口涎、湿疹自消矣。

健脾益气疗滞颐案

·····················

女孩，11岁7个月。1月25日初诊。

易感冒史，面色萎黄（++），纳少，口涎，口臭，便干。舌淡苔剥，脉弱。此患儿证属脾虚不运。脾虚气血生化乏源，不能上荣于面则面色萎黄；纳运失常则纳少；津液匮乏，肠道失于濡润则便干；病久脾虚及肺，肺气虚则卫表不固易感冒。舌淡苔剥、脉弱皆提示脾气虚。脾气本有固摄之能，脾虚固摄无权，脾失治涎之能，口涎分泌物异常增多，则外溢。《证治准绳》曰："小儿多涎，由脾气不足，不能四布津液而成。"故应健脾助运益气。

处方　炒白术10g　茯苓10g　炒白扁豆10g　黄芩10g　姜半夏10g　槟榔10g

白豆蔻5g　生栀子10g　大黄5g　炒莱菔子10g　苍术10g

甘草8g

12剂，日剂，水煎服②，服4日休息3日。

3月2日二诊：口涎止，口臭轻，时多梦，面色萎黄（+），急躁。舌红苔裂纹，脉数。仍以健脾运脾为要，易下方调治。

处方　苍术10g　生白术10g　炒白扁豆10g　黄芩10g　青蒿10g　炒白芍10g

槟榔10g　姜半夏10g　焦神曲12g　炒牵牛子6g　枳壳10g　甘草8g

12剂，服法同前。

4月6日三诊：口涎止，大便2日一解。舌淡苔剥，脉数，心肺常。巩固效方。

处方　苍术10g　生白术10g　炒白扁豆10g　黄芩10g　青蒿10g　槟榔10g

姜半夏10g　焦神曲12g　枳壳10g　甘草8g　大黄5g　生栀子8g

12剂，服法同前。

此后经 4 周的随访，患儿病情未见反复。

口涎俗称流口水，指唾液不自觉地从口内流溢出来，以 3 岁以下的幼儿最为多见。中医称为"滞颐"，多由脾虚不运，涎液不能受到正常的制约，流出口外所致。患儿平日可多服食健脾益气、醒脾开胃的食物，如山药、粳米、薏苡仁、莲藕、莲子肉、白扁豆、栗子、马铃薯等；忌食性质寒凉，易损伤脾胃之气的食物。

脾虚磨牙兼外感并治案

男孩，12岁。3月12日初诊。

磨牙2年，鼻塞少涕。舌红苔白厚腻，心肺常。磨牙，《中医名词术语选释》曰："睡眠时上下齿摩擦有声的症状，多由胃热火虫积所致。"《杂病源流犀烛》中又名"齿齘"，多因心胃火热，或为气血虚，邪客于牙齿筋脉之间。然本患儿磨牙乃因脾虚所致，鼻塞少涕因外感，故为脾虚兼外感之证。

处方　苍术12g　茯苓12g　炒白术10g　黄芩10g　姜半夏10g　槟榔9g

白豆蔻6g　栀子10g　连翘12g　炒牵牛子6g　枳壳10g　甘草8g

5剂，日1剂，水煎服[2]。

3月19日二诊：鼻塞稍轻，磨牙减轻，大便日二解。舌红苔白厚腻，脉数。在补脾运脾的基础上调整为补气固表宣肺之药。

处方　苍术12g　茯苓12g　炒白术10g　黄芩10g　桔梗10g　姜半夏10g

黄芪12g　枳壳10g　焦神曲12g　车前子12g　甘草8g

12剂，日1剂，水煎服[2]，服4日休息3日。

4月9日三诊：磨牙明显好转，仍稍鼻塞，二便可。舌淡苔白腻，脉缓。

处方　苍术12g　茯苓12g　炒白术10g　黄芩10g　防风12g　姜半夏10g

黄芪12g　枳壳10g　焦神曲12g　槟榔10g　甘草8g

8剂，服法同前。

小儿磨牙，病因有三：实证多责之于心脾积热；虚证则以脾虚夹积为多见；虫积则虚实证相兼。心脾积热，积热化风，神明受扰，则易致睡眠不宁；小儿脾常不足，不善节制，尤易成食积或虫积；虚则气血生化之源不足，致肝血不充，拘挛为病而生磨牙之症，故治疗分别用清心泻脾、健脾化积及驱虫之法。

脾虚大便增多案

男孩，4岁10个月。7月9日初诊。

大便增多2年余，大便日数次，量多，质软。纳少，易食积，体重增长慢，体重15kg，面色萎黄（++），舌红苔白腻，夜眠欠安，口臭，心肺常。本案特点为患儿大便次数、量均较正常儿童增多，且持续2年以上，入少出多，身高、体重增长缓慢。据其症状，若诊断为泄泻，似有牵强之处，因其大便次数稍多，却不及泄泻般明显增多；便质软，不及泄泻之稀水或稀糊状。辨证为脾肾阳虚，而以脾阳虚为主。脾主运化，化生水谷精微，升清降浊，清气得升，中央土以灌四傍；浊气得降，走肠间而为糟粕，排于体外而为粪便。患儿脾阳虚弱，失于运化，则可见上述症状。脾为后天之本，肾为先天之本，先天助后天，后天资先天，脾虚日久，久病及肾，故而治疗时宜脾肾同治。患儿夜眠欠安，口臭，何也？口臭，积滞之谷物腐熟之气上逆故也！夜眠欠安，积滞停留，胃不和则卧不安也！故治当调理脾胃佐以温中。方以运脾和胃之婴泻颗粒为主方，加葛根升阳止泻；炮姜温中健脾；焦神曲消食和胃；补骨脂温补脾肾；炙甘草健脾益气、调和诸药。

处方 婴泻颗粒加 葛根10g 炮姜6g 焦神曲10g 补骨脂10g 炙甘草3g

10剂，日1剂，水冲服，服5日休息2日。

8月13日二诊：家长诉服上药后，患儿大便日一解，较前明显好转，易醒，时口臭，面色萎黄（+）。舌红苔白腻，心肺常。患儿口臭减轻，大便较前明显好转，疗效初现，然其易醒，恐前方温补太过，遂易功效更为平和之亚康颗粒加炒白术以健脾和胃、消食清热；加桂枝、煅龙骨以安定心神；加白茅根以清热利尿，使热邪由小便而去。

处方 亚康颗粒加 炒白术10g 桂枝6g 煅龙骨30g 白茅根15g

12剂，日1剂，水冲服，服4日休息3日。

11月17日三诊（调理体质）：患儿大便正常，日一解，体重增长，夜醒减轻，急躁，腹软。舌红苔白腻，心肺常。患儿父母喜出望外："现在孩子食欲好了，体重增加了，抱着感觉比以前瓷实了，大便也正常了！而且，这一段没有再生病了！"就诊两次，疗效显现。效不更方，继予药性较平和之亚康颗粒；患儿久病，影响生长发育，加淫羊藿、五味子、炒白术、太子参以补益先后天之本；患儿急躁、易醒，加连翘以清解内热。正气虚而不易峻补，故调理体质，宜缓调，不宜猛攻，间断调理，防治结合。

处方　亚康颗粒加　淫羊藿10g　五味子6g　炒白术10g　太子参10g

连翘10g

16剂，服法同前。

患儿大便增多多年，久病伤正，入少出多，能量失恒，故生长发育迟缓。大便虽多，然其非积滞实证之大便增多，实乃因脾虚导致积滞之故也，故不用泻法，其病已久，正气已伤，妄用泻法易更伤正气。故当补益脾肾、运脾消积。患儿年幼，正气易伤而不易复，且久病虚实夹杂，故宜间断服药，攻补兼施，随症治之！

健脾化湿调便黏案

男孩，2岁。9月1日初诊。

此患儿2岁，困于大便黏液已有3个月，大便成形，日一解，色绿，含黏液，时含血条，多种食物过敏，应用多种抗生素及中药治疗，仍反复发作，体重增长慢，母乳中，舌淡苔白腻。久病必虚，脾虚湿盛，故大便伴黏液；脾虚摄血失职，则见血条，运化失常则大便不化；脾为后天之本，后天失养，湿盛于内，蕴蒸肌肤，则见过敏；滥用药物，又重伤之，故体重增缓；舌苔白腻，乃中焦湿热之象。究其根本，责之于脾，脾虚不运，水湿不化，血失固摄。小儿为纯阳之体，易于化火化热，乃现湿热之象，治以健脾除湿、清热消积。另嘱儿母，予以断奶，以米面为主食，以养脾胃。

处方　消积颗粒加　焦神曲10g　葛根10g　木香6g　炒紫苏子10g　苍术6g

8剂，日1剂，水冲服，服4日休息3日。

另予消咳散，以助消化。

9月10日二诊：颗粒味苦，难服，仅服3剂，隐血好转，黏液减少，正中病机。现症见：纳少，夜眠欠安，可见脾虚，胃不和，治以健脾和胃、清热燥湿。予中药汤剂口服。

处方　炒白术6g　茯苓8g　炒白扁豆6g　黄芩6g　姜半夏6g　白豆蔻3g

焦神曲8g　枳壳6g　葛根10g　炒山药10g　炙甘草6g

8剂，日1剂，水煎服[②]，服4日休息3日。

9月24日三诊：黏液偶见，现纳少，夜眠欠安。可见其效，此患儿久病，非朝夕之力可愈之，故当渐序调理，必能根除，继以健脾消积、清热和胃，诸症可安。

处方　炒白术6g　茯苓8g　炒白扁豆6g　黄芩6g　姜半夏6g　白豆蔻3g

焦神曲8g　枳壳6g　葛根10g　炒山药10g　炙甘草6g

8剂，服法同前。

大便黏腻，湿盛为主，脾喜燥而恶湿，易为湿邪所困，故治应健脾为要，所谓"治湿不理脾，非其治也"。

中焦湿热致便黏案

男孩，5岁4个月。2月3日初诊。

腹不适1个月，夜眠不安，磨牙，大便黏腻，日1～2次，舌红苔腻。此为内伤饮食，停聚中焦，久而内生湿热之证。诊断为积滞。故予消积颗粒加减以消积导滞、健脾燥湿。

处方　消积颗粒加　　苍术 6g　连翘 10g　焦神曲 10g

15 剂，日 1 剂，水冲服，服 5 日休息 2 日。

3月5日二诊：腹不适消失，磨牙轻，大便日 1 次，时黏腻，夜眠可，体重增加明显，舌红苔白。此为积滞渐消、脾气复运之征。故以亚康颗粒加减健运脾胃为要。

处方　亚康颗粒加　　苍术 6g　炒白术 10g　大黄 3g　枳壳 6g

16 剂，日 1 剂，水冲服，服 4 日休息 3 日。

此为脾胃湿热之典型，"胃不和则卧不安"，故夜眠不安、磨牙；脾生湿，湿困脾，脾有湿热则大便黏腻，舌红苔腻。

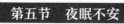
心脾积热致夜不安、多梦案

男孩，12 岁。6 月 17 日初诊。

多梦，夜眠欠安，磨牙多日，伴面色萎黄（++），纳少，手心热。舌红苔白腻、脉数。此乃饮食不节，伤食积滞，日久生热，热入心经，终致心脾积热之证，立益气健脾、消食清热之法方可收效。

处方　茯苓 12g　炒白扁豆 10g　黄芩 10g　槟榔 10g　白豆蔻 6g　栀子 10g

　　　连翘 12g　炒莱菔子 12g　炒牵牛子 6g　焦神曲 15g　枳壳 10g　甘草 6g

　　　8 剂，日 1 剂，水煎服②，服 4 日休息 3 日。

　　　效则同方 8 剂，服法同前。

方中黄芩、栀子、连翘三味常伴同用，为清内热、消食热、解外感热之常用组合，可依据热之多少、热之深浅、热之部位而变化。

7 月 20 日二诊：夜眠明显好转，面色常。舌红苔白厚腻，脉缓。继用上方加减，巩固疗效。

处方　茯苓 12g　炒白扁豆 10g　黄芩 10g　槟榔 10g　苍术 10g　栀子 10g

　　　连翘 12g　炒莱菔子 12g　姜半夏 9g　焦神曲 15g　枳壳 10g　甘草 6g

　　　8 剂，服法同前。

小儿多梦、夜眠不安及磨牙病因有二：一是责之于热，热性上蒸，扰乱心神；二是责之于滞，伤食积滞，肠胃不和，不和则卧难安。

食滞肠胃致夜眠欠安案

女孩，5 岁。7 月 31 日初诊。

其母诉患儿近 2 周来夜寐欠安，大便不调。诊见舌红苔白厚腻。《素问·逆调论》记载有"胃不和则卧不安"。患儿由于饮食不节，宿食停滞，脾胃受损，酿生痰热,壅遏于中,痰热上扰,胃气失和,而不得安寐;肠胃积热则大便干结。舌红苔白厚腻亦为食滞胃肠证的辨证要点。故治以健脾消食、清热安神。取亚康颗粒健脾和胃、消食清热之效调其脾胃,再加生龙骨、蝉蜕镇静安神。

处方　亚康颗粒减炒牵牛子10g加　蝉蜕6g　生龙骨30g　甘草3g

　　6剂,日1剂,水冲服。

8月6日二诊:患儿夜眠好转,大便日1～2次,舌红苔白厚。继用上方加减,调理脾胃巩固疗效。

处方　亚康颗粒减炒牵牛子加　白芍10g　枳壳6g　白茅根15g

　　8剂,日1剂,水冲服,服4日休息3日。

心主血脉,藏神,胃为仓廪之官,气血生化之源,而血液是神志活动的重要物质基础。因而人之"夜瞑"与否与气血生化之源——脾胃的功能密切相关。

多梦案
·············

男孩,6岁3个月。8月15日初诊。

晨起喷嚏多,伴鼻塞、流清涕1周,自诉近日整晚噩梦连连,睡眠欠安,面色萎黄(+),纳一般,二便可。舌红苔白厚腻,心肺常。诊断为阳虚感冒。

处方　生黄芪12g　桂枝10g　苍术10g　炒白术10g　黄芩10g　姜半夏10g
　　　　槟榔10g　生龙骨30g　茯苓10g　生薏苡仁12g　厚朴10g　生甘草6g

　　6剂,日1剂,水煎服[2]。

患儿喷嚏、鼻塞、流涕症状明显,故可诊断感冒。然阳虚从何得知?患儿年幼,稚阴稚阳,感受风寒之邪,迁延失治,易伤阳气;阳气虚弱,津液失于温煦,不能濡养空窍,故而鼻塞、流清涕;晨起阳气始生,人体虚弱之阳得自然界阳气升发之助,祛邪有力,正邪相争较剧烈,故而晨起喷嚏明显。中午自然界阳气充盛,人体虚弱之阳得自然界阳气之助,祛邪力足,故而喷嚏较少,鼻塞减轻。正如《灵枢》曰："朝则人气始生，病气衰，故旦慧；日中人气长，长则胜邪，故安。"患儿舌苔白厚腻，可推知患儿体内食积、痰湿之邪较重，痰湿之邪蒙蔽清窍，扰乱心神，故寐而噩梦连连，睡眠欠安。故予苍术、炒白术、茯苓、生薏苡仁、姜半夏以健脾运脾、燥湿化痰，使内生痰湿由脾得健运而自消。其体质素虚，易感冒，且缠绵难愈，故予黄芪以益气固表、健脾补中；予桂枝一则散寒解表，二则温助阳气，二者合用以益气助阳解表。患儿尚年幼，易虚易实，易寒易热，为防温燥太过，故予苦寒之黄芩、甘凉之生薏苡仁，一则清热燥湿，二则防温燥太过。患儿多梦，心神不宁，故予生龙骨以镇心安神，厚朴燥湿消痰、下气除满，槟榔行气、利水、消积。

8月27日随访病情：患儿父亲诉，连续服药6天，未服药时患儿诉夜眠多噩梦，第1剂药服后，当晚即少梦、眠酣。继服余药，夜眠安稳。昼精神佳，晨起遇冷空气仍喷嚏连发。嘱多饮水，调摄饮食，多食米粥自养。

本案特殊之处在于患儿服药1剂后即少梦、眠酣，患儿诉再无噩梦，唯记得甜梦一个。以方测证，方证互参，可知患儿舌苔白厚腻，确为食积、痰湿之邪的外在证候。胃气不和，痰湿之邪蒙蔽清窍，心神浮越于外均可导致多梦少寐，当健脾和胃、燥湿化痰、潜阳安神。脾胃和，痰湿除，清窍开，心神安，故而少梦眠酣。本案表里同病，里证为主，故当以治里为主，解表为辅，当正气得复，鼓邪有力，表症自除。

脾胃不和不寐案

· · · · · · · · · · · · · · · · · · · ·

男孩，3岁6个月。12月19日初诊。

咳嗽2个月，痰咳，鼻塞，鼻痒，夜眠欠安较甚，手心热，皮肤痒，面色萎黄（＋），便干。舌红苔白厚腻，心肺常。此患儿属脾虚食滞、脾胃不和证。外邪犯肺，肺失宣降，肺窍不利则咳嗽、鼻塞、鼻痒；脾虚健运失职，食滞中焦则夜眠欠安；积滞郁久发热，外达透于肌肤及四肢则皮肤痒、手心热；清阳不升，津液无以濡润肠道则面色萎黄、便干；舌红苔白厚腻皆提示脾虚食积内停。《症因脉治·不得卧论》中有："胃强多食，脾弱不能运化，停滞胃家……逆而不下，而不得卧之症作矣。"故以消积导滞为法，兼以健脾清热，积滞去，脾胃和，则土能生金，则肺气旺盛，其咳易治。

处方　消积颗粒加　蝉蜕 6g　苍术 6g　枳壳 6g　白茅根 15g

10 剂，日 1 剂，水冲服，服 5 日休息 2 日。

同时配服消咳散以止咳、平喘、消食，取急则治其标之意。

翌年 1 月 9 日二诊：夜眠欠安减轻，轻咳，少涕，二便软。舌红苔白厚，心肺常。夜眠欠安将瘥，诸症减轻，故继予调和脾胃以善其后。

处方　亚康颗粒加　大黄 3g　青蒿 10g　炒紫苏子 10g　枳壳 6g

16 剂，日 1 剂，水冲服，服 4 日休息 3 日。

3 月 19 日三诊：夜眠不安基本消失，轻痰咳，口臭，便稍干，时皮肤痒，舌红苔白厚腻，心肺常，呼吸音粗。夜眠不安治愈，但脾虚食滞之便稍干、口臭、苔厚腻仍显，治以健脾消食、清热导滞。

处方　消积颗粒加　桑白皮 10g　炙枇杷叶 6g　炒紫苏子 10g　苍术 6g

16 剂，服法同前。

明代张景岳的《类经·不得卧》说："今人有过于饱食或病胀满者，卧必不安，此皆脾胃不和之故。"饮食积聚、脾失健运，胃腑受纳功能失和引起的睡眠不宁较为常见。在治疗此类失眠时均从健脾和胃消食，调理中州，以达到安神的目的。其次，失眠患儿应注意调节饮食，谨合五味，保护和促进脾胃运化之职，借以恢复正气。

肝脾不和不寐案

男孩，7 岁。9 月 9 日初诊。

夜眠不安半年，纳少，厌食，磨牙，咽不适，倦怠乏力，急躁易怒，现轻咳，咽红（+），大便黏腻，日一解。舌淡苔白厚腻。此患儿乃脾虚食滞、肝脾不和证。小儿脾常不足，暴饮暴食等饮食不节的原因，损伤脾胃，造成饮食停积，胃气不得通降，浊邪扰神而致夜眠不安；再者，过肉食则肝火旺，经筋急，其必急躁易怒；肝气郁结，肝失疏泄，气血不和，魂不安其宅，亦可致失眠。胃肠积热则磨牙；脾虚健运失职则厌食；大便黏腻、苔白厚腻皆提示脾虚食积内停。肝之疏泄正常，则气之升降出入有序，脾胃气机调畅，运化正常，气血和调，使人心境平和，神魂安定。正如《丹溪心法》曰："郁者，结聚而不得发越也。"若肝由外邪、情志等致病因素所伤，郁而不畅，就会影响脾胃的运化功能，从而出现阴阳失调、心神失养等病理变化以致失眠。故治疗上予疏肝和胃、健脾清热。佐以生龙骨入肝经，以平肝潜阳、镇静安神。

处方　消积颗粒加　射干 6g　生龙骨 30g　青蒿 10g　当归 10g　生薏苡仁 10g

15 剂，日 1 剂，水冲服，服 5 日休息 2 日。

9月26日二诊：服上药4天后，夜眠不安、磨牙、倦怠、咽不适等诸症均好转。现症见：鼻涕，晨起痰咳 1 周。舌红苔白厚腻，心肺常。夜眠不安、磨牙等诸症好转，可见脾胃已和，因患儿现病咳重，故应宣肺止咳为主，兼消积化滞。

处方　咳嗽颗粒加　炒紫苏子 10g　射干 6g　炒莱菔子 10g　生薏苡仁 10g

生黄芪 10g

3 剂，日 1 剂，水冲服。

后期随访，未诉夜眠不安等症。

失眠在《黄帝内经》中称为"目不瞑""不得卧"，《难经》中称为"不寐"。《灵枢·本神》曰："肝气虚则恐，实则怒。"脾虚则肝气易犯，则五脏不得安和，神志不得宁谧，故失眠与肝脾关系密切，临证当辨证施治，方获良效。

脾虚阳浮致小儿急躁易怒案

男孩，3岁。6月5日初诊。

患儿消瘦（+++），面色萎黄（+），易咳嗽，每月1发，发黄，汗多，手心热，急躁，多食，大便量多，日1～3次。先天性心脏病术后。舌红苔白，心肺常。此为心火虚，火不生土，脾土阳虚，虚阳上浮，上扰清窍，故患儿急躁易怒。土虚金弱，则易咳嗽，频发伤正。胃强脾虚，虽多食确难生肌长肉，故消瘦、面色萎黄。当以健脾补阳、升提中气为先。盖因小儿服药尤难，且脾虚阳弱之人，当吴鞠通治痱九法之"甘淡养胃"最妙，所以，调休结合，则虚阳得济。

处方 亚康颗粒加 炒白术10g 补骨脂10g 升麻6g 五味子6g

16剂，日1剂，水冲服，服4日休息3日。

7月22日二诊：诉情绪好转，但大便多、汗多、夜眠欠安等余症不减。舌红苔白。遂加大健脾之功，以土水双补，兼顾清其虚热，以观后效。

处方 婴泻颗粒加 葛根10g 炒麦芽10g 炒枳壳6g 青蒿10g 补骨脂10g

6剂，日1剂，水冲服。

此患儿因先心之疾，而致火不生土，加之外感肺系疾病反复伤正，越加虚极，治疗上应缓补脾、心、肾、肺四脏，而以脾肾先后天之本为要。小儿情绪不良常因于二：一是虚阳上浮；二是脾虚胃不和。二者皆可致夜不安，夜不安则神不养，故急躁易怒。临证许多小儿情绪问题，多责之于此，仅记为上。

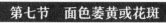

从脾论治面色萎黄、手心萎黄案

男孩，3岁4个月。12月26日初诊。

患儿面色萎黄（++），手心萎黄，消瘦（++），体重增长慢，发细，口臭，急躁，汗多，夜眠欠安，大便量多。舌淡苔白。诊断为亚健康。证属气虚。由于脾虚运化失常，水谷精微不能化生，皮毛失于润泽，不能正常濡养，故面色萎黄、消瘦、体重增长慢、发细、手心萎黄。脾与胃相表里，脾虚则胃不和，胃不和则不安，故夜眠欠安。脾虚饮食不化则积而化热，口臭，急躁；热气蒸腾迫津外出则汗多。小儿的生理特点是"脾常不足"，加之小儿饮食不知自节，家长喂养不当，因此小儿脾胃易受损伤，脾受湿困，胃失和降，蕴生内热之证。故先运脾化湿、消食和胃，兼以清热为治则。

处方　亚康颗粒加　炒白术10g　补骨脂10g　五味子6g　升麻6g

16剂，日1剂，水冲服，服4日休息3日。

次年1月23日二诊：咳嗽1次，现喉痰，体重未增长，口臭，大便1～2日一解。舌红苔白厚腻，心肺常。予消积清热之中佐以健脾与止咳化痰之品，治病求本。

处方　消积颗粒加　炒白术10g　苍术6g　炒紫苏子10g　桑白皮10g

16剂，服法同前。

3月5日因咳嗽三诊：手心萎黄消失，夜咳，喷嚏多，夜眠欠安，纳少，体重未增长，大便仍稍干，黏腻，酸臭。舌红苔白厚。

处方　亚康颗粒加　苍术6g　生白术10g　大黄3g　枳壳6g

16剂，服法同前。

4月16日四诊（调理体质）：面色正常，体重缓慢增长。舌红苔白厚，心肺常。

处方　亚康颗粒加　炒白术10g　补骨脂10g　大黄3g　炒麦芽10g　生甘草3g

16剂，服法同前。

春季乃万物生发的季节，加补骨脂以温阳，为顺应自然、因时制宜的调理。本案以调理脾胃为重，使气血化生有源，则皮肤润泽，颜色复常，故而其面色萎黄消失，手心萎黄消失。

脾虚积滞面部白斑案

女孩，3岁5个月。9月26日初诊。

患儿纳少，口臭，消瘦，面部轻微花斑，眼圈色白，夜眠欠安，多梦，二便可。舌淡苔白，心肺常。诊断为亚健康。证属脾虚夹积。脾主运化，化生水谷精微以濡养四肢肌肉，若脾胃虚弱，运化乏力，则纳少；脾虚日久，水谷乏源，四肢肌肉失于濡养，则消瘦；脾虚失健，水谷不化，停滞中焦，浊气上逆，故而口臭；积滞内停，胃气不和，故而夜眠欠安，多梦。予消积导滞、健运脾胃之剂。

处方　消积颗粒加　炒白术10g　苍术6g　桑白皮10g　焦神曲10g

15剂，日1剂，水冲服，服5日休息2日。

10月17日：未见患儿，患儿母亲诉患儿服药后诸症好转，要求守上方再开10剂调理。

11月7日二诊：面部花斑及眼周色白明显减轻，口臭减轻，梦减少，仅余纳少，大便干。舌淡苔白。诸症减轻，效不更方。

处方　消积颗粒加　当归6g　生白芍10g　焦神曲10g　炒麦芽10g

15剂，服法同前。

儿童面部花斑，为一种常见的皮肤病，西医学称之为单纯糠疹，通常是淡色或浅色的斑块，呈圆形或椭圆形，如钱币大小。一般患儿无不适感，故而常被忽视，仅少数患儿诉有痒感。值得注意的是，父母多认为其是"虫斑症"，但是单凭"虫斑"来作为诊断蛔虫病的依据是不可靠的，脸上的白斑与肠道寄生虫并无必然的联系。

中医而言，面部花斑属肌肤失养，荣润不足，多与肺脾相关，与脾关系最为密切，故治疗时常以调理脾胃为主，肺合皮毛，脾主肌肉，培土可生金，中焦运化之水谷精微，借肺之布津以养周身，脾胃得健，气血渐旺，肌肤得养而荣，其斑自消。

清热消积愈面不容案

男孩，3岁。6月5日初诊。

浊涕2个月，色黄，喉痰，面色萎黄（++），面部白斑，口臭。舌红苔白厚腻，心肺常。诊断为鼻渊。证属脾胃湿热。常因饮食失节，过食肥甘厚味，湿热内生，郁困脾胃，运化失常，湿热毒邪循经熏蒸鼻窍而发为本病，治以消食化积，兼清热利湿。

处方　消积颗粒加　桑白皮10g　生薏苡仁10g　生黄芪10g　焦神曲10g

16剂，日1剂，水冲服，服4日休息3日。

7月4日二诊：纳食进步，浊涕减少，面部白斑减轻，现偶咳，喉痰，大便量多。舌红苔白腻。脾胃积滞减轻，然偶咳，为外感风寒。

处方　亚康颗粒加　炒白术10g　葛根10g　黄芪10g　炒紫苏子10g

15剂，日1剂，水冲服，服5日休息2日。

方中炒白术补气健脾；葛根、黄芪均具升举清阳之功效；炒紫苏子散寒兼有理气之功效，诸药合用，内调脾胃，外散风寒。

12月15日因咳嗽三诊：诊见面部白斑消失，现偶咳1个月，少清涕。舌红苔白厚腻。

处方　消积颗粒加　苍术6g　炒白术10g　焦神曲10g　生甘草3g

16剂，日1剂，水冲服，服4日休息3日。

面部白斑消失，脾胃功能改善，据舌诊判断胃肠仍有积滞，虽偶咳、少清涕等外感轻证而专以调理脾胃为主，正体现了中医培土生金法的妙用。

肺脾气虚面部白斑案

女孩，2岁。9月23日初诊。

患儿门诊调理中，体重增长明显，此次因咳嗽就诊，症见：轻咳，暗哑，浊涕，面色萎黄（++），面部白斑，便稍干。心肺常，舌淡苔白。脾与肺，乃母子之脏，脾虚及子，亦引起子脏肺气虚弱，肺虚则卫外功能薄弱，易受外邪入侵，肺失宣肃则表现暗哑、浊涕、咳嗽。肺与大肠相表里，肺气失于肃降，引起大肠传导失常，故大便稍干。

处方　消积颗粒加　射干6g　薄荷6g　炒莱菔子10g　焦山楂10g

6剂，日1剂，水冲服。

11月23日二诊（调理体质）：上述症状均减，白斑消失。心肺常。予健运脾胃之剂，脾气充，则肺气足，肺主皮毛，则皮毛得肺气、脾气相助，恢复光泽原貌。

处方　亚康颗粒加　大黄3g　炒白术10g　炒麦芽10g　炒莱菔子10g

12剂，日1剂，水冲服，服4日休息3日。

此患儿面部白斑源于脾肺气虚。脾、肺、皮毛三者间的生理关系十分密切。《素问·经脉别论》指出："脉气流经，经气归于肺，肺朝百脉，输精于皮毛……饮入于胃，游溢精气，上输于脾；脾气散精，上归于肺。"脾为后天之本，主运化，为气血生化之源。肺生气，宣发输布，合皮毛。现代研究表明，人体必需的各种微观物质，包括色素形成的原始物质及代谢产物，其形成和转化无不依赖于脾的正常运化功能。吾运用消积颗粒加减治之，其中，消积颗粒有健脾消积化滞之功；炒莱菔子、焦山楂消食健脾，脾运得健，则利于精微物质的化生；薄荷疏肝行气，气机得畅，肺气得宣，精微物质得以宣发输布于皮肤，以恢复正常色泽。

肺脾同治咳嗽伴面色萎黄案

女孩，3岁3个月。2月15日初诊。

易咳嗽多年，少清涕，消瘦（++），面色萎黄（++），口臭，便干，舌红苔白厚腻，心肺常。证属肺脾气虚。肺虚卫外不固，易感外邪则咳嗽反复不愈、咳嗽多年。肺主皮毛，肺脾气虚，加之久病多病，必致患儿宗气化生不足，如《灵枢注证发微》所说，不能"熏于皮，充其身形，泽其毫毛"，肤失润养，故面色萎黄；脾虚则清阳不能上达头面，面失濡养亦易致面色萎黄，久致消瘦，且乳食易积，积滞化热故而口臭、便干、舌红苔白厚腻。《幼幼集成》论咳嗽曰："大抵咳嗽属脾肺者居多，以肺主气，脾主痰，故也。"

处方　消积颗粒加　桑白皮 10g　枳壳 6g　焦神曲 10g　苍术 6g

20剂，日1剂，水冲服，服5日休息2日。

并予消咳散6包以速止咳，取急则治其标之意。

3月18日二诊：咳减轻，面色萎黄明显好转，体重增长 0.5kg，停药后便干。舌淡苔白，心肺常。咳嗽将瘥，面色萎黄好转，停药后便干，继予调和脾胃以善其后。

处方　亚康颗粒加　炒白术 10g　补骨脂 10g　大黄 3g　炒紫苏子 10g

16剂，日1剂，水冲服，服4日休息3日。

临床治疗小儿咳嗽过程中应肺脾同治，一则培土生金，诸邪难侵；二则运脾行气，止咳化痰。中土为四运之轴，上输于肺，下益肝肾，外灌四傍，充养营卫。脾胃一健，则谷气充旺，可令五脏皆安。在用药当中，时时顾护小儿脾胃，辨证施治不忘运脾。故治之应先健脾和胃，脾胃调和，则肺气自盛，咳嗽易解，脾虚面色萎黄等症状亦可减轻。其次，咳嗽期间尤注重调摄饮食，不食肥甘厚味，以清淡为好。正如明代儿科大家万全所说："胃者主纳受，脾者主运化，脾胃壮实，四肢安宁，脾胃虚弱，百病蜂起，故调理脾胃者，医中之王道也。节戒饮食者，却病之良方也！"此案患儿，咳嗽、面色萎黄之症，用肺脾同治乃"却病之王道"也。

肺脾气虚致面色萎黄、手心萎黄案

男孩，5岁。5月20日初诊。

反复咳嗽多年，每月1次，为早产儿。现症见：咽不适，口臭，手心萎黄，面色萎黄（++），消瘦（++），腹胀，便稍干。舌红苔白厚腻，心肺常。此患儿乃气虚兼积滞体，总因肺脾气虚。脾主运化，司中气，为气血生化之源；若脾虚血少，气血不能上荣于头面及四肢，则可发生面色萎黄及四肢萎黄。《素问·经脉别论》言"肺朝百脉，输精于皮毛"；《四圣心源·天人解》亦谓"肺气盛，则皮毛致密而润泽"。当肺气虚弱，不能输精达皮毛，则皮毛萎黄枯槁、肌表不固，则外邪易由皮毛而入，侵入人体，首传于肺，致肺失宣降而发为咳嗽，此患儿兼卫气不足，故咳嗽多年，每月均发。脾虚气血无法充养四肢肌肉故消瘦；乳食积滞中焦，化热伤津，阻碍气机故而便干、腹胀；舌红苔白厚腻皆提示脾虚食积内停。治以健脾益肺消积。

处方　消积颗粒加　炒白术 10g　射干 6g　焦神曲 10g　薄荷 6g　炒紫苏子 10g

15剂，日1剂，水冲服，服5日休息2日。

6月22日二诊：面色萎黄减轻，手心萎黄消失，不咳，偶呃逆，时腹不适，便稍干。舌红苔白厚，心肺常。咳嗽、手心萎黄瘥，诸症减轻，故予方调和脾胃以善其后。

处方　亚康颗粒加　大黄3g　枳壳6g　炒紫苏子10g　炒麦芽10g

12剂，日1剂，水冲服，服4日休息3日。

8月10日三诊：轻咳2天，干咳，未发热，面色萎黄、手心萎黄消失，体重增长1.05kg，二便可。舌红苔白少厚，心肺常。面色萎黄、手心萎黄消失，诸症均减轻，继以调理脾胃，脾土旺则肺易宣、咳易治。

处方　亚康颗粒加　大黄3g　苍术6g　枳壳6g　白茅根15　生白术10g

16剂，服法同前。

后期随访，未见面色萎黄、手心萎黄等症。

临证心得，面色萎黄、手心萎黄与肺脾关系密切，从肺脾立论，脾健肺旺，气血流畅，阳明气血充盈，肌肤红润。

脾病致手足心萎黄案

男孩，2岁。12月18日初诊。

手足心萎黄，大便黏腻，2日一解。形见于外而责之于内，此乃后天脾胃不调，日久生化乏源所致，应以调理脾胃、扶正固本为治则。

处方　炒白术8g　茯苓8g　炒白扁豆8g　黄芩8g　栀子8g　枳壳8g
　　　川厚朴8g　槟榔8g　制附子8g　大黄5g　焦神曲10g　甘草6g

8剂，日1剂，水煎服②，服4日休息3日。

次年1月6日二诊：手足心萎黄尽消，未感冒，少涕，发黄渐转黑。

处方　太子参8g　炒白术8g　茯苓8g　炒白扁豆8g　黄芩8g　炒山药15g
　　　葛根15g　白茅根10g　车前草10g　补骨脂8g　升麻8g　炙甘草6g

15剂，蜜制为膏，巩固疗效。

面色萎黄是指脸色与常人相比黄而无华者，一般主虚证和湿证。《素问·五脏生成》："色味当五脏……黄为脾、甘。"《证治准绳·察色要略》："黄色属土,主湿,乃足太阴脾经之色。"临床应与黄疸(全身发黄、目黄及小便黄)区分。常伴有食欲不振、纳后腹胀、倦怠乏力、少气懒言等脾虚症状。

患儿手足心萎黄,是其脾胃不和亚健康的体现之一,从调理脾胃入手,二诊中患儿手足心萎黄明显好转,仍有些许肺系疾病,冬季封藏为宜,在调理脾胃方的基础上加补肺气、泄肺热之药,蜜炼为膏服用,以巩固治疗,固护正气。

健脾益肺治腹萎黄案

男孩，5 岁。1 月 18 日初诊。

早产儿，消瘦（++），面色萎黄（+），腹部皮肤萎黄，手心痒，多次肺炎史，纳少，腹胀（+），大便日一解，黏腻。舌红苔白厚腻，心肺常。此患儿乃气虚兼积滞体，总因肺脾气虚。肺虚易感外邪则反复肺炎；肺主皮毛，肺脾气虚，加之久病多病，必致患儿宗气化生不足，肤失润养，故面色萎黄；脾虚气血生化乏源，也易致面色萎黄、腹部皮肤萎黄，久致消瘦，且乳食易积，积滞中焦故而纳少、腹胀、舌红苔白厚腻。治以健脾益肺，兼消积导滞。

处方　亚康颗粒加　苍术 6g　炒白术 10g　大黄 3g　青蒿 10g　生甘草 3g

15 剂，日 1 剂，水冲服，服 5 日休息 2 日。

2 月 19 日二诊：腹部皮肤萎黄消失，手心痒消失，体重未长，大便少稀，2 日一解。舌红苔白，心肺常。诸症减轻，故继予亚康颗粒加减以健脾清热益肺。

处方　亚康颗粒加　炒白术 10g　枳壳 6g　补骨脂 10g　白茅根 15g

15 剂，服法同前。效则继服 15 剂调理巩固。

5 月 16 日三诊（调理体质）：纳食进步，腹部皮肤萎黄未现，二便可。舌红苔白，心肺常。诸症均轻，肺合皮毛，朝百脉，肺健则能行气血，使毛发润泽；脾运化水谷精微，肺所吸入的清气与水谷精微之精气合而化为宗气，宗气积于胸中为气之枢纽，可推动周身之气的运行，调节全身各脏腑气机的作用，使气机调和，毛发润泽。故继予健脾益肺，以巩固疗效。

处方　亚康颗粒加　炒白术 10g　葛根 10g　当归 10g　淫羊藿 10g

16 剂，日 1 剂，水冲服，服 4 日休息 3 日。

中医认为"有诸内必形于诸外"，外部肌肤的疾病往往是内脏失于调理的外在表现。脾主运化，肺合皮毛，皮肤萎黄、粗糙的发生常由肺脾失和、胃肠积热、热郁肌肤而致，治疗可从健脾益肺、润肠清热入手，可使颜色红润悦泽，皮肤光滑细腻。

湿蕴肌肤瘙痒案

女孩，5岁。4月8日初诊。

皮肤瘙痒多年，皮肤粗糙，以双下肢瘙痒为主，鼻衄，喷嚏多，鼻涕，夜咳，手足心热，眼袋重，腹痛，便干。舌淡苔白，心肺常。《灵枢·刺节真邪》记载："搏于皮肤之间，其气外发，腠理开，毫毛摇，气往来行，则为痒。"瘙痒症多因风湿之邪蕴于肌肤，不得疏泄，蕴郁而发。该病的病因主要是风邪，对小儿皮肤瘙痒症，主要由于肺脾气虚、湿蕴肌肤所致。若脾肺气虚，风湿之邪乘虚而入，游走在皮肤腠理之间，故皮肤痒、皮肤粗糙；湿性重浊黏腻，湿热下注，故瘙痒以双下肢明显；风邪侵犯肺系，肺失宣肃，则鼻涕、喷嚏多、夜咳；湿热外透四肢末端，则手足心热；脾虚津液乏源，肠道失于濡润、肌肤失于濡养则便干、皮肤粗糙；中焦气机阻滞则腹痛。治以宣肺健脾、疏风清热。

处方　咳嗽颗粒加　青蒿10g　大黄3g　生黄芪10g　白茅根15g　蝉蜕6g

20剂，日1剂，水冲服，服5日休息2日。

7月9日二诊：皮肤瘙痒减轻，轻咳嗽2次，易治愈，未鼻衄，腹痛消失，现喷嚏减少，左侧燕口疮，手心热，汗多，二便可，日2次。舌红苔白腻。皮肤痒将瘥，但燕口疮、舌苔白腻等脾虚积滞之症明显。故以益气健脾、清热导滞为法。

处方　消积颗粒加　苍术6g　生黄芪10g　连翘10g　桑白皮10g　生薏苡仁10g

20剂，服法同前。

后期特意电话随访，皮肤瘙痒消失。

皮肤瘙痒症是以瘙痒为主要症状，而无任何原发损害的常见皮肤病，中医称为"痒风""风瘟痒"。此病的病位多在肌表与肌肉，因"肺合皮毛""脾主肌肉"，脾主运化水液，肺主通道水道，若肺脾二脏失调，水液不归正化，水停为湿。风湿之邪常是导致此症的主因，因此与肺脾关系密切。临证多以健脾益肺、燥湿清热为治则，每获良效。局部瘙痒明显，亦可外涂复方百部煎。

肌肤甲错案

男孩，6岁半。3月19日初诊。

反复腹痛2年，发作性脐周疼痛，可自行缓解，夜晚明显，腹胀（+），夜眠欠安，易感冒史，面色萎黄（++），消瘦（++），咽红（+），乳蛾Ⅱ度，皮肤痒，下肢肌肤甲错（见彩图6肌肤甲错），二便可。舌淡苔白腻。诊断为腹痛。证属脾气虚弱。患儿以腹痛为主诉就诊，脐周疼痛明显，体格检查见下肢肌肤甲错。细审其症状，脐周疼痛夜晚明显：面色萎黄、消瘦、腹胀、下肢肌肤甲错等，症虽多变，然皆因脾气虚弱，失于运化所致。脾在体合肌肉而主四肢，五色主黄，中央土以灌四傍，为后天之本，气血生化之源，禀赋不足，脾失健运，水谷不化，导致气血两虚，肌肤失润，皮肤干燥，粗糙，形体消瘦。患儿虽有肌肤甲错，然非主症，且调理脾胃兼可治之，故一举多得，不另立新法。予运脾和胃、消食清热之亚康颗粒加减。

处方 亚康颗粒加 大黄3g 炒白术10g 苍术6g 炮姜6g 补骨脂10g
15剂，日1剂，水冲服，服5日休息2日。
另予大青盐做热奄包以缓解腹痛兼治其标。

后因腹不适，皮肤粗糙继以上方加减调理2次。

8月13日因咳嗽二诊：肌肤甲错较前稍好转（见彩图7肌肤甲错），现咳嗽20天，夜咳，倦怠，纳少，面色萎黄（++），消瘦（++），腹胀（+++），二便可。舌红苔白厚腻，心肺常。诊断为咳嗽。患儿夜咳明显，且积滞症状较著，《杂病源流犀烛·咳嗽哮喘源流》云："盖肺不伤不咳，脾不伤不久咳，肾不伤火不炽，咳不甚，其大较也。"《丹溪治法心要·咳嗽》曰："五更嗽多者，此胃中有食积，至此时火气流入肺。"可见，此患儿咳嗽仍为积滞所引起。此期患儿虽仍有肌肤甲错，然以积滞所致之咳嗽为主症，故以消积止咳为主，予消积导滞、健脾和胃之消积颗粒加减。

处方　消积颗粒加　苍术 6g　炒紫苏子 10g　生薏苡仁 10g　焦神曲 10g

　　　枳壳 6g

10 剂，服法同前。

配合三叶足浴方以宣肺止咳。

8月29日三诊：皮肤粗糙明显减轻，咳嗽减轻，未再腹痛，面色萎黄（+），稍见光泽，现腹胀（++），磨牙。舌红苔白厚腻。诸症减轻，然尚未痊愈，患儿年幼，故予消积导滞作用稍缓和之亚康颗粒以善其后而收功。

处方　亚康颗粒加　大黄 3g　苍术 6g　炒白术 10g　炒紫苏子 10g　白茅根 15g

16 剂，日 1 剂，水冲服，服 4 日休息 3 日。

患儿虽有肌肤甲错，然数次就诊未有以此为诊断而诊治，何也？病情轻浅，家长未予重视之故也！然为医者不可不察，肌肤甲错，病虽发于肌表，然脾主四肢肌肉，肺主肌表腠理，其根源在于脾胃失于健运，肺气失于宣发，肌肤失于津液之濡养而发病。是故肺脾同治即可获效。古人治疗与本病类似之"蛇皮病"时，即喜用麻黄汤加减以调和营卫，疏通腠理，效果显著。中医治病，讲究辨证论治，证同治亦同，不同的疾病，病机相同，则治法也相同。本案即为典型案例，其中奥妙，自当深思！

中药调理肤白案

· ·

女孩，6 岁。10 月 21 日初诊。

面色萎黄（++），花斑，皮肤色黑，消瘦（++），纳可，大便稍多。舌红苔白厚腻，心肺常。小儿先天脾常不足，后天饮食又不知自持，导致脾胃受损，气液耗伤，不能濡养脏腑、肌肤，而致肤黑、消瘦、大便量多等诸症，故诊断为疳证，证属疳气。"疳"者，古义有二：一者，"疳者甘也"言病因，指小儿恣食肥甘厚腻，损伤脾胃，形成疳证；二者，"疳者干也"言病机、主症，指气液干涸、形体羸瘦。患儿舌苔白厚腻，大便量多，肤色黯黑，乃湿邪留恋，湿性黏滞，又当以温药和之，故综合分析，当兼顾先后天，治以温补脾肾，佐以助运。疳证本为慢性疾病，祛邪有时，调养有度，调治结合，以达最佳疗效。

处方　亚康颗粒加　淫羊藿10g　炒白术10g　补骨脂10g　制附子3g　生甘草3g

15剂，日1剂，水冲服，服5日休息2日。

11月17日二诊：面色皮肤较前好转，纳食较前增多，消瘦（++），体重未长，汗多甚，大便量多。舌红苔白，心肺常。因辨证施治得法，患儿服上药后肤色、饮食都较前大为好转，但患儿汗多，故去辛热之制附子、补骨脂，加补益气血之党参、当归。

处方　亚康颗粒加　淫羊藿10g　炒白术10g　党参10g　当归10g　炒麦芽10g

16剂，日1剂，水冲服，服4日休息3日。

爱美之心人皆有之，肌肤暗淡、花斑之难题困扰众人，美容医馆遍地开花，不少医者仅观病之表象而从局部论治，疗效甚微亦常反复。吾常从脾胃而治，总可获效，深究其因，缘肺主皮毛，脾主肌肉，培土以生金，肺气得宣，输肺之津液及水谷精微于全身皮毛肌腠以滋养之，故而红润光泽。

易肺炎伴色素沉着案

女孩，7岁。1月29日初诊。

"大叶性肺炎"出院1周，再次因肺炎入院，现咳嗽加重，中热，可自退，左侧面颊处褐斑，躯干部色素沉着明显，面色萎黄（++），消瘦（++），汗多，便干。舌红苔白厚腻，双肺音粗。此患儿乃气虚兼积滞，总因肺脾气虚。肺虚易感外邪则反复肺炎、咳嗽，卫气不固致汗多。肺主皮毛，肺脾气虚，加之久病多病，必致患儿宗气化生不足，如《灵枢注证发微》所说"熏于皮，充其身形，泽其毫毛"，肤失润养，故面部色斑，躯干皮肤色素沉着均关于肺；脾虚则面色萎黄，久致消瘦，且乳食易积，积滞化热故而中热、便干、舌红苔白厚腻。土不生金，肺脾又可相互影响。因患儿现病咳重，故应宣肺止咳为主，兼消积化滞。

处方　紫苏叶 10g　桔梗 10g　黄芩 10g　姜半夏 10g　桃仁 10g　僵蚕 10g
　　　白前 10g　紫菀 10g　槟榔 10g　炒牵牛子 6g　枳实 10g　甘草 8g

7剂，日1剂，水煎服。

因于中热，配服羚羊角粉 3g，清热凉血。

2月6日二诊：咳轻，热退，色素沉着减轻，大便少稀。舌红苔白厚腻，双肺音粗。咳嗽将瘥，诸症减轻，故予方调和脾胃以善其后。

处方　苍术 8g　炒白术 8g　茯苓 10g　炒白扁豆 8g　桔梗 8g　黄芩 8g
　　　槟榔 8g　姜半夏 8g　生栀子 8g　焦神曲 10g　炒莱菔子 10g　生甘草 6g

8剂，日1剂，水煎服②，服4日休息3日。

2月17日三诊：未喘，面色好转，色素沉着好转，轻咳，痰咳，体重未长。舌红苔白厚。诸症均轻，此时肺较前宣通，又脾土旺则肺易宣、咳易治，随之宣肺、化痰、止咳。

处方　紫苏叶 10g　桔梗 10g　黄芩 10g　姜半夏 10g　炙枇杷叶 10g　僵蚕 10g
　　　白前 10g　紫菀 10g　槟榔 10g　炒牵牛子 10g　枳实 10g　甘草 8g

姜为药引，5剂，日1剂，水煎服①。

2月24日四诊：现咳减轻，手心热，乏力。舌红苔白腻，心肺常。故治以调理脾胃，培土生金，母壮子愈。

处方　生黄芪 10g　苍术 10g　桔梗 10g　黄芩 10g　姜半夏 10g　槟榔 10g

青蒿 10g　连翘 10g　生薏苡仁 12g　炒白术 12g　枳壳 10g　甘草 8

8 剂，日 1 剂，水煎服[②]，服 4 日休息 3 日。

3 月 4 日五诊：患儿身高体重稍长，体重由 16.9 kg 增至 17.7 kg，身高由 112 cm 增至 114 cm，发稍黑，诸症减轻，仍轻咳，偶鼻衄。舌红苔白厚腻。可见其脾胃稍和，故治以健脾益气、消积清热。继用上方加减，去苍术、桔梗，加炒牵牛子、车前子。

处方　生黄芪 10g　黄芩 10g　姜半夏 10g　槟榔 10g　青蒿 10g　连翘 10g　生

薏苡仁 12g　炒白术 12g　枳壳 10g　炒牵牛子 6g　车前子 10g　甘草 8

12 剂，服法同前。

3 月 30 日六诊：患儿晨起轻痰咳，色白，舌红苔白腻，二便可，早晚鼻塞，颌下仍色黑，体重增长至 18.2 kg，腹软，心肺常。虽轻咳，仍补脾，益气血之源，以助生长，培土生金。治以健脾益气、消食化痰。

处方　太子参 10g　炒白术 8g　葛根 10g　炒白扁豆 10g　黄芩 8g　补骨脂 10g

桂枝 8g　炒紫苏子 8g　陈皮 10g　姜半夏 8g　焦神曲 10g　生甘草 8g

10 剂，日 1 剂，水煎服[②]，服 5 日休息 2 日。

4 月 9 日七诊：患儿咳嗽加重，痰咳，咽红（++），二便可。舌红苔白厚腻，心肺常。急则治其标，此当宣肺、化痰、止咳。

处方　紫苏叶 8g　桔梗 8g　黄芩 8g　姜半夏 8g　蜜百部 8g　桃仁 8g

僵蚕 10g　白前 8g　紫菀 10g　射干 8g　枳壳 8g　生甘草 6g

8 剂，日 1 剂，水煎服[①]。

5 月 9 日八诊（调理体质）：现色素沉着减轻，面部褐斑也少，大便稍干。舌红苔白腻。脾为后天之本，气血生化之源，脾胃调和，则诸脏安，调治脾胃，以安其肺，乃长久之计也。

处方　太子参 8g　炒白术 8g　茯苓 8g　炒白扁豆 8g　黄芩 8g　槟榔 8g

生栀子 8g　车前子 10g　炒牵牛子 6g　焦神曲 10g　炒莱菔子 10g

生甘草 6g

6剂，日1剂，水煎服[②]。

大凡小儿久咳，反复肺炎，虽责之于肺，治之仍当辨其脏腑为何，《素问·咳论》有云"五脏六腑皆令人咳，非独肺也"，患儿久病咳，其本已虚，若不顾护，即便神药，也当无力，故当养其脾胃，培其化源之基，土沃苗壮，此之理也。脾胃健，土生金，故咳易止，色素沉着亦轻。

大凡小儿皮肤粗糙、萎黄、色黑多因于久病多病，致肺脾气虚，皮毛失于润泽所致。必先补固卫气，少病无损，后调理脾胃，使气血化生有源，终可肤白皮润。

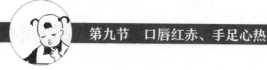

健脾清热养血疗手心红赤案

男孩，4岁半。4月13日初诊。

手心热，脱皮，手心红赤（红色丘斑），发疏，伴体重增长慢，纳食可，便干。舌淡苔白。此患儿乃脾虚积滞中焦，郁积生热，外达四末所致。小儿饮食不节，过食辛热肥甘，以致损伤脾胃，积滞不化，酿成湿热。正气欲抗邪外出，邪达肌肤则出现手心红赤（红色丘斑）；体内蕴积之热内伤肠胃，外及四末，则便干，手心热、脱皮；脾虚清阳不升，头发无以滋润则发疏；气血生化乏源，四肢肌肉无以濡养则体重增长慢。

处方　消积颗粒加　青蒿10g　连翘10g　枳壳6g　焦神曲10g

15剂，日1剂，水冲服，服5日休息2日。

方中消积颗粒健脾消积，青蒿、连翘清积滞之热，枳壳宽肠行气，焦神曲健脾消食，全方共奏健脾和胃、消积清热之效。

9月28日二诊（调理体质）：鼻痒，面色萎黄（＋），发疏，身高增长1.5cm，体重增长，二便可。舌淡苔剥，心肺常。手心脱皮好转，手心红赤消失，但面色萎黄（＋），舌淡苔剥等阴亏之症明显，故健脾清热之时，还须滋阴补血。

处方　亚康颗粒加　炒白术10g　苍术6g　当归10g　生地黄5g　枳壳6g

16剂，日1剂，水冲服，服4日休息3日。

亚康颗粒健脾和胃，脾贵在健不在补，予炒白术、苍术健脾，当归、生地黄滋阴养血润肤，如此则标本兼治，使脾气健运，则中焦积滞去；已伤之阴血得充，则肌肤荣泽，阴亏之症得消。

后期电话特意随访，手心肌肤红润光泽，未见红赤。

手心红赤多为脾虚食滞内停，郁而生热，外达四末所致，吾常以调理脾胃为要，兼顾养血润肤，效果显著。

眼袋增重先肺后脾治案

· · · · · · · · · · · · · · · · · · ·

女孩，3岁8个月。12月18日初诊。

患儿发热3天，中热，伴见咳嗽，眼袋增重，反复湿疹，鼻衄，汗多，口臭，腹胀（++），二便可。舌红苔白腻，双肺湿啰音。此患儿虽然眼袋增重，但以发热为主症，伴见咳嗽、双肺湿啰音，急则治标，故当治以疏风清热、止咳化痰。

> 处方 咳嗽颗粒加 蝉蜕6g 射干6g 炒紫苏子10g 桂枝6g 生龙骨30g
>
> 8剂，日1剂，水冲服，服4日休息3日。
>
> 配服羚羊角粉3g，取其清热凉血之用。并每日配服消咳散1包，共6包，取急则治其标之意。

12月23日二诊：热退，咳嗽减轻，眼袋较前减轻，腹胀。舌红苔白，心肺常。诸症较前明显减轻，缓则治本，故当健脾益肺、消积止咳。

> 处方 亚康颗粒加 炒紫苏子10g 炒麦芽10g 枳壳6g 白豆蔻4g
>
> 10剂，日1剂，水冲服，服5日休息2日。

翌年2月6日因咳嗽三诊：经上次诊治，患儿眼袋基本消失，现咳嗽10天，干咳，易鼻塞，打鼾，二便可。舌红苔白厚腻，双肺音稍粗。故予咳嗽颗粒加减以宣肺止咳、清热疏风，咳嗽痊愈后，继予亚康颗粒加减健运脾胃，防控兼具。

> 方一 咳嗽颗粒加 射干6g 苍术6g 薄荷6g 炒紫苏子10g
>
> 20剂，服法同前。
>
> 消咳散10包。

> 方二 亚康颗粒加 炒白术10g 补骨脂10g 桑白皮10g 枳实10g
>
> 15剂，服法同前。

调肺理脾过程中，眼袋消失，何也？《灵枢·大惑论》中将眼的不同部位分属于五脏，眼胞属脾，称为"肉轮"，脾主肌肉，肌肉之精为约束(眼睑)，眼袋所在位置亦为足阳明胃经之始也。中医认为"轮属标，脏属本，轮之有病，多由脏失调所致"，肉轮之证为标，脾胃病变为本，脏腑的病变能相应地在眼部出现某些特征。故而通过调理脾胃，治病求本，可以达到治疗相应局部疾病的目的，收到佳效。

癥瘕致羸瘦案

女孩，9个月。1月27日初诊。

患儿腹膜后淋巴瘤术后3个月，体重增长缓慢，现体重6.95 kg，易腹胀（++），大便干。舌淡苔白厚腻。心肺常。术后大损，身体虚弱，脾胃气虚，纳化无力，故常食积，见腹胀，大便秘结，舌苔厚腻，此乃本虚标实之象，急当去其积，积去腑通，气血顺畅，则虚弱易养。以消积清热、润肠通便为法，当归亦有补血活血之效，攻补兼施，标本兼治。

处方　消积颗粒加　炒紫苏子10g　当归10g

4剂，日1剂，水冲服。

2月17日二诊：患儿服药后好转，体重增长0.5 kg，现体重7.45 kg，腹胀减轻，仍舌苔厚腻，当继续调理脾胃、健脾益气、清热消积。

处方　亚康颗粒加　白茅根15g　蝉蜕6g

9剂，日1剂，交替上方余药继续服用。

4月13日三诊：体重增长2.3 kg，现体重9.75 kg，腹软，服药期间便干好转，近日便干反复，时吐奶，可见脾胃渐和，纳化渐佳，当健脾和胃、养阴清热，渐序调理。

处方　消积颗粒加　生地黄5g　枳壳6g

12剂，日1剂，水冲服，服4日休息3日。

7月1日四诊：现体重12.5 kg，舌淡苔白厚，余症已愈，当养脾胃，防患未然，健脾益气，以固中气。

处方　亚康颗粒加　蝉蜕6g　生白术10g　生黄芪10g

12剂，服法同前。

小儿之生长，一赖父母之先，二赖脾胃之后，而非独望肾之升发。小儿之体，脏腑娇嫩，形气未充，手术之伤，必损元气，后天之本，应当固护。此患儿腹部手术，则更损肠胃，手术祛邪而伤正，克伐后天之木，脾胃气虚，运化无力，常致食积，故当调养，当健脾消积，养脾以去积，方可治愈。

久咳致羸瘦案

女孩，10岁。7月25日初诊。

咳嗽5个月，常喉痰咳，伴鼻塞少涕，消瘦（+++），面色萎黄（++），爪甲不荣，磨牙，二便可，舌红苔白厚腻，心肺常。该患儿咳嗽5个月伴消瘦、面色萎黄，责之于调护不周，喂养不当，脾胃受损所致，因"肺为主气之枢，脾为生气之源"，肺主气，脾益气，脾化生水谷精微依赖肺气的宣发肃降以疏布全身，肺气虚累及脾，子病犯母，日久生化乏源，会致身体瘦削，卫外不固。故应健脾补肺、补土生金。

处方　亚康颗粒加　苍术6g　蝉蜕6g　炒紫苏子10g　炒麦芽10g　枳壳6g

20剂，日1剂，水冲服，服5日休息2日。

并用消咳散旨在应急止咳。

9月26日二诊：面色萎黄稍轻，诉体重增长，仍有磨牙，咳嗽，鼻塞，爪甲不荣，舌红苔白厚腻等症状。辨其肺胃热盛，故增其清解肺胃之力。

处方　亚康颗粒加　炒白术10g　大黄3g　枳壳6g　桑白皮10g　炒莱菔子10g

20剂，服法同前。

11月28日三诊：诉纳食进步，仍有鼻塞喉痰，轻咳，喑哑，咽红（++），磨牙，舌红苔白，余症可，其内热盛兼有鼻塞表证，治以清热解表。

处方　消积颗粒加　射干6g　薄荷6g　桑白皮10g　苍术6g　连翘10g

10剂，服法同前。

翌年4月2日四诊：诉体重已增4kg，其间咳嗽1次，服上药以来，咳嗽日趋平复，现唯有鼻塞鼻痒，舌红苔白腻，咽红（＋），睡前尿频，此因感于风寒也。

处方　苍术10g　茯苓10g　炒白扁豆10g　黄芩10g　姜半夏10g　槟榔10g

栀子10g　射干10g　炒牵牛子6g　枳壳10g　焦神曲10g　甘草8g

12剂，日1剂，水煎服②，服4日休息3日。继服半月余，并嘱调整饮食，适寒温即可。

久咳致羸瘦者，治久咳、防咳嗽，培土生金为要则，久咳止，故长肌肉、壮四肢，为治病求本之意。久咳反复，肺病及脾，脾虚不运，运化水谷精微失常，则四肢肌肉不充，气血乏源，则不能上荣头目，故面色萎黄。肺主气，宣水谷精微之卫气敷布于体表，护卫肌表，防御外邪。久咳反复，肺脾功能皆失常，盖脾失运为本。正如清代张志聪注释《素问集注·五脏生成》言："脾主中央土，仍仓廪之官，主运化水谷之精，以生养肌肉，故合肉。"脾虚无以充养肌肉，不仅可见肢倦，神疲，消瘦等脾虚表现，久则母病及子，可见咳喘不已，气短不足以息。培土生金调久咳，脾胃健运气血充养，养则生肌肉长骨骼，正气存内则久咳渐消，咳止而体重亦长也。

易肺疾致消瘦，母子同治案

男孩，16岁。8月7日初诊。

患儿年幼罹患肺炎喘嗽5次，体重锐减，伴见汗多，喷嚏多，鼻塞少涕，夜眠欠安，现痰咳，消瘦（＋＋），面色萎黄（＋＋），唇红，手心红，纳少，便干。舌红苔白，脉数。此患儿乃肺脾两虚，肺虚则肺不宣达，故而汗多、喷嚏多、鼻塞少涕。脾虚则纳少、面色萎黄，久则消瘦。脾虚胃不和，胃不和则卧不安，故夜眠欠安。便干、手心红、脉数为脾虚食滞生热之候。现痰咳，则属脾虚痰盛蕴肺，又因患儿及其母亲同为咳嗽多日，故先用汤剂宣肺化痰治咳，母子同治，否则子母均难尽愈。

方一　紫苏叶 15g　桔梗 12g　黄芩 15g　姜半夏 15g　炙百部 15g　炒桃仁 12g

　　　　僵蚕 15g　白前 12g　炙紫菀 15g　炒紫苏子 15g　枳壳 12g　甘草 10g

　　　　7 剂，日 1 剂，水煎服[①]。

至咳嗽将瘥后，再投配方颗粒剂以调脾胃。

方二　消积颗粒加　青蒿 10g　黄芪 10g　桂枝 6g　龙骨 30g

　　　　20 剂，日 1 剂，水冲服，服 5 日休息 2 日。

此方健脾、消滞、清热之功，正中病机。

8 月 28 日二诊：此间 20 余日体重已增长 1kg，余症尽消。母咳已愈。唯患儿仍咽不适，舌红苔白腻，喷嚏多，夜眠欠安，鼻鼾。

方一　咳嗽颗粒加　桃仁 10g　桂枝 6g　煅龙骨 30g　甘草 3g

　　　　10 剂，日 1 剂，水冲服。

方二　消积颗粒加　黄芪 10g　苍术 6g　防风 10g　薄荷 6g

　　　　10 剂，日 1 剂，水冲服。两方交替服用，服 5 日休息 2 日。

旨在未病之人与已病之人同治，实为调理与治肺同行。

剥苔案

· · · · · · · · · · · ·

女孩，4 岁半。9 月 29 日初诊。

患儿咳嗽 1 个月，易咳嗽，近 2 天咳嗽加重，口臭，多汗，大便偏干。舌红苔剥，裂纹舌，心肺常。诊断为咳嗽。辨证为热盛。咳嗽为临床常见病，本案特殊之处在于患儿舌红苔剥，裂纹舌。中医认为舌为脾之外候，舌苔是由胃气蒸发谷气上承于舌面而成，与脾胃运化功能相应，如章楠曰："脾胃为中土，邪入胃则生苔，如地上生草也。"脏腑的病变反映于舌面，具有一定的分布规律。对此古代医籍有不同的划分记载，其中较为一致的说法是：舌质候五脏病变为主，侧重血分；舌苔候六腑病变为主，侧重气分。舌尖多反映上焦心肺的病变；舌中多反映中焦脾胃的病变；舌根多反映下焦肾的病变；舌两侧多反映肝胆的病变。另外，《伤寒指掌·察舌辨证法》还有"舌尖属上脘，舌中属中脘，舌根属下脘"的说法。通常认为，正常舌象的主要特征是：舌色淡红明润，舌苔薄白均匀，苔质干湿适中，即"淡红舌，薄白苔"。舌红苔剥，裂纹，口臭，多汗，大便偏干，诸症合参，患儿则为肠热腑实，肺失宣肃。方予消积颗粒加当归、焦神曲、枳壳，通腑泄热、消积导滞以治其本；加炒紫苏子、射干，清肺止咳以治其标。

处方　消积颗粒加　当归10g　炒紫苏子10g　射干6g　焦神曲10g　枳壳6g

20 剂，日 1 剂，水冲服，服 5 日休息 2 日。

12月3日因咳嗽二诊：随访上次病情，患儿服药 3 天，大便通畅，咳嗽、多汗、口臭症状明显减轻，服药 7 天咳嗽止，口臭消失，继服余药，未再不适。现偶咳，早晚明显，无痰，近期皮肤痒，纳眠可，大便稍干，舌红苔白，心肺常。司外揣内、见微知著、以常衡变是中医学的三大原理。其舌红苔白，提示患儿胃气渐复，故而诸症较前明显减轻。皮肤痒，提示机体处于高敏状态，病虽发于表，其治当从里入手，"形现于外，责之于内"也，调理患儿脾胃功能，恢复患儿免疫平衡，则皮肤痒自当消失，此乃治病求本，长治久安之策也！方予消积颗粒加生黄芪、苍术以健脾消积；加炒紫苏子以降气、止咳；加白茅根以利小便，使无形热邪由小便而出；加甘草以清热止咳、调和诸药！诸药合用，泻其有余，补其不足，调治结合而收功！

处方　消积颗粒加　生黄芪10g　苍术6g　甘草3g　炒紫苏子10g　白茅根15g

20剂，服法同前。

舌诊是中医学治疗疾病重要的诊察方法之一，视其外应以候其内脏。舌象变则病机变，病机变则治法变，不可不察。

舌苔久腻案

· · · · · · · · · · · ·

幼儿不能详言疾，唯以望诊而为重。如《幼科铁镜》曰："而小儿科，惟以望为主。"其望者有神色、形态、苗窍等，而苗窍乃五脏六腑气血之汇聚，彰于外也。

男孩，5岁2个月。6月13日初诊。

反复咳嗽2个月，面色萎黄（+），易鼻塞，肺炎史1次，便干。舌红苔白厚腻甚（见彩图8舌苔久腻），双肺音粗。其责之于痰热积滞，病位在脾胃，病机是腑气不通，浊气不降。闻及双肺音粗，曾患肺炎史1次。遂给予消积颗粒加减清热消积、通腑导滞。

处方　消积颗粒加　苍术6g　射干6g　焦神曲10g　枳壳6g　甘草3g

10剂，日1剂，水冲服，服5日休息2日。

7月1日二诊：咳嗽1次，5天治愈，现喉痰不适，舌红苔白厚腻较前好转（见彩图9舌苔久腻）。效不更法，稍以加减，以观后效。

处方　消积颗粒加　炒紫苏子10g　生白术10g　桑白皮10g　生黄芪10g

16剂，日1剂，水冲服，服4日休息3日。

8月1日三诊：不咳，大便调，舌红苔白，腻苔已消（见彩图10舌苔久腻）。

治以健运脾胃，恢复脾气。

处方　亚康颗粒加　大黄 3g　青蒿 10g　炒紫苏子 10g　枳壳 6g　生甘草 3g

　　16剂，服法同前。

大凡舌苔厚腻之证，以治苔为准，他症可供参考，临床诊察必重之，决不可掉以轻心，苔由厚腻变薄，则疾病向愈。

咽不适清脾热案

女孩，3岁。3月12日初诊。

咽不适2个月，咽疡疱，鼻涕，夜眠欠安，便稍干。舌红苔白腻，心肺常。此乃太阴脾经热邪客于太阴经脉，循经上犯咽喉所致。脾热下传大肠，则便干，热扰心神，则夜眠欠安，必立健脾清热之法方可收效。

处方　消积颗粒加　薄荷 6g　射干 6g　生薏苡仁 10g　桑白皮 10g

15剂，日1剂，水冲服，服5日休息2日。

方中薄荷、牛蒡子解毒利咽；栀子、桑白皮清热；射干利咽下痰；大黄、厚朴、车前子等导热下行。

4月2日二诊：咽不适减轻，无涕，腹胀（+），便稍干。舌红苔白，心肺常。守上方加减。

处方　消积颗粒加　青蒿 10g　枳壳 6g　炒紫苏子 10g　焦神曲 10g

16剂，日1剂，水冲服，服4日休息3日。

配合小儿推拿健脾清热，巩固疗效。

足太阴脾经循喉咙，夹咽喉，咽部不适者，多与脾经之热邪有关，从脾论治，多可取效。

积滞致反复吞咽案

男孩，5岁半。3月11日初诊。

易腹胀，纳少，消瘦（+），唇干，面色萎黄（++），口臭，反复吞咽，咽不适，腹胀（+++）。舌淡苔白，心肺常。诊断为积滞。患儿积滞显著，脾亦虚弱，治以泻下消积、健运脾胃。

处方　亚康颗粒加　大黄 3g　炒紫苏子 10g　炒莱菔子 10g　枳壳 6g　苍术 6g

　　10 剂，日 1 剂，水冲服，服 5 日休息 2 日。

3 月 25 日二诊：患儿腹胀（++），面色萎黄（+），手足心热，吞咽动作多，便稍干。舌红苔白腻，心肺常。经治疗，辨证无误而积滞尚存，恐病重药轻之故也。遂予消积导滞之力较强的消积颗粒加减。

处方　消积颗粒加　苍术 6g　炒白术 10g　炮姜 6g　木香 6g　陈皮 6g

　　10 剂，服法同前。

患儿吞咽动作多，咽部不适，与梅核气咯之不出，咽之不下，时发时止之特征相似，故思此亦痰气搏结之故也。古人云："怪病皆有痰作祟。"故于消积导滞药中加二术以运脾化痰；加陈皮以理气化痰；加木香以顺气化痰；加走而不守、温通之力较强的炮姜以助药力。

4 月 9 日三诊：患儿吞咽动作显著减少，仍咽不适，胃脘痞满，二便可。舌红苔白。患儿症状较前明显减轻，说明药证相应，故而功效显著。然现仍咽部不适，胃脘痞满，考虑积滞之邪并未尽祛，守上方加减，于消积导滞药中加入附子，借用其大辛大热之性以化无形之痰；加瓜蒌以化有形之痰；加炒紫苏子以降气消痰；加焦神曲以消积；加木香以行气健脾消滞。

处方　消积颗粒加　制附子 3g　焦神曲 10g　瓜蒌 6g　炒紫苏子 10g　木香 6g

　　10 剂，服法同前。

4 月 22 日因感冒四诊：回访患儿吞咽动作消失，咽不适消失。

患儿吞咽动作、咽部不适于西医而言，常按"慢性咽炎""抽动症"诊治，然疗效不佳，部分家长认为是"坏毛病"，不用治疗，然其真非病也？非也！本案辨证精准，治病求因，用药审慎，三次诊治，疗效显著，中医之神奇不可小觑也。

从脾胃论治斑秃案

男孩，2岁。5月23日初诊。

头顶部可见2cm×2cm毛发脱落，皮损基底面光滑，无毛发生长，患儿平素饮食不规律，喜食零食。现症见：消瘦（+），面色萎黄（++），爪甲不荣，汗多，小便可，大便日2~3次，量少，质可。舌淡苔白厚腻，心肺常。斑秃多为阴血虚少，无以濡养肌肤毛发，导致毛发脱落，但患儿消瘦、面色萎黄、爪甲不荣，故以运脾化湿、消食和胃，兼以清热为治则，使湿浊去，食积消，郁热散，脾升胃降。

处方　亚康颗粒加　白豆蔻3g　苍术6g　枳壳6g　连翘10g　生甘草3g

20剂，日1剂，水冲服，服5日休息2日。

嘱其合理饮食。

10月24日二诊（调理体质）：原皮损处已密布长1~2cm乌黑毛发，体重增长，爪甲好转，二便可。舌淡苔白，心肺常。复诊时患儿脾胃功能恢复，治病求于本，故治以益气健脾、养血和血。

处方　亚康颗粒加　炒白术10g　黄精10g　生地黄5g　桑白皮10g　炙甘草3g

20剂，服法同前。

斑秃，俗称"鬼剃头"，属中医学"油风"的范畴，明代陈实功在《外科正宗》中说："油风乃血虚不能随气荣养肌肤，故毛发根空，脱落成片。"认为阴血虚少，无以濡养肌肤毛发，引起供血失调，导致毛发脱落。"发为血之余"，脾胃为后天之本，气血生化之源，故本病与血虚关系密切，小儿的生理特点是"脾常不足"，加之小儿饮食不知自节，家长喂养不当，因此小儿脾胃易受损伤。初诊时此患儿除气血两虚外，又有脾受湿困，胃失和降，蕴生内热之证，故治以运脾化湿，消食和胃，兼以清热为治则。方中茯苓、炒白扁豆、白豆蔻、苍术运脾化湿；炒牵牛子、槟榔、神曲消食导滞；栀子、黄芩、连翘清湿蕴之热，诸药合用，使湿浊祛，食积消，郁热散，脾升胃降。复诊时患儿脾胃功能恢复，治病求于本，故治以益气健脾、养血和血。方中加用炒白术、黄精以益气养血。

小儿诸发不荣者，多责之于脾胃。一责脾胃虚弱、气血不荣；二责伤食积滞、水谷不化；三责心脾积热、上蒸伤发。小儿发不荣因于肾者少，如发穗、发枯、发黄、发红、发白、发细、发疏、发立、发软、发脱。其头屑、小婴儿之胎脂甚，头痒亦常责之脾胃。

内调头屑案

女孩，12 岁 9 个月。1 月 23 日因咳嗽复诊。

患儿久咳调理中，现咳嗽减轻，鼻涕少，皮肤痒轻，头屑增多。舌红苔白腻，脉缓。久咳之儿必当肺虚，肺虚伤脾，然土不生金，恶性循环。肺在体合皮，其华在毛，脾主肌肉。《丹溪心法》云"有诸内者，必形诸外"，故见皮肤痒、头屑增多、舌红苔白腻等症，乃内热积聚之象。故治以清热宣肺，化痰止咳为先，咳止之后，继以健脾和胃、清热消积之法调理脾胃。

方一　咳嗽颗粒加　蝉蜕 6g　射干 6g　炒紫苏子 10g　炒莱菔子 10g　生
甘草 3g

4 剂，日 1 剂，水冲服。

方二　消积颗粒加　青蒿 10g　连翘 10g　生薏苡仁 10g　焦神曲 10g

14 剂，日 1 剂，水冲服。两方交替服用，内调以治外形。

3 月 12 日二诊：患儿头屑减少，皮肤痒愈，近 2 天咳嗽加重，少涕，咽痛，暗哑，心肺常。乃生急证，急则治其标，外证既愈，则脾肺已稍和，虽有他证，易治。治以宣发肺气、止咳化痰，以观后效。

处方　紫苏叶10g　桔梗10g　薄荷10g　黄芩10g　姜半夏10g　桃仁10g

僵蚕10g　蜜百部10g　白前10g　紫菀10g　枳壳10g　甘草8g

6剂，日1剂，水煎服①。

凡小儿皮肤痒、头屑多、湿疹之类，虽属外证，其因责之于内也，《丹溪心法》云"有诸内者，必形诸外"，肺主皮毛，肺脾相关，相互依存，脾胃乃后天之本，化生之源，谨以健脾为要，兼宣发肺气，化痰止咳，肺脾和合，则外证不治而愈。

脾虚不运久致齿长不荣案

男孩，7岁。5月22日初诊。

此患儿本以哮喘就诊，原病偶发，病缓调理中。症见：咽不适，齿枯齿黑，舌淡、苔白腻。此齿枯齿黑乃脾虚积滞日久所致，理应从脾论治。

处方　苍术10g　白术10g　茯苓12g　炒白扁豆10g　栀子10g　炒紫苏子10g　槟榔9g　黄芩10g　炒牵牛子6g　炒莱菔子10g　桔梗10g　甘草8g

16剂，日1剂，水煎服②，服4日休息3日。

7月6日二诊：未咳喘。现症见：喷嚏多，鼻涕，二便可，舌红、苔白厚，齿枯好转，但仍齿黑，心肺常，仍以健脾运脾为要。

处方　苍术10g　黄芩10g　茯苓12g　炒白扁豆10g　栀子10g　青蒿10g　槟榔9g　炒牵牛子6g　炒莱菔子10g　葛根10g　炒麦芽10g　甘草8g

12剂，服法同前。

8月14日三诊：齿黑好转。现症见：喉痰，二便可，手心热，舌红、苔白厚腻，心肺常，调以下方，巩固疗效。

处方　茯苓10g　炒白扁豆10g　炒白术8g　黄芩8g　桔梗8g　半夏8g　槟榔8g　紫苏子8g　栀子8g　青蒿8g　莱菔子10g　甘草8g

12剂，服法同前。

小儿生长之年，其好其坏，齿之荣枯是重要征象，或显枯白不泽，或显色黄色黑，统谓齿不荣，虽医理谓齿为骨之余，责之于先天之肾，唯小儿与成人不同，其齿不荣多责之于后天之脾胃，脾胃受纳健运失常日久，则气血生化乏源，齿不受养，故齿长不荣。微观之下，此类患儿齿面疏松不润。

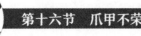
脾虚不运致晕车、爪甲不荣案

男孩，4岁10个月。5月6日初诊。

纳少，易感冒，汗多，手心热，晕车，面色萎黄（++），爪甲不荣，腹胀（+），二便可。舌红苔白，心肺常。此乃脾虚不运所致。脾虚无力运化饮食，故纳少、易积滞、腹胀；积滞日久生热，致汗多、手心热；脾虚无力化生气血，气血不足，无以濡养四末，致爪甲不荣；脾气虚弱，母不养子，致肺卫不足，故易感冒，肺其华在面，肺气不足则面色无华（面色萎黄）；脾虚积滞则清阳不得升，浊阴无以降，遇颠簸环境则易出现头晕、呕吐等晕车、晕船症状。此患儿乃脾虚积滞热盛之候，治以健脾消积清热。

处方 消积颗粒加 生黄芪10g 青蒿10g 焦神曲10g 枳壳6g

15剂，日1剂，水冲服，服5日休息2日。

效则继服15剂，服法同前。

方用消积颗粒健脾消积；生黄芪健补脾肺之气；青蒿清虚热；焦神曲健脾消积；枳壳破气消积。

6月25日二诊：已不再晕车，未感冒，纳食进步，时口臭，手心热，爪甲白斑减少。舌红苔白厚腻。仍以健脾益气、消积清热为治则。

处方 亚康颗粒加 大黄3g 炒白术10g 炒麦芽10g 白茅根15g

16剂，日1剂，水冲服，服4日休息3日。

7月23日三诊：患儿体重增长0.4kg，未感冒，不再晕车，身痒，爪甲白斑消失，腹软，大便时不调。舌红苔白厚，心肺常。患儿症状明显好转，证治相符，现患儿积滞热盛之象不著，治以健脾益气消积。

处方　亚康颗粒加　炒白术10g　苍术6g　生黄芪10g　当归10g　生薏苡仁10g

16剂，服法同前。

方用亚康颗粒健脾消积；炒白术健脾，苍术运脾，白术、苍术同用，健、运结合，使脾旺气运；继用生黄芪补脾肺之气；当归和血；时当长夏，热严湿盛，加生薏苡仁淡渗湿热。

小儿脾、肺、肾之气常不足，且易饮食不节，更伤脾胃，脾为后天之本，脾胃一伤，百病由生。对小儿来说，脾胃健旺则身体健康，脾胃虚弱则身体羸弱。临证发现，身体羸弱的征象除有常见的纳少、易感冒、汗多、面色萎黄（面色无华）外，晕车、爪甲不荣等亦是判断脾胃健旺与否的重要指征。

中医并无"晕车"这一病名，但《杂病广要》载："但运而不眩，发则伏地昏昏，食顷乃苏，此由荣卫错行，气血浊乱，阳气逆行，上下相隔，气复通则苏，脉虚大而涩，谓之气运。"症状与晕车发病相似，故可将晕车归于"眩晕"范畴。关于其发病机制，《灵枢·海论》言："脑为髓之海，其腧上在于其盖，下在风府……髓海有余，则轻劲多力，自过其度；髓海不足，则脑转耳鸣，胫酸眩冒，目无所见，懈怠安卧。"认为脑髓失养是其发病原因；《灵枢·口问》曰："上气不足，脑为之不满，耳为之苦鸣，头为之苦倾，目为之眩。"《景岳全书·眩晕》言："眩晕一证，虚者居其八九，而兼火，兼痰者不过十中一二耳……即如《内经》之言，亦无非言虚。"将其发病原因责为气血不足；《丹溪心法·头眩》曰"无痰不作眩"，将眩晕的发病责于脾胃升降失调，气机逆乱，痰阻上逆。综上，眩晕发病无非内外二因：内因为髓海空虚，气血不足，痰浊中阻；外因为颠簸、旋转、摇摆。细细推敲，导致髓海空虚，气血不足，痰浊中阻的根本原因是脾气亏虚、脾胃失调，因脾为后天之本，气血生化之源，主升清。清宫名方"御制平安丹"（平胃散化裁）被广泛用于军务系统中，以防治晕动病。可见，晕车确要从脾胃论治。尤对小儿来说，从脾胃论治多能获良效。

对于爪甲不荣，中医认为与肝密切相关，《灵枢·本脏》说："肝应爪，爪厚色黄者，胆厚；爪薄色红者，胆薄；爪坚色青者，胆急；爪濡色赤者，胆缓；

爪直色白无纹者，胆直；爪恶色黑多纹者，胆结也。"《素问·六节脏象论》言："肝者……其华在爪。"然临证见脾胃失调的患儿多爪甲不荣，概与气血生化乏源，无以濡养四肢之末有关，多责之于脾胃。或脾胃虚弱，或积滞日久，或饮食不节，均可气血不荣，食滞成邪，或不荣，或邪犯，故可见爪甲不荣之白斑、脆薄、断裂、凹陷、粗糙、起层、枯白，反复甲缘逆剥亦责之于此。故小儿爪甲不荣者，从调理脾胃治之，亦多收良效。

脾虚不运致爪甲不荣案

女孩，6岁，5月22日初诊。

患儿平素易感冒，输液多，反复手足心脱皮，手足心热，口臭，咽红（+），面色萎黄（++），爪甲不荣（见彩图11爪甲不荣），便略干，舌红苔白厚腻。

处方　亚康颗粒加　大黄3g　连翘10g　炒白术10g　枳壳6g　白茅根15g

20剂，日1剂，水冲服，服5日休息2日。

此后患儿间断来医院复诊，予亚康颗粒加减或消积颗粒加减调理，以达健脾运脾之效。

11月26日再诊：见指甲、手心均已正常（见彩图12爪甲不荣），少鼻干鼻塞，舌红苔白。

处方　消积颗粒加　苍术6g　桑白皮10g　生甘草3g　焦神曲10g　薄荷6g

16剂，日1剂，水冲服，服4日休息3日。巩固疗效。

易感冒、手足心脱皮、手足心热、口臭、面色萎黄、爪甲不荣等均为亚健康的典型临床特征。此患儿爪甲不荣尤著，爪为筋之余，肝在体合筋，其华在爪，爪甲有赖肝血的濡养，肝血的盈亏，可以影响到爪甲的荣枯。然本案患儿病不在肝，而责之于后天之本脾。脾主生血，统摄血液；肝主藏血，调节血量。脾气虚弱，则血液生化无源而致肝血不足，导致"土壅木郁"之证，则致爪甲萎软而薄，枯而色夭，甚则变形、脆裂。故应从脾论治，以健脾运脾为要。

食停中州致张口呼吸案

男孩，7岁。4月16日初诊。

患儿纳少，消瘦（+），易呕吐，汗多，鼻干，张口呼吸，口涎，大便干，秽臭黏腻。舌红苔白腻，心肺常。诊断为亚健康。小儿脾常不足，饮食又不知自调，食停日久，积而化热，脾开窍于口，故张口呼吸，关乎胃肠，治以益气清热、消积运脾。

处方 消积颗粒加 苍术6g 生黄芪10g 射干6g 青蒿10g 生甘草3g

15剂，日1剂，水冲服，服5日休息2日。效则继服15剂。

5月6日二诊：发热1天，中高热，不咳，乳蛾Ⅱ～Ⅲ度，腹胀（++），纳少，便干。舌红苔白厚腻。心肺常。此因积滞，日久化热，上蒸喉窍，故乳蛾肿大，因病机相同，遂嘱其继服上药，另以羚羊角粉3g冲服以解其热。

5月20日三诊：其母诉服上药后当日热退，现张口呼吸好转，睡眠、口涎好转，二便可。未见其子，欲续前方继续调理。诸症皆减，方药得法，守上方去射干，12剂，服4日休息3日，调理巩固。

6月15日四诊：鼻干消失，偶张口呼吸，纳可，现咽不适，口臭，汗多。舌红苔白，心肺常。患儿内热仍大，故治以消积健脾、清热敛汗。

处方 消积颗粒加 射干6g 薄荷6g 桑白皮10g 五味子6g 浮小麦10g

12剂，服法同前。

张口呼吸之象，众人多有此经历，患儿张口呼吸不仅要究其乳蛾之肿大，还有以下缘由：一因感冒鼻塞；二则鼻窍之疾患，如现代医学之鼻炎、鼻窦炎、鼻甲肥大、鼻中隔弯曲等；三则腺样体肥大；四由呼吸之不良习惯，由于疾病引起的气管部分或全部不畅，患儿只能改口来呼吸，不少儿童养成用口呼吸之不良习惯。众医多从鼻、咽等上窍论治小儿张口呼吸，吾反从脾胃治之，效如桴鼓，可借鉴之。

运脾和胃疗小儿叹息

· ·

女孩，9 岁。9 月 24 日初诊。

患儿有心肌炎史，叹息 20 天。现症见：面色萎黄（++），夜眠欠安，汗多，易哭闹，易鼻塞，易感冒，二便可。舌红苔白，心肺常。该患儿以阵发性叹息样呼吸为主，伴有面色萎黄、汗多、夜眠欠安、易鼻塞感冒等卫外不固症状，此乃脏气不和、宣降失常所致。

处方　茯苓 10g　炒白扁豆 10g　黄芩 10g　炒白术 10g　生黄芪 12g　槟榔 10g

姜半夏 10g　生栀子 10g　炒紫苏子 10g　炒牵牛子 6g　苍术 10g

生甘草 8g

12 剂，日 1 剂，水煎服®，服 4 日休息 3 日。

方中黄芩、生栀子清心除烦；姜半夏入脾胃之经助脾胃运化、行气活血，并与黄芩相配辛开苦降、调畅气机；炒白术、生黄芪补气敛汗；茯苓健脾宁心，全方于清热之中达健脾护卫之功。

10 月 29 日二诊：夜眠好转，汗多好转，面色萎黄消失，倦怠好转，鼻塞减轻，服上药叹息减轻，停药后时发，体重稳定，二便可。舌红苔白，脉缓。服药半月余，气机调畅，则叹息、夜眠不安等心烦不宁症状好转；脾胃相和，则运化有功，面色萎黄、倦怠等症状消失；补脾土又可生肺金，则鼻塞等肺卫症状得以缓和。易上方炒紫苏子、苍术为桔梗、生薏苡仁，守原方清热除湿，运脾和胃，以固其效。

处方　茯苓10g　炒白扁豆10g　黄芩10g　炒白术10g　生黄芪12g　槟榔10g

　　　　姜半夏10g　生栀子10g　生薏苡仁10g　炒牵牛子6g　桔梗10g

　　　　生甘草8g

12剂，服法同前。

　　《丹溪心法·喘》曰："六淫七情之所感伤，饱食动作，脏气不和，呼吸之息不得宣畅，而为喘息。"小儿为稚阴稚阳之体，脾常不足，恣食肥甘或饮食不节，损伤脾胃，酿生湿热，易致清阳不升，肝气不疏；脾虚气血生化乏源，肺无以养，而肺主气司呼吸，故而导致气的升降失常。气机不畅、湿热内生，故叹息之外又易出现木郁土壅等情绪失调和脾胃不和等症状，治疗关键在于调理脾胃气机，清热益气化湿并用也！

运脾降逆治疗小儿晕车案

　　男孩，8岁9个月。3月16日初诊。

　　症见咳嗽1月余，现轻咳痰多，鼻塞，鼻干，张口呼吸多年，咽不适，易口疮，易晕车，不时抓揪头发，纳少，嗜甲，身高生长缓慢，二便可。舌红苔白。晕车，发则头目眩晕不敢动，动则呕吐清水，目紧闭而不敢视物，视物则旋转昏昏。思之于脾胃，病机为脾胃失其降运，脾升不足，胃降不和，清谷不化，胃气上逆，清阳困遏，头晕目眩。其因鼻塞、鼻干，故张口呼吸多年，空气未经鼻腔湿润，直接刺激咽喉，故常咽不适，又述纳少、嗜甲、易口疮，身高生长缓慢。病位在脾胃，脾胃失运，气血不充，脾不升清，久病及肺，肺气不宣，故咳嗽。诊断为久咳，易感冒。辨证为脾运失常，肺气失宣，卫表不固。遂以益气健脾为主，咳嗽不著，旨在培土生金、补脾益肺。

处方　生黄芪 *12g*　苍术 *10g*　炒白扁豆 *10g*　桔梗 *10g*　黄芩 *10g*　槟榔 *10g*

　　　姜半夏 *10g*　射干 *10g*　炒紫苏子 *10g*　炒牵牛子 *6g*　炒莱菔子 *12g*

　　　生甘草 *8g*

　　　10 剂，日 1 剂，水煎服^②，*服 5 日休息 2 日。*

4月1日二诊：患儿仍张口呼吸，咽不适，乳蛾Ⅱ度，但鼻干减轻。调理脾胃之升降，恢复脾胃之运化，以助肺气宣发，防止感冒反复，以减少咽喉刺激，则乳蛾渐消。慢性乳蛾之治，预防应为首要，继以运脾降胃调理。

处方　生黄芪 *12g*　苍术 *10g*　茯神 *10g*　炒白扁豆 *10g*　炒白术 *10g*　葛根 *10g*

　　　黄芩 *10g*　青蒿 *10g*　槟榔 *10g*　炒白芍 *10g*　枳实 *10g*　生甘草 *8g*

　　　10 剂，服法同前。

4月25日三诊：轻感冒 1 次，治愈，现稍咽不适，无鼻干，轻张口呼吸，轻鼻塞，晕车反应减轻，揪头发止，嗜甲偶发，乳蛾Ⅱ度。效不更方，稍作加减，继续调之，以防病复。

处方　生黄芪 *12g*　苍术 *10g*　炒白扁豆 *10g*　黄芩 *10g*　生栀子 *10g*　连翘 *12g*

　　　射干 *10g*　姜半夏 *10g*　槟榔 *10g*　炒牵牛子 *6g*　枳壳 *10g*　生甘草 *8g*

　　　12 剂，日 1 剂，水煎服^②，*服 4 日休息 3 日。*

5月20日四诊：患儿未再晕车，未揪发，偶嗜甲、张口呼吸，乳蛾缩减。效不更方，守上方去苍术、射干，加丹参、生薏苡仁，巩固疗效。

处方　生黄芪 *12g*　生薏苡仁 *12g*　炒白扁豆 *10g*　黄芩 *10g*　生栀子 *10g*

　　　连翘 *12g*　丹参 *10g*　姜半夏 *10g*　槟榔 *10g*　炒牵牛子 *6g*　枳壳 *10g*

　　　生甘草 *8g*

　　　12 剂，服法同前。

本案旨在和脾胃之气机，治疗晕车病；培土生金，防外感复发；减缓咽喉刺激，则疗乳蛾。

晕车确切地说不能算是真正的一种疾病，晕车是晕动症的一种，是因为坐车引起的摇摆颠簸、旋转加速运动等所致的耳源性疾病，主要与影响前庭功能有关，是敏感机体对超限刺激的应急反应。但现在人们的生活离不开交通，晕车者为生活所困，因此需对晕车症状进行改善治疗。中医则认为"上气不足，脑为之不满，耳为之苦鸣，头为之苦倾，目为之眩"。说明眩晕多以内伤虚损为主，多因气血亏虚，肾精不足，脑髓失养所致。补后天以充养脑髓，运脾降胃则效应晕车时恶心、呕吐等脾胃气机失和之现。

第九章

体质调治

积滞体腹痛案

男孩，7岁半。10月22日初诊。

患儿反复腹部不适10个月，发作性腹痛，可自行缓解，鼻塞，无涕，纳差，腹稍胀，夜眠可，面色萎黄，便干。舌红苔白腻，心肺常。诊断为腹痛。证属积滞。积滞为本，腹痛为标。儿童可分为积滞体、气虚体、热盛体、高敏体、肝火体、痰湿体、阳虚体、怯弱体等8种体质，体质不同，发病亦有差异。小儿由于其年龄差异，腹痛病因可有肠梗阻、肠套叠、腹泻病、肠系膜淋巴结炎、上呼吸道感染、过敏性紫癜、胃炎等不同。追溯病史，患儿平素易积食，现以反复腹部不适、可自行缓解、腹胀、便干、面色萎黄为主要症状，无呕吐，无排暗红色或者果酱色大便、无恶寒发热、无大便稀溏、皮肤黏膜无出血点，故考虑便干引起的肠系膜淋巴结炎可能性大，即积滞导致腹痛。不通则痛，通则不痛，积滞内停，当通而泻之，通下以消积颗粒为主方，方中大黄、炒牵牛子、姜厚朴以通腑导滞；栀子、炒牛蒡子、车前子以清热利湿；白豆蔻以温中化湿。

积滞内停，湿热从何而来？儿童脾胃素虚，乳食不当，易伤脾胃，久之易形成积滞。积滞内停，复又加重脾胃之负担，脾失健运，津液凝而成痰，聚而为湿，痰湿由是而生；积滞日久，郁而化热，热邪由此而来。湿热胶结，积滞内停，凝聚中焦，故而纳差、腹胀、舌苔白腻。然脾以健运为补，故予苍术、炒白术以健脾运脾；予木香以醒脾开胃、行气止痛；予焦神曲以消食和胃；予甘草以调和诸药、缓急止痛。诸药合用，使腑实得泻，积滞得消，湿邪得化，热邪得清，脾得健运。辨证准确，用药全面，故而取效甚捷。然病来如山倒，病去如抽丝，患儿久病，故宜缓调，不宜峻攻。服药之余，尚嘱咐配合饮食调理，米粥自养，注意食宜、食禁等。

处方　消积颗粒加　苍术6g　炒白术10g　木香6g　焦神曲10g　甘草3g

16剂，日1剂，水冲服，服4日休息3日。

12月1日二诊：患儿腹痛渐消失，服药后大便较前稍软，仍纳呆，舌红苔白，鼻塞减轻，面色萎黄消失，腹软，心肺常。患儿腹痛消失，大便变软，面色萎黄消失，腹软，乃脾胃健运，积滞得消，气血充盛，血脉通畅之表现。然调理脾胃，何以鼻塞减轻？鼻塞一症，乃鼻部气血瘀滞之表现，病虽发于局部，其治当从下解，大便通，积滞消，气血和，血脉通，气机条畅，则鼻塞自当缓解。临证常主张通过调理脾胃功能，恢复自身免疫平衡，进而达到宣通鼻窍之效。切不可见鼻塞而专治鼻塞，犯头痛医头、脚痛医脚之过。效果何如？甚好！调理之效，可从食欲、睡眠、便质、腹胀情况管窥一二。患儿服药1个月，病愈大半，仍纳呆，大便偏干，故继予大黄、枳壳、炒牵牛子以宽中下气、通腑泄下；予焦神曲、炒麦芽、苍术、炒白扁豆、黄芩、槟榔以健脾和胃、消积清热；甘草调和诸药，缓解峻下之力。调理善后而收功。

处方　亚康颗粒加　大黄3g　苍术6g　枳壳6g　炒麦芽10g　甘草3g

16剂，服法同前。

随访1个月，腹痛未再发作。

脾胃为后天之本，四季脾旺不受邪，小儿脾常不足，乳食不知自节，积滞致病者多见。临证多从调理脾胃入手，使其脾胃健运，积滞得消，腑气得降，气血充盈，诸症自愈。何也？脾胃居于中焦，为全身气机之枢纽，调节全身气机之升降，脾胃健运则气之升降有序，气行则血行，血行则脏腑得以濡养，脏腑得以濡养，则脏腑之间协调有序，诸症自除，病安从来。

病瘥需调理案

男孩，6岁。5月18日初诊。

既往肺炎10次，脑炎1次，传染性单核细胞增多症2次，每月咳嗽1次，为求调理体质，减少生病概率来诊。现症见：咳嗽，少痰，口臭，易鼻塞，易夜惊，便秘。舌质红苔白厚腻，心肺常。诊断为反复肺炎喘嗽。大病久病之后，元气大伤，需要调理，一则有利于扶助正气，祛除残留邪气；二则有利于元气恢复，增强机体抗病能力。患儿反复致病，病后缺乏调理，元气已伤，正气未复，邪气留恋，故疾病缠绵难愈，愈而易复发，患儿每月咳嗽1次便是最佳例证。此次病位在肺脾，肺为金，脾为土，脾为肺之母，肺为脾之子，母病及子，故当调理脾胃为主，兼以治肺。方予消积颗粒加焦神曲以消积导滞、泄热通便；加生黄芪以益气健脾，提高免疫力，增强抗病能力；加射干以助清热解毒、利咽消痰之功；加桑白皮以助泄肺热、通大便。患儿咳嗽、少痰，故予三味止咳茶饮方代茶饮，少量频服，以止咳化痰。

处方　消积颗粒加　射干6g　生黄芪10g　桑白皮10g　焦神曲10g

25剂，日1剂，水冲服，服5日休息2日。

6月8日二诊：服药期间轻感冒2次，未予特殊处理，自愈。现仍口臭，夜惊减少，大便软，舌质红苔白厚腻，心肺常。余未见明显异常。患儿母亲喜出望外，自诉与调理之前相比，患儿体质有明显改善！昔患儿每月必咳嗽，且缠绵难愈。甚者，患儿朝为咳嗽，夕则发热，次日则为肺炎，传变甚快，患儿及家人甚为所苦。今患儿服药期间虽感冒2次，未予特殊处理，竟可自愈，前所未有也！患儿大病久病，病时正邪相争剧烈，后期正胜邪退，病瘥即止，未及时予以病后调理。须知病瘥之时，人体正气尚虚，甚者邪气留恋不去，极易感邪复发，故病后调理，意义甚大。现患儿仍口臭、夜惊、舌红苔白厚腻，提示胃肠仍有积滞。积滞不化，腑气不通，浊气上逆，故而口臭，熏灼口舌，故舌苔厚腻；积滞停留胃肠，脾胃不和，故夜惊难安。又知脾胃为后天之本，气血生化之源，脾胃健运，则气血化生有源，气血充盈则驱邪有力，御邪有度。方予消积导滞、健脾和胃之剂。全方脾胃同调，攻补兼施，调治兼备。

处方　消积颗粒加　苍术6g　炒麦芽10g　焦神曲10g　连翘10g　枳壳6g

25剂，服法同前。

12月21日三诊：患儿感冒3次，未予处理，可自愈。肺炎未再发作。现喉痰，手足心热，舌红苔白厚腻，心肺常。停药后大便偏干。患儿调理半年余，正气渐复，御邪有力，故而生病减少。正所谓"正气存内，邪不可干"是也！患儿服药期间大便正常，停药后大便偏干，手足心热，提示内热较大，故予消积颗粒加青蒿以消积导滞、清热通便；加炒紫苏子、射干、桑白皮以清肺化痰、利咽止咳。全方肺脾同调，调脾为主。

处方　消积颗粒加　青蒿10g　炒紫苏子10g　射干6g　桑白皮10g

30剂，服法同前。

吾辈熟知"正气存内，邪不可干"，然何为正气？元气、宗气、营气、卫气等均属正气也！然元气、宗气、营气、卫气等由何而来？何以充盛？元气藏于下焦，为先天之气，由先天之精化生而来，有赖于后天水谷之精气充养；宗气由水谷之精气和自然界之清气化生而来，有赖于水谷之精气和自然界之清气充养；水谷精气之中剽悍滑利、行于脉外者，称为卫气，营养丰富，行于脉内者，称为营气。综合分析，正气主要依赖于水谷精气之充养。然水谷精气由何而来？脾胃化生而来也！脾为后天之本，胃为水谷之海，脾胃健运，则水谷精气化源充足，水谷精气化源充足，则正气充盛，病安从来！是故病后调理，调理脾胃者多也！

高敏体质调理案
· · · · · · · · · · · · · · · · ·

男孩，4岁。2月1日初诊。

反复咳嗽2年余，秋冬好发，鸡蛋过敏，湿疹史，半年前曾口吃时作（阴天明显），汗多，面色萎黄（+），张口呼吸，咽不适，咽红（+），肺功能检测异常，二便可。舌淡苔白。其乃高敏体质也，此儿久病必虚，反复受邪，其肺气已伤，脾胃亦虚，"四季脾旺不受邪"，"正气存内，邪不可干"，脾胃既虚，土不生金，肺虚伤脾，恶性循环，故见汗多、面色萎黄等。现患儿咽不适，咽红，张口呼吸，肺功能异常，故治以清肺养脾、益气清热为主。

处方　咳嗽颗粒加　蝉蜕 6g　射干 6g　黄芪 10g　薄荷 6g　炒紫苏子 10g

20 剂，日 1 剂，水冲服，服 5 日休息 2 日。

3月4日二诊：张口呼吸消失，食蛋黄后无过敏反应，面色萎黄消失，近 6 天咳嗽加重，清涕，汗多。舌红苔白厚腻，心肺常。其易过敏之高敏之症好转，然病未痊愈，内热明显，咳嗽加重，故以调理脾胃为先，应张仲景之说，以故化生之源，循序渐进，当治以健脾和胃、益气清热、化痰止咳。

处方　消积颗粒加　苍术 6g　射干 6g　炒紫苏子 10g　黄芪 10g　青蒿 10g

15 剂，服法同前。

肺主皮毛，脾主肌肉，口鼻又为肺脾之门户，如肺失宣肃，脾失运化则易产生咳喘、瘾疹、鼻塞等病变；若加之肾虚禀赋薄弱，素为过敏体质则更甚。因此通过调养后天之肺脾功能，使藩篱坚固，提高机体的抗病能力而御邪于外，是调整先天过敏体质之关键。变应原进入人体的主要方式是吸入、食入、注射和皮肤接触，这些部位均为肺脾所主，且在形态结构上紧密相连，使肺脾成为外邪入侵首犯之脏，并在一定条件下，相互影响。

凡高敏之患儿，多有湿疹史，多种食物过敏，常伴气虚象，以面色萎黄、消瘦、易感冒、易咳、易喘等肺脾气虚为主，治之当益气健脾、益肺清热为主，内调脾肺，愈其外象。

热盛体质患儿调养一年案

· ·

男孩，2 岁 9 个月。12 月 7 日初诊。

反复湿疹多年，面色萎黄（++），湿疹以下肢为主，轻咳，腹不适，便干。舌红苔白厚腻，心肺常。其湿疹与其先天禀赋不足，素体湿热偏盛有关，故予消积清热中配伍蝉蜕以疏风透疹，生薏苡仁以健脾渗湿。

处方　消积颗粒加　苍术6g　蝉蜕6g　生薏苡仁10g　黄芪10g

15剂，日1剂，水冲服，服5日休息2日。

翌年3月2日二诊：服上药后湿疹愈，近1个月再次荨麻疹，右侧旋耳疮，左侧眼角湿疹，轻咳，咽红（++），鼻塞，倦怠，便少。舌红苔白，双肺音粗。旋耳疮、湿疹及咽红，为风、热、湿邪留于肌肤，脾湿内生所致炎症反应，以清热除湿论治。

处方　消积颗粒加　桑白皮10g　苍术6g　射干6g　炒紫苏子10g

15剂，服法同前。

3月21日三诊：发热1次，已愈，眼角湿疹消失，耳后仍在，现咳嗽，痰咳，咽红（+），中低热，腹胀（+++），便稍干。舌红苔白厚腻，双肺少许干啰音。据其痰咳、肺部干啰音，可诊断为支气管炎，由其腹胀、便稍干及以往体质，考虑为积滞所致。

处方　消积颗粒加　枳壳6g　炒紫苏子10g　苍术6g　连翘10g　生薏苡仁10g

6剂，日1剂，水冲服。

并予消咳散6包以疗咳喘之急症，配羚羊角粉2g以退热解痉。

其后2个月内就诊五次，均以咳嗽、支气管炎、湿疹反复为由，《素问病机气宜保命集·咳嗽论》云："寒暑燥湿风六气皆令人咳，唯湿病，痰饮入胃，留之而不行，止入于肺则为咳嗽。"痰湿之邪停聚于肺，迁延不愈，伏藏于体内，每遇外邪引动而易发病，故常以射干、炒紫苏子、桑白皮等清热润肺、止咳化痰之类辅助消积颗粒调治。

6月6日九诊：发热1天，中高热，咳嗽轻，咽红（++），疱疹，二便可。舌红苔白厚腻，心肺常。诊断为疱疹性咽峡炎。其属于中医"口疮"的范畴，多因感受"湿热"邪毒，内乘心脾，循经上炎，熏灼于咽峡所致，故以感热颗粒加减，以清热化湿、解毒利咽为治法，取射干祛痰利咽、连翘消肿散结、赤芍凉血散瘀止痛、薄荷疏风退热之意。

处方　感热颗粒加　连翘10g　射干6g　生薏苡仁10g　赤芍10g　薄荷6

6剂，日1剂，水冲服。

予羚羊角粉2g退热定痉，并嘱咐按需服用布洛芬。次日热退。

7月6日十诊：咳嗽2天，痰咳，咽红（+），少涕，伴发热1天，中热，腹胀（++）。舌红苔白厚腻，心肺常。食积内热再发，并上攻肺系。

处方　消积颗粒加　桑白皮10g　射干6g　枳壳6g　焦神曲10g

7剂，日1剂，水冲服。

消咳散6包以疗咳嗽之急，羚羊角粉2g以清热。次日热退。

其后2个月以感冒夹滞、积滞来诊两次，均以消积颗粒加减进行调理。

9月21日十三诊：3天前再次发热1天，已愈，四肢湿疹复发，咽红（++）。舌红苔白，心肺常。其湿疹复发，伴有发热、咽红等积滞化热急性期体现。治以行气健脾、消积清热。

处方　苍术8g　茯苓8g　炒白扁豆8g　桔梗8g　黄芩8g　槟榔8g　姜
半夏6g　生栀子6g　青蒿10g　炒牵牛子6g　枳壳8g　甘草6g

5剂，日1剂，水煎服②。

11月4日十四诊：未发热，湿疹未发，咳嗽2天，痰咳，咽不适，咽红（++），腹胀（++），口臭，便干。舌红苔白厚，双肺干啰音。湿疹愈，以积滞、肺系症状为主，诊断为支气管炎。

处方　紫苏叶8g　桔梗9g　黄芩8g　姜半夏8g　桃仁8g　僵蚕10g　白
前8g　紫菀8g　射干8g　薄荷8g　大黄4g　生甘草6g

4剂，日1剂，水煎服①。

并予消咳散4包，疗支气管炎之急症。

小儿体质的提出源来已久，我国现存最早的儿科专著《颅囟经·脉法》中说："凡孩子三岁以下，呼为纯阳。"所以一旦感受外邪，极易化热、化火，表现为热证、实证。小儿热盛体质是由于体内肺火、胃火、心火内灼，形成的一组以热盛为主要特征的体质状态。该体质患儿易出现乳蛾、急躁、大便干、易疮痈，并外感后易迅速化热，出现咽痛、易发热等症状，故该患儿属于热盛体质。该患儿反复湿疹、荨麻疹、旋耳疮，易感疱疹性咽峡炎与其素体湿热偏盛、易感外邪有关。故吾常用苍术健脾除湿；生薏苡仁渗湿排脓，性微寒而不伤胃，益脾而不滋腻，药性缓和，是一味清补利湿的药品；连翘性凉味苦，轻清上浮，可治上焦诸热，尤能解毒消痈散结，为疮家圣药；赤芍凉血散瘀止痛，用以口疮急性期；湿疹痒者加蝉蜕祛风止痒，茯苓清热利水。该患儿为热盛体兼高敏体质，湿热之邪长期滞留易变生风痰内蕴之体质，调护稍有不周，则易发热、湿疹、支气管炎，故其每月来诊 1 ~ 2 次，发热以 38℃以上为主，若不以中医药调理，恐其深受抗生素、输液疗法之苦，损其体质，病邪则更易入侵也，此案贵在，热盛体质患儿重在长期从后天之脾胃调理而非仅仅对症处理也！

釜底抽薪治热盛兼积滞案

女孩，3 岁 8 个月。7 月 31 日初诊。

以反复感冒为主要表现就诊，前日发热愈，仍有夜眠欠安，多梦，口臭，手足心热，消瘦（+++），面色萎黄（++），大便略干，2 ~ 3 日一次。舌红苔白。慕名而来，望小儿精神欠佳，面黄肌瘦明显，加之家长诉一年来常鼻塞，反复感冒达每月 1 次。胃热积滞则口臭、夜眠不足，手足心热；胃热及肺则反复感冒缠绵难愈，其为热盛兼积滞之体，治以清热导滞、消积健脾。

处方　消积颗粒加　蝉蜕 6g　青蒿 10g　连翘 10g　生薏苡仁 10g

20 剂，日 1 剂，水冲服，服 5 日休息 2 日。

8 月 28 日二诊：未发热，饮食进步，体重未增，面色萎黄（+），皮肤高敏，大便稍干。舌红苔白。饮食增加说明脾胃之气已渐复，睡眠、手足心热改善说明内热渐消，故治以健脾和胃、消食清热。

处方　亚康颗粒加　大黄 3g　炒白术 10g　枳壳 6g　炒紫苏子 10g

　　15 剂，服法同前。

　　热盛兼积滞体是临床中对亚健康状态重要分型之一，其主要的临床表现为：消瘦、汗多、口臭、纳呆、腹胀、便秘、夜惊、反复上感、反复乳蛾、舌质红苔厚腻或黄腻。此案患儿长期反复得病，同时伴随症状繁多，然本质为脾胃受损，气血化生无源，饮食入胃不能运化，郁久化热。气血无源则发育缓慢、精神欠佳；内热不祛则发热、夜眠欠安、手足心热、口臭，此为典型的亚健康状态下热盛兼积滞体质的表现。既"百症皆因脾胃衰而生"，在治则上应紧抓脾胃变化来治疗则诸症皆消，此乃釜底抽薪治法也。然在治疗上应分侧重，第一步应以祛积为主佐以健脾，第二步当以扶正为主佐以清热。

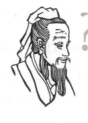

第十章 误诊

误辨食热案

· · · · · · · · · · · · ·

男孩，1岁6个月。3月2日初诊。

发热1天，中高热，咳嗽，腹胀（++），咽红（++），便稍干。舌红苔白。其为肺胃同病，感冒夹滞也。解表之时兼以消积导滞。

处方　感热颗粒加　苍术6g　大黄3g　连翘10g　薄荷6g

　　　6剂，日1剂，水冲服。

　　　羚羊角粉2g一次顿服，并睡前配服消咳散，急则治其标。

3月7日二诊：仍中高热，咳嗽加重，咽红（+），腹胀（++），二便可。舌红苔白厚腻。虑其服上药无效，故之前诊断有误。因患儿舌红苔白厚腻，腹胀（++），无鼻塞、喷嚏、流涕等明显外感症状，故应判为积滞之食热证，而非感冒之兼证也。患儿饮食不节，食滞胃肠，腑气不通，积而化热，上蒸咽喉，发为此证，故消积导滞兼清肺热以治其本。

处方　消积颗粒加　桑白皮10g　射干6g　枳壳6g　生甘草3g

　　　6剂，日1剂，水冲服。

　　　消咳散6包以治其标，并有效预防疾病之扩散。

3月12日三诊：服上药2天后热退，现咳嗽轻，喑哑，腹软，大便黏腻，日1～4次。心肺常。综前所述之症，患儿此前之食热证诊断准确，收效甚佳。

处方　消咳散6包，收尾治之。

小儿肺系疾病，并非皆由外感引起，也可由食滞胃肠而致。食滞中州，腑气不通，积而化热，上蒸咽喉，发为肺系疾病。因此肺系疾病且腑实者，在临证辨证施治时，应仔细权衡考量外感和积滞孰轻孰重，以明确诊断，切不可走马观花，为疾病之表象迷惑。外感重者，应以解表为主，腑实者则应灵活运用下、消等法使腑气畅达，则外感自除。

同时吾以为小儿之疾患皆是父母之过，不知自持，过于精细！自以为爱之，实则害之！因此父母喂养孩子，宜遵循明代医家万全倡导的"育婴四法"，即"预养以培其元，胎养以保其真，蓐养以防其变，鞠养以慎其疾"。在小儿成长的不同时期都应以预防保健为主。

儿童脑血管畸形误诊案

女孩，10岁。6月13日初诊。

呕吐1天，中热，精神差，精神恍惚，时有谵语，头晕不适，饮食不节史，纳呆，腹胀（+），大便少，舌红苔白厚腻。血常规：白细胞 24.83×10^9/L，中性粒细胞 22.30×10^9/L，中性粒细胞百分率 89.8%，淋巴细胞百分率 7.5%；血小板 316×10^9/L，C反应蛋白 8mg/L。诊断为食厥，予中药1剂，羚羊角粉2g，建议住院治疗。

住院查脑部 CT 提示脑出血，行脑部开孔导流术。6月19日随访患儿母亲，患儿已经苏醒，监护室观察中，病情基本稳定，初步诊断：脑血管畸形。7月6日随访患儿母亲，患儿于7月5日已出院，家长诉患儿恢复良好，后期需做脑血管造影，进一步确定治疗方案。

何为脑血管畸形？脑血管畸形是颅内血管床的发育畸形，表现为颅内某一区域血管异常增多。目前一般分为4型：①动静脉畸形；②毛细血管扩张；③静脉血管瘤和静脉曲张；④海绵状血管瘤。其中以动静脉畸形最多见，占半数以上。脑血管畸形在没有发病的时候，是感觉不出来的，除非做脑血管造影检查，所以发病以前很少能得到诊断。

何为食厥？食厥是中医厥证中的一种，因于食积阻滞阳气，致四肢逆冷，病起多急骤，突然昏倒，不省人事，四肢厥冷，如抢救治疗不及时，甚至会有生命危险。

本案中患儿以突发头痛、呕吐伴谵语1天为主诉就诊，中医望、闻、问、切四诊合参，未有遗漏。唯西医神经系统检查及辅助检查方面略显不足，于本病而言，神经系统检查及辅助检查至关重要，不宜轻视、忽略，以免误诊、漏诊，延误病机。这亦警示我们日后凡遇患儿突发头痛、呕吐且伴神经系统症状时，宜尽早行体格检查及辅助检查，以利于尽早明确诊断。中医治疗疾病之神奇自不必言语，若临证能以中医理论为主导，合理使用现代西医学体格检查、检验等辅助手段，必如虎添翼！

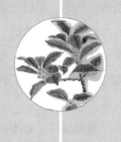

附录

一、术语解释

1. 腹胀、咽红、面色萎黄、消瘦、双肺喘鸣音等体征常用（+）、（++）、（+++）表示严重程度，以区分轻、中、重。

2. 发不荣：发穗、发枯、发黄、发红、发白、发细、发疏、发立、发软、发脱、头屑、头痒、小婴儿之胎脂甚等。

3. 爪甲不荣：白斑、脆薄、断裂、凹陷、粗糙、起层、枯白、反复甲缘逆剥等。

4. 齿不荣：齿之白斑、脆薄、齿黑、齿黄、齿疏、齿迟等。

5. 嗜异症：嗜异症又称异食癖，是指患者食入、咀嚼、吞咽非食物性物质的一种特殊嗜好，对通常不作为食物的异物产生难以控制的食欲，发病以婴幼儿为多见，偶见于成人。临床常见嗜甲、嗜衣、嗜纸等。

6. 复感：小儿频繁发作上、下呼吸道感染，在单位时间内超过一定次数，即为反复呼吸道感染，简称为"复感"。

7. 复感儿：反复呼吸道感染的患儿简称为"复感儿"。

8. 易乳蛾：一则乃古代医家所谓慢乳蛾是也，其因急乳蛾反复发作，经久不愈，以喉核常溢少量脓液，微红微肿，咽部不适为主要表现的咽喉疾病。二则指平素容易急乳蛾反复发作者，发则或红，或肿，或溃烂等，消时亦可如常。

9. 乳蛾Ⅰ度、Ⅱ度、Ⅲ度：乳蛾是中医病名，指以咽痛或异物感不适，喉核红肿，表面可有黄白色脓点为主要特征的咽部疾病，相当于西医学的扁桃体炎。本书中乳蛾Ⅰ度、Ⅱ度、Ⅲ度，指喉核肿大程度，Ⅰ度指喉核肿大不超过咽腭弓；Ⅱ度指喉核肿大超过咽腭弓，介于Ⅰ度与Ⅲ度之间；Ⅲ度指喉核肿大达到或超过咽后壁中线。

10. 易感冒、易吐、易鼻衄等，盖责之于不同的体质状态，而患儿易于为病偏颇，或多以感冒，或多以呕吐，或多以鼻衄等为主。

二、常用配方颗粒简介

亚康颗粒、消积颗粒、咳嗽颗粒、婴泻颗粒、感热颗粒，亦称为亚康方、咳嗽方、消积方、婴泻方、感热方，本书因使用配方颗粒制剂，故称为颗粒，临床亦可用汤剂，具体介绍如下：

亚康颗粒

20 世纪 80 年代中期，苏联学者 N. 布赫曼通过研究后发现，人体除了健康状态 (第一状态) 和疾病状态 (第二状态) 之外，还存在着一种非健康非疾病的中间状态，称为第三状态，即亚健康状态。小儿亚健康形成原因主要有四：一是脾胃不和，肠胃功能不好，饮食不节；二是处于"病瘥期"；三是反复使用多种抗生素；四是体质因素。处于亚健康的小儿常常会表现出纳呆、口臭、磨牙、口涎、小便黄、大便不调、倦怠乏力、夜眠不安、惊惕、胆小、哭闹、易怒、多动、暴力、发作性的喷嚏、鼻塞鼻鼾、浊涕、面色萎黄或花斑、面颊粟米样皮疹、发不荣、腹胀、口唇红赤、手足心热、多汗、牙齿不好、肤粗糙或皮肤痒、爪甲不荣、嗜异症、眼袋增重、生长滞后、皮肤的高敏反应、舌质红、苔白厚或腻、花剥苔等。孩子长期处于亚健康状态可引起反复的上呼吸道感染，而反复的上呼吸道感染又使孩子经常处于亚健康状态，二者互为因果，形成恶性循环。故针对亚健康状态的核心病机脾胃不和、心脾积热，立亚康颗粒之方，以达调脾和胃、消食清热之效。"脾宜升则健，胃宜降则和"，系统的通过中医药来调治小儿亚健康。

亚康颗粒：槟榔 10g　焦神曲 10g　黄芩 10g　炒白扁豆 10g
　　　　　茯苓 10g　生栀子 10g　炒牵牛子 10g　共七味。

方中茯苓、炒白扁豆二药相合，健脾益气，用以恢复脾胃的健运功能；槟榔、焦神曲、炒牵牛子三药共奏消食导滞之功，助脾胃健运；黄芩、生栀子二药清热燥湿，用以清泄中州之食热、湿热及郁热。

统观全方，诸药配伍合理，体现了调脾和胃、消食清热的立方宗旨。"纳食主胃，运化主脾，脾宜升则健，胃宜降则和"，"四季脾旺不受邪"，通过调和脾胃，调治小儿亚健康。

本方对于形体消瘦，面色萎黄，食欲不振，体质虚弱，反复感冒，咳嗽气喘，肺炎恢复期及哮喘缓解期等亚健康状态的儿童辨证施治，加减运用得当，方可获效。偏于食欲不好者，加炒麦芽、枳壳、炒莱菔子等消食和胃；大便干结者，加大黄、枳壳、当归等行气润肠通下；消瘦，体重和身高不达标者，加苍术、炒白术、补骨脂、白茅根等运脾温肾；内热大者，加青蒿、连翘、白茅根等清解内热；汗多者，加青蒿、浮小麦、生黄芪等益气固表。

消积颗粒

积滞是儿科常见病之一。明代万全《育婴家秘·卷之一》中已记载："小儿之疾，属胎毒者十之四，属食伤者十之五，外感者十之一二。"小儿先天"脾常不足"，肠胃脆薄，易饥易饱，加之后天饮食失节，父母爱深，肥甘厚味，不加制约，饮食自倍，肠胃乃伤，以成积滞。积滞患儿可见口臭、纳少、大便干结、腹胀、夜眠不安、舌苔厚，或大便黏腻不消化者等症状，此外，本病既可以是独立的疾病，也可以成为其他疾病的继发病因，如可导致发热、乳蛾、咳嗽、厌食、腹泻、腹痛、夜惊等。本病大多预后良好，若迁延失治，可进一步发展为营养不良，并影响生长发育，或继发疳证、反复呼吸道感染等疾病。故立消积颗粒之方，用于积滞引起的诸多疾患。

消积颗粒：姜厚朴 3g　　大黄 3g　　生栀子 10g　　炒牵牛子 10g
　　　　　炒牛蒡子 10g　　车前子 15g　　白豆蔻 3g　　共七味。

大黄为治疗积滞便秘的要药，方中大黄、炒牵牛子通腑导滞泄热，大黄为治疗积滞便秘的要药，炒牵牛子亦可泻肺气、逐痰饮；姜厚朴行气化湿，并可助大黄泻下之力，其次姜厚朴可降肺气，燥湿，脾为生痰之源，通过对脾的燥湿行气，使脾不易生痰；白豆蔻、姜厚朴相合化湿运脾消食积；生栀子通泻三焦之火，栀子、车前子相合清热泻火，以消食积所生之郁热，此外车前子利尿使热从小便而下；炒牛蒡子辛能升浮，苦寒清降，既具生发之性，又有解毒利咽之功，通达上下，易于小儿。

纵观全方，重用消法、下法，兼以健运脾胃之气。"脾宜升则健，胃宜降则和"，诸药合用，具有消积导滞、疏风清热之功，临床随症加减运用。

小儿脾常不足，运化功能稚弱，易饥易饱，大便不调，加之当今物产丰富，常过食肥甘厚味滋腻之品而成积滞，更易导致诸多他疾。本方对于小儿积滞者合理运用，均获良效。积食腹胀纳少，大便黏腻不消化者，加苍术、枳壳、神曲等运脾和胃；食积发热者，加青蒿、柴胡、枳壳、连翘等解表清热；食积咳嗽者，加炒紫苏子、枳实、桑白皮等化痰止咳消食积；积滞化热，内热大者，加炒白术、苍术、枳壳、焦神曲等消食运脾。

咳嗽颗粒

《幼幼集成·咳嗽证治》言："凡有声无痰谓之咳，肺气伤也；有痰无声谓之嗽，脾湿动也；有声有痰谓之咳嗽。初伤与肺，继动脾湿也。"临床常"咳嗽"通称，作为一个中医病症。小儿咳嗽乃临床之常候，肺系之常证，然其难治易发，病程缠绵，易于反复，四季均发，冬春季最多，秋燥之时也亦诱发，施治不当，每多逆变。患儿繁受其扰，父母听之心疼，故立咳嗽颗粒之方，用于诸多咳嗽之疾，如以咳嗽为主的上呼吸道感染、急性扁桃体炎、咽炎、气管炎、支气管炎、肺炎、喉炎、百日咳以及咳嗽变异性哮喘等。

咳嗽颗粒：紫苏叶10g　桔梗10g　黄芩10g　蜜紫菀10g　姜半夏6g　蜜百部10g　蜜枇杷叶10g　白前10g　共八味。

方中紫苏叶外能解表散寒，内能行气宽中，调畅脾胃气机，且略兼化痰止咳之功；姜半夏燥湿化痰，温化寒痰，尤善治脏腑之湿痰，两药相合，共奏化痰止咳之功，为君药。百部、紫菀两药均蜜制，强其润肺止咳，补肺气之效，味甘苦而温入肺经，化痰止咳，相须为用，新久咳嗽皆宜。桔梗苦辛而性平，辛能宣散，善开宣肺气；白前辛甘性亦平，长降气化痰。一宣一降，以复肺气之宣降，增强君药化痰止咳之力，为臣药。黄芩入肺经，清泻肺火；炙枇杷叶味苦能降，性寒能清，合黄芩、白前，具有清降肺气之功，亦助君药加强止咳之效，均为佐药。

纵观全方，药仅八味，量亦轻微，为《医学心悟》止嗽散化裁而成，原方去荆芥、陈皮、甘草，加紫苏叶、姜半夏、枇杷叶、黄芩，更加清解内热、清泻肺火之力。"五气所病……肺为咳"，"盖肺体属金，畏火者也，过热则咳；金性刚燥，恶冷者也，过寒亦咳"。本方以"解表散寒，化痰止咳，稍清内热"为法论治咳嗽，全方偏温而平凉，止咳效果明显，温而不燥，散寒而不助热。

本方对于小儿外感咳嗽、食积咳嗽、过敏性咳嗽、哮喘发作期以及预防哮喘复发，加减运用得宜，均可获效。外感风寒，头痛鼻塞清涕，恶寒发热等风寒表证较重者，加荆芥、防风、生姜等解表散寒；风热犯肺，痰黄黏稠，不易咳出，鼻流浊涕等风热表证重者，加蝉蜕、薄荷、连翘辛凉解表；咳嗽夹滞，腹胀，口臭，舌苔厚腻，或大便干结者，加大黄、槟榔、枳壳、炒莱菔子等行气消积、泄热通便；过敏性咳嗽，阵咳，打喷嚏，鼻眼痒，流鼻涕，有湿疹、荨麻疹等过敏性疾病病史者，加黄芪、白术、五味子、桂枝益气健脾；哮喘发作，喉间哮鸣，加射干、炒紫苏子、厚朴、桃仁等止咳平喘；哮喘缓解期，加黄芪、白术、炒薏苡仁等补益脾气、培土生金。

婴泻颗粒

《幼科金针·泄泻》："泄者，如水之泄也，势犹纷绪；泻者，如水之泻也，势惟直下。为病不一，总名泄泻。"四季均发，夏秋季尤多，小儿稚阳未充、稚阴未长，患泻后较成人更易于损阴伤阳发生变证，且婴儿之泻常较难取效，故应有未病先防、已病防变之理念，故立婴泻颗粒之方，以疗婴儿腹泻、秋季腹泻、抗生素相关性腹泻、脾胃虚弱或脾肾阳虚泻以及营养不良伴大便不化等诸疾。

婴泻颗粒：炒白术10g　茯苓10g　炒山药10g　炒薏苡仁10g
　　　　　车前草15g　共五味。

白术为"脾脏补气健脾第一要药"，它既可健脾益气，增强脾运化水湿的能力，使"土旺胜湿"，又可苦温燥湿，使湿从内化，达到益气健脾、祛湿止泻之功，且白术炒后补气健脾止泻作用增强；茯苓甘能补，淡可渗，既可扶正，又能祛邪，且具有"补而不峻、利而不猛"的特点，可健脾渗湿止泻。方中炒白术合茯苓以健脾除湿为主，利水除湿不伤正，补气健脾不恋邪，共为君药。炒山药味甘性平，助炒白术补脾益气止泻、炒薏苡仁可助炒白术、茯苓健脾渗湿止泻，二药共为臣药。车前草可利水湿，分清浊而止泻，即"利小便以实大便"，且车前草性寒，有清热解毒之功效，合炒薏苡仁可共奏清热利尿之功，是为佐药。

《景岳全书·泄泻》中记载："泄泻之本，无不由于脾胃。"《杂病源流犀烛·泄泻源流》曰："湿盛则飧泄，乃独由于湿耳……苟脾强无湿，四者均不得而干之，何自成泄。"因此，本病的治疗应当注重"扶正祛邪"，又"脾胃为后天之本"，故治疗本病应从脾胃入手。泄泻多由脾虚湿盛而致，且湿盛可困脾、脾虚又生湿，两者相互影响，互为因果。本方是以《太平惠民和剂局方》中的参苓白术散为主方化裁而来。纵观全方，药性平和，健脾气，渗湿浊，使脾气健运，湿邪得去，则泄泻自除。以"补气运脾、渗湿止泻"为法，治疗泄泻。临床灵活运用，随症加减，每获奇效。

本方常用于婴儿腹泻、秋季腹泻、抗生素相关性腹泻、脾胃虚弱或脾肾阳虚泻以及营养不良伴大便不化者。婴儿泄泻，感寒居多，加藿香、苍术等芳香化湿助运；湿热泻，泻下急迫，气味臭秽，加葛根、黄芩等清热除湿；伤食泻，气味酸臭，脘腹胀满，加神曲、炒麦芽消食化积；脾虚泻，大便稀溏，食后作泻，加炒白术、炒白扁豆、苍术等补脾助运；脾肾阳虚泻，大便清稀，完谷不化，加炒白术、炮姜、补骨脂等温肾暖脾、固涩止泻；秋季腹泻，湿邪为患，加炒白扁豆、藿香、葛根、黄芩等健脾化湿；抗生素相关性腹泻腹痛者，加木香、桔梗、枳壳等理气止痛。

感热颗粒

感热，顾名思义，外感发热，故命此方之名。对于感受六淫之邪多致感冒、急性喉炎伴发热者，以及感受疫疠之气所致手足口病、疱疹性咽峡炎、流感、多种传染病早期之发热等，均可用之。

感热颗粒：桔梗 10g　青蒿 10g　黄芩 10g　藿香 10g　苦杏仁 10g
　　　　　柴胡 6g　槟榔 10g　生栀子 10g　共八味。

柴胡既为解肌要药，且有舒畅气机之功，合青蒿，解表退热；藿香既可解在表之风寒，又可化在里之湿浊；黄芩清热燥湿，泻火解毒，善清肺火，合柴胡又可解少阳之邪热；栀子清热降火，通泻三焦，三药相合，共奏清热解毒除湿之力。槟榔可行胃肠之气，消积导滞；苦杏仁味苦下气，宣肺润肠；两药相合，行气理气且导热从大便而下。桔梗宣肺利咽，开宣肺气以利解表。

刘完素对外感热病的病因言"六气皆从火化"。综观全方，重用清法、消法，温清并用，侧重于辛凉清热，温而不燥，表里同治，侧重于理气疏泄，共达清热解表、理气化湿之功。

本方常用于感冒发热、手足口病及疱疹性咽峡炎、流感或重症感冒早期阻断、急性喉炎、多种传染病初期等，临床运用时，当随症加减。如兼大便秘结者，可加生大黄、枳实行气消积，通腑泄热；高热者，可加葛根解肌退热；食欲不振者，加焦神曲、炒麦芽、生薏苡仁健脾和胃消食；若咳嗽有痰，则加姜半夏、射干清热化痰利咽；如咽红，口唇红赤，可用连翘、蝉蜕、赤芍以清热解毒凉血；皮疹隐现者，可加蝉蜕、葛根、薄荷等以解肌透疹。

三、中药煎煮法

①冷水浸渍 30 分钟以上，水煎至沸后换小火，盖煎 5 分钟，离火，暂不饮服，闷泡至适温后服用，一煎一服，同剂药每日三煎三服。

②冷水浸渍 30 分钟以上，水煎至沸后换小火，盖煎 15 分钟，离火，暂不饮服，闷泡至适温后服用，一煎一服，同剂药每日三煎三服。

注：对于咳嗽等疾病势甚者，可三煎六服。疱疹性咽峡炎或咽不适者，可少量频服，除胃肠运化吸收获效外，尚有局部咽部溃疡涂敷疗法之用，久咳亦如此。

四、羚羊角粉服法

羚羊角粉咸、寒，入肝、心经。可平肝熄风，清肝明目，清热解毒，亦有解热，镇痛之效。《本草纲目》云"寒热及伤寒伏热，羚羊角能降之"，羚羊角退热，作用和缓平稳，再者，可解食热，尤其适合小儿的生理特点。

取羚羊角粉加水一匙煮 1 分钟，水及药粉细末沉淀物，于下午 3～5 点日晡之时顿服，高热者不拘时服。

五、消咳散

西药消咳散为协定方，由糖钙片、乳酶生片、复合维生素 B 片、扑尔敏、盐酸异丙嗪片、盐酸二氧丙嗪片、叶酸片、乳酸菌素片、维生素 C 片、消旋山莨菪碱片、地塞米松片组成。根据病情，选用适当药物配方，使其具有辅助消化、止咳、平喘、抗过敏等作用。常有三种配方方式：

处方一：糖钙片、乳酶生片、复合维生素 B 片、叶酸片、乳酸菌素片、维生素 C 片。作用：辅助消化、消食、调节肠道菌群。

处方二：处方一加扑尔敏、盐酸异丙嗪片、盐酸二氧丙嗪片。作用：抗敏止咳。

处方三：处方二加消旋山莨菪碱片、地塞米松片。作用：止咳平喘。

每种药物用量依据患儿年龄、体重、病情程度等增添，一般疗程为 6 天，取药研细粉，混合均匀后等分为 6 份，日 1 份。若喘息重，替代长期雾化治疗者，则疗程为 12 天，等分为 12 份，日 1 份。

六、三叶足浴方

艾叶 15g　紫苏叶 10g　枇杷叶 10g

水煎 10 分钟足浴，没过脚踝，泡至患儿微汗出，取艾叶辛香散寒，紫苏叶发汗解表，枇杷叶清肺化痰止咳之功效，用以温经散寒通窍，以治喉痒咳嗽较重者，尤适宜夜咳较重者，以及患儿喷嚏多，多责之于久咳肺气耗伤，鼻窍易受寒邪侵袭，故采用此法以外治。

七、三叶止咳茶饮方

炙款冬花 3g　炙紫菀 3g　炙枇杷叶 6g

生药蜜炙可加强宣肺止咳之力，其次口感更好。反复泡水频服，首次水煎后服疗效更佳，达紧急缓解咳嗽之用。

八、热熨法

取大青盐 500g，炒热后棉布包裹后热熨神阙穴及旁周，以皮肤稍红为度。借助热力，使药直达病所，有温中散寒、畅通气机、镇痛消肿等作用，常在寒证、虚证或气滞引起的多种痛证中使用。神阙穴位于脐部，表皮角质薄，敏感度高，通透性好，脐部与周围有腹壁上下腔动静脉及丰富的毛细血管网分布，于此热熨，温通气血，以复脾阳。

九、小议间断服药法

临床常嘱患儿中药间断服用。其一，此患儿非急症，乃慢病也，无须时时服药，可间断调理。其二，《医述·幼科集要》云"小儿勿轻服药，药性偏，易损萌芽之冲和；小儿勿多服药，多服耗散真气"，应"以和为贵"，间断服药可充分发挥小儿机体内在的调节功能，恢复机体的生理平衡，以利疾病恢复。其三，间断服药可削弱药物的不良影响。其四，亦有利于患儿配合，有利于缓解患儿及家人排斥服药的情绪，增加依从性。

十、小议交替服药

交替服药法常用于咳嗽较重者，一则止咳化痰，二则健脾消积。两方交替服用，双管齐下，以期达到肺脾同治之效。

十一、小议加量服药

对于积滞较重，或服药其间复感外邪，感冒、咳嗽等疾加重者，可加量服，3剂药分2日服尽，日1剂半。重用以速祛疾。

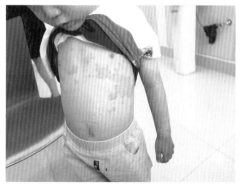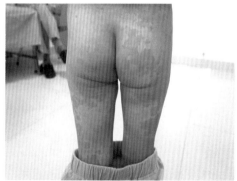

彩图 1 风团

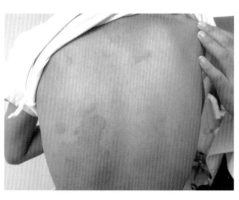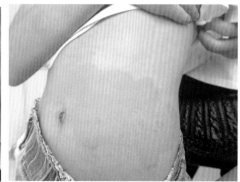

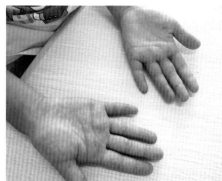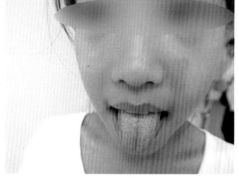

彩图 2 瘾疹

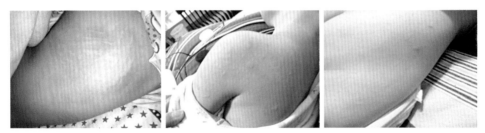

彩图 3　荨麻疹

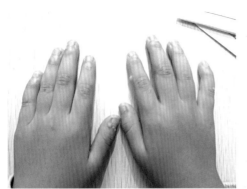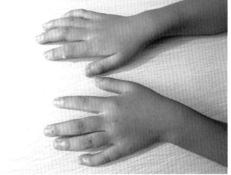

彩图 4　寻常疣

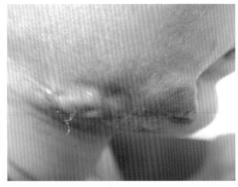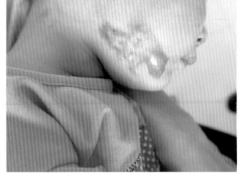

彩图 5　缩瘢痕

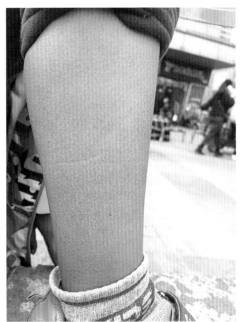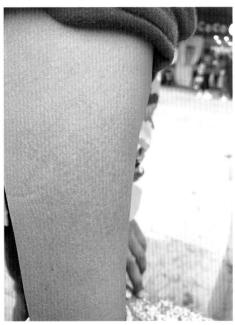

彩图 6　肌肤甲错（1）

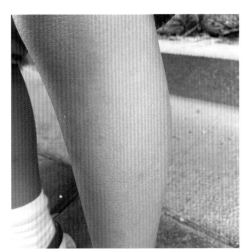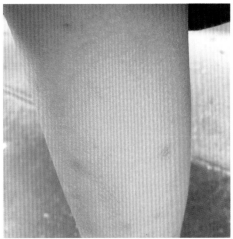

彩图 7　肌肤甲错（2）

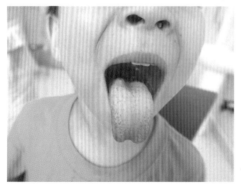

彩图 8　舌苔久腻（1）

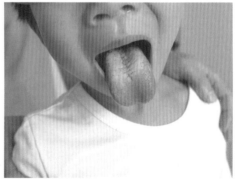

彩图 9　舌苔久腻（2）

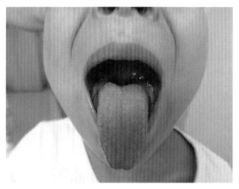

彩图 10　舌苔久腻（3）

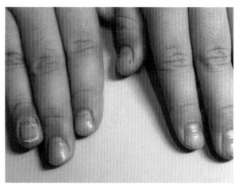

彩图 11　爪甲不荣（1）

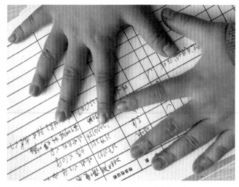

彩图 12　爪甲不荣（2）